Cathrin Ehlers

Sexualerziehung bei Jugendlichen mit körperlicher und geistiger Behinderung

Unterrichtsmaterialien

PERSEN

Wir verwenden in unseren Werken eine genderneutrale Sprache, damit sich alle gleichermaßen angesprochen fühlen. Wenn keine neutrale Formulierung möglich ist, nennen wir die weibliche und die männliche Form. In Fällen, in denen wir aufgrund einer besseren Lesbarkeit nur ein Geschlecht nennen können, achten wir darauf, den unterschiedlichen Geschlechtsidentitäten gleichermaßen gerecht zu werden.

In diesem Werk sind nach dem MarkenG geschützte Marken und sonstige Kennzeichen für eine bessere Lesbarkeit nicht besonders kenntlich gemacht. Es kann also aus dem Fehlen eines entsprechenden Hinweises nicht geschlossen werden, dass es sich um einen freien Warennamen handelt.

10. Auflage 2024

AAP Lehrerwelt GmbH
Veritaskai 3
21079 Hamburg
Telefon: +49 (0) 40325083-040
E-Mail: info@lehrerwelt.de
Geschäftsführung: Andrea Fischer, Sandra Saghbazarian
USt-ID: DE 173 77 61 42
Register: AG Hamburg HRB/126335

Autorschaft: Cathrin Ehlers
Covergestaltung: TSA&B Werbeagentur GmbH, Hamburg
Coverillustration: Robert Pfeiler
Illustrationen: Robert Pfeiler
Satz: Fotosatz H. Buck, Kumhausen
Druck und Bindung: Korrekt Nyomdaipari Kft., Budapest

ISBN/Bestellnummer: 978-3-8344-3705-1
www.persen.de

Inhalt

Theoretischer Teil

Praktischer Teil

Einige Worte vorweg

Ein Buch zu schreiben bedarf nicht nur vieler Ideen, kreativer Überlegungen, Literaturrecherchen und viel Zeit, sondern auch der Unterstützung vieler Menschen, denen ich an dieser Stelle meinen Dank aussprechen möchte.

Einen Dank an meinen Mann, der mich tatkräftig unterstützt, mir so manchen Kaffee gereicht, selbst zu später Stunde noch Korrektur gelesen und mich häufig zur Weiterarbeit motiviert hat.

Dank an meine Familie, die sich zu sämtlichen passenden und unpassenden Anlässen mit dem Thema Sexualität auseinandersetzen und stapelweise Bücher und Papier (er-)tragen musste.

Dank auch an mein Kollegium, welches die Ausarbeitungen in den Klassen umgesetzt und mir neue Ideen, konstruktive Änderungen und Verbesserungen vermittelt hat.

Vor allem möchte ich an dieser Stelle Veronika Peters, Anna-Maria Lingenauber, Ruth Seybold, Dorothea Bräutigam und Thomas Miller für die Korrektur und die Wortklauberei danken.

Last but not least geht mein besonderer Dank an Robert Pfeiler, der sich von Anfang an bereit erklärt hat, die Arbeitsblätter zu illustrieren. Es ist erst durch ihn zu dem geworden, was es jetzt ist: ein Buch für die Praxis mit vielen schönen liebevoll und doch reduziert-anschaulichen Bildern und Arbeitsmaterialien.

Wer im Laufe der Sequenz Veränderungen vorgenommen hat oder neue Ideen eingebracht hat, die er mir gerne mitteilen möchte, oder einfach die Vorschläge des Buches gutheißen möchte, darf gerne über den Persen Verlag mit mir Kontakt aufnehmen (www.persen.de). Weitere Angebote zum Thema „Sexualerziehung bei Menschen mit Behinderung" finden Sie auf meiner Homepage (www.sexualerziehung-behinderung.de).

Cathrin Ehlers

Anmerkung:
Zugunsten der Lesbarkeit ist in den Texten überwiegend von Lehrern und Schülern die Rede. Selbstverständlich sind damit auch Lehrerinnen und Schülerinnen angesprochen.

Theoretischer Teil

1. Vorwort

In den letzten Jahren wurde in verschiedenen Studien untersucht, welche Quellen in unterschiedlichen Altersstufen die Sexualaufklärung von Kindern und Jugendlichen beeinflussen. Laut dem Ergebnis eines Forschungsprojekts bezüglich der Aufklärungsquellen von 8 bis 14-jährigen rangiert die „Bravo" noch knapp vor den Müttern. „Die Schule nahm den ersten Rang ein, jedoch mit einem Manko: über Geschlechtsorgane und deren Funktion ist im Sexualkundeunterricht viel zu erfahren, von Liebe oder Zärtlichkeit dagegen ist kaum die Rede." (WITTENBERG 2004).

Die Bundeszentrale für gesundheitliche Aufklärung (BzgA) hat in der Studie zur „Jugendsexualität 2006" für die Altersgruppe der Jugendlichen zwischen 14 und 17 Jahren herausgefunden, dass die Mütter an erster Stelle bei der Sexualaufklärung und bei der Beantwortung von sexualspezifischen Fragen stehen. Einen sehr bedeutenden Einfluss bei der Sexualaufklärung (Mädchen 31 %, Jungen 38 %) und als Ansprechpartner für sexuelle Themen haben Lehrer. Für drei Viertel der Jungen ist der Schulunterricht eine Quelle für Kenntnisse und Informationen über Sexualität, Fortpflanzung und Empfängnisverhütung.
Aus einer weiteren Studie der BzgA „Jugendsexualität 2010" lässt sich herauslesen, dass sich das Verhältnis in punkto Aufklärung zu den Eltern weiter verbessert hat. Das Thema Verhütung wird ausführlich mit den Eltern besprochen. Die Studie eruierte auch, dass vor allem für Jugendliche mit Migrationshintergrund die Schule weiterhin ein wichtiger Ort der Aufklärung und Wissensvermittlung über Sexualität und Verhütung ist (BzgA Jugendsexualität 2010, 22 ff.).

Laut einer repräsentativen Erhebung des Kondomherstellers Durex sind die Kenntnisse über Sexualität und Sexualpraktiken der deutschen Jugendlichen und jungen Erwachsenen recht gut (vgl. Durex, 14). Ein Großteil der Schüler gibt an, dass sie sich ihr intimes Wissen im Sexualkundeunterricht angeeignet haben. Besonders Jugendliche, die Informationen durch vielseitige Quellen wie Gesundheitsexperten, Eltern und Lehrer erhalten, haben die besten Kenntnisse. Es wird darauf verwiesen, dass besonders männliche Jugendliche schulische Unterstützung im Aufbau von Sexualwissen benötigen und dass frühe sexuelle Aufklärung positive Auswirkungen auf sexuelles Wissen, Einstellung und Handlungen hat (ebd. 10).
Besonders wichtig erscheint eine frühe sexuelle Aufklärung unter dem Aspekt, den eine Studie der „Bravo" herausgearbeitet hat. Sie weist darauf hin, dass zwei Drittel aller 11 bis 17-jährigen (davon 42 % der 11 bis 13-jährigen) schon Erfahrungen mit pornographischen Bildern und Filmen, ob per Fernsehen, Handy, auf DVDs oder via Internet gemacht haben (Bravo. Dr. Sommer Studie 2009, 100).

Egal welche Studie man sich zu Rate zieht, die sexualpädagogische Erziehungsarbeit ist wichtig und vielseitig. Sie liegt in den Händen der Eltern, der Peergroup, der Pädagogen und der Medien. Diese prägen das sexuelle Denken und Handeln. Besonders die Peergroup und multimediale Angebote entziehen sich weitgehend der Einflussnahme von Elternhaus und Schule und wirken sich vor allem mit zunehmendem Alter der Jugendlichen stärker auf das Sexualwissen aus, als die primäre häusliche und schulische Aufklärung.

Die Lebens- und Lernwelten von Menschen mit Behinderung sind anders als die von Nichtbehinderten. Sie weisen vielseitige Verhaltensweisen, motorische, kognitive und/oder Sinnesbeeinträchtigungen auf. Und doch haben sie meist sexuelles Interesse und als Menschen auch ein Recht, ihre Sexualität zugestanden zu bekommen und diese ausleben zu dürfen. Menschen mit Behinderung haben häufig weniger Zugang zur Peergroup. Den multimedialen Angeboten können sie meist nur einen Teil der Informationen entnehmen. Daher liegt die Verantwortung für die Vermittlung von Sexualwissen hauptsächlich beim Elternhaus und bei pädagogischen Einrichtungen. Aufgrund der kognitiven Einschränkungen und Entwicklungsverzögerungen von Menschen mit Behinderung ist die Vermittlung von sexuellen Themen ein wichtiger Bestandteil lebenslanger Bildung.

Dieses Buch zielt vor allem auf vermehrte Bildungsbemühungen in den Förderschwerpunkten geistige sowie körperlich-motorische Entwicklung ab. Eine Auseinandersetzung mit den eigenen Werten und den gesellschaftlichen Wertvorstellungen unter Einbezug der Veränderungen der letzten Jahrzehnte scheint mir für die Vermittlung von sexualpädagogischen Themen unabdingbar (siehe unten). Auch werden die Sexualentwicklung von Kindern und Jugendlichen mit Behinderung sowie die Besonderheiten ihrer Sexualität aufgezeigt, um daraus Aufgaben und Ziele der Sexualerziehung abzuleiten. Eine kurze Abhandlung über methodisch-didaktische Strukturierung des sexualpädagogischen Unterrichts leitet zum praktischen Teil über. Weitere theoretische, behindertenspezifische Vorüberlegungen und Begriffserläuterungen finden sich in fachspezifischen Abhandlungen und werden daher nicht in diesem Buch aufgeführt. Der praktische Teil des Buches beinhaltet eine ausgearbeitete Sequenz mit vielen Beispielen, Stundenskizzen, methodisch-didaktischen Anregungen, Interaktionsspielen und Arbeitsblättern. Die ganze Sequenz ist in eine Liebesgeschichte zweier Jugendlicher – Jan und Julia – eingebettet.

2. Auseinandersetzung mit den eigenen Werten unter Einbezug der Veränderungen der letzten Jahrzehnte

Inhalte

Doppeltes Tabu?!
Veränderungen in den letzten Jahrzehnten

Doppeltes Tabu?!

Ein Mensch mit Behinderung, noch dazu mit körperlicher oder geistiger Behinderung, sucht die Nähe und Zuneigung zu einem anderen Menschen, ja hat vielleicht sogar einen Freund oder eine Freundin. Vielleicht tauschen sie Zärtlichkeiten aus. Oder diese beiden Personen zeigen andere sexuelle Äußerungsformen, die uns fremd sind. Wir als Eltern, Erzieher, Lehrer oder vielleicht auch nur Außenstehende bekommen das mit oder sind vielleicht sogar selbst der oder die Angehimmelte des Menschen mit Behinderung. Was geht da in uns vor?
Jeder von uns wächst in einer Kultur auf, die durch ihre Werte und Normen geprägt ist. Jeder hat seine eigenen Überzeugungen und ertappt sich dabei, genau in so einer Situation diese zu hinterfragen und abzuwägen. Behinderung und Sexualität – wie sehen meine Gefühle, meine Reaktionen auf dieses doppelte Tabu aus? Was wird von mir als Elternteil, Bruder oder Schwester, Lehrer oder Erzieher erwartet? Wie kann ich sowohl meinen Werten als auch denen des Menschen mit Behinderung gerecht werden? Kann ich mir meine Unsicherheit und Hilflosigkeit eingestehen und wie kann ich sie überwinden?

Besonders Eltern haben oft Sorgen bezüglich der sexuellen Entwicklung ihrer Kinder und sorgen sich um deren Schutz. Sie möchten ihre Kinder vor sexueller Ausbeutung, sexuellem Missbrauch und Schwangerschaft bewahren. Zusätzlich machen sie sich häufig Gedanken darüber, ob ihr Kind besonders im Bereich der Sexualität auffällt und in der Öffentlichkeit Empörung und Entsetzen auslöst oder gar das Gesetz bricht. Von besorgten Eltern behinderter Kinder wird oft der Wunsch geäußert nach einer konkreten Sexualerziehung, nach Unterstützung beim Verständnis der sexuellen Entwicklung im Kindes-, Jugend- und Erwachsenenalter – also eine lebenslange Sexualerziehung, die über die Schulzeit hinausgeht. Diesem Wunsch wird von vielen Einrichtungen versucht zu entsprechen.

Veränderungen in den letzten Jahrzehnten

Selbstständigkeit versus Abhängigkeit - Normen, Werte und Denkmuster überdenken

In unserer scheinbar aufgeklärten Zeit erfahren auch Menschen mit Behinderung mehr Offenheit. Es wird versucht, individuell unnötige Abhängigkeiten zu reduzieren und Selbstständigkeit zu fördern. Menschen mit Behinderung können vermehrt am öffentlichen Leben teilhaben, werden in ihrer Selbstständigkeit, z. B. in Bezug auf das Fahren mit öffentlichen Verkehrsmitteln, unterstützt und leben in gemischtgeschlechtlichen Wohngruppen. Viele bekommen schon während der Schulzeit die Möglichkeit, in Form eines Wohntrainings das selbstständige Wohnen oder das gering betreute Wohnen einzuüben. Auch im Bereich ihrer Sexualität müssen diese Menschen ernst genommen werden. Sie sollen ihre

Selbstständigkeit entwickeln und ihre Abhängigkeiten reduzieren. Dazu bedarf es der Mitbestimmungsmöglichkeit. Trotz ihrer Behinderung und der damit einhergehenden scheinbaren Andersartigkeit wachsen sie in derselben Kultur auf wie wir. Sie sind von unseren Denkmustern, unseren Werten und Normen abhängig, die wir uns bewusst machen müssen.
Auch im Bereich der Sexualität ist es die Aufgabe derer, die in die Erziehung und Bildung dieses Personenkreises involviert sind, Normen, Werte, Denkmuster und Abhängigkeiten zu überdenken und individuell auf die Lebenswirklichkeit der Menschen mit Behinderung anzupassen. Das setzt nicht nur die Toleranz, Akzeptanz und Wertschätzung der Sexualität aller Menschen voraus und die Bereitschaft, sexuelle Äußerungsformen zu verstehen, sondern bedarf auch der Hinterfragung des eigenen Selbstwertgefühls, der Authentizität und der Echtheit.

Informationsgewinn versus Informationsdefizit – individuelle Aufklärungsangebote

Vor dem Hintergrund sich verändernder Sozialisierungsbedingungen, in denen außerfamiliäre Erziehungseinflüsse wie Medien und Peergroups an Bedeutung gewinnen, ist es wichtig, dass Schulen und weiterführende Einrichtungen als Stätten des Lernens und Lebens auch Einfluss auf die sexuelle Bildung nehmen. Wie anfangs erwähnt, ist für Menschen mit geistiger Behinderung der Zugang zu Zeitschriften, multimedialen Angeboten und Peergroups häufig erschwert beziehungsweise es gelingt ihnen nicht immer, Informationen (korrekt) aus diesen Angeboten zu entnehmen. Angesichts dieser besonderen Bedingungen im Lebensvollzug sind Schulen und weitere Einrichtungen gefordert, die Sexualerziehung im Rahmen der Bildungsangebote verstärkt zu fokussieren. Sie sollte nicht nur Informationen zu körperlichen Vorgängen umfassen und über den Umgang mit Verhütungsmitteln aufklären, sondern auch versuchen, die Gefühle, die im Umgang mit der Sexualität auftreten können, verständlich zu machen und zu vermitteln. Sexualerziehung sollte Werte, Normen und gängige Verhaltensmuster aufzeigen und diese, eingebettet in die individuellen Unterschiede der Ausprägungsformen von Sexualität, in den verschiedenen Entwicklungs- und Altersphasen eines jeden Menschen mit Behinderung lehren. Auch sollten die Auseinandersetzung mit der Behinderung und die damit eventuell einhergehenden persönlichen Zukunftsperspektiven einen Schwerpunkt darstellen.

Stigmatisierung versus Gesetzgebung – individuelle Entfaltungs- und Entwicklungsmöglichkeiten

Aus dem vorherrschenden Normen-, Werte- und Moralsystem können für Menschen mit Behinderung folgende Rückschlüsse gezogen werden: Die vermehrte Freizügigkeit und Offenheit ist sicherlich positiv, da auch Menschen mit einer Behinderung das Recht auf Partnerschaft und Sexualität zugestanden wird. So steht es auch in Artikel 1 des Grundgesetztes („Niemand darf aufgrund einer Behinderung benachteiligt werden") und so wird es auch in Artikel 24 der UN-Behindertenrechtskonvention gefordert. Diese vermehrte Offenheit zeigt sich etwa auch darin, dass die Sterilisation erschwert und eine getrenntgeschlechtliche Unterbringung von Menschen mit Behinderung nicht mehr zeitgemäß ist. Gerade aber im Zusammenhang mit dem Leistungsdenken und dem vorherrschenden Schönheitsideal ist keine wirkliche Verbesserung, sondern eher eine Verschlechterung der Situation von Menschen mit Behinderung zu verzeichnen. Stigmatisierungsprozesse im Bereich der Sexualität, verbunden mit dem erhöhten Maß an sozialer Abhängigkeit, können für Menschen mit Behinderung eine erschwerte Auseinandersetzung mit der eigenen Sexualität bedeuten. Hinzu kommen geringere Begegnungsmöglichkeiten mit dem anderen Geschlecht und eine geringere Wahrscheinlichkeit von Ehe und Familiengründung. Trotz dieser Hindernisse ist die Zahl der Schwangerschaften bei Menschen mit geistiger Behinderung laut einer Studie der Universität Bremen, auf die sich die AWO bezieht, steigend (vgl. AWO, 77).
Die Aufgabe von Eltern, Lehrern und Erziehern ist es, die persönliche Wertschätzung der Menschen mit Behinderung zu fördern, die Entwicklungsmöglichkeiten der Sexualität zu unterstützen und sich für deren Rechte im Bereich der Sexualität einzusetzen. Sie sollten aber auch hinterfragen, welche Beweggründe für auftretende Verhaltensweisen ausschlaggebend sein könnten und wie Menschen mit Behinderung eine zufriedenstellende Sexualität erfahren können. Hierbei kann auch auf Hilfsangebote wie sexuelle Assistenz, Beratungen durch sexualpädagogisches und ärztliches Fachpersonal und sozialpädagogische Dienste zurückgegriffen werden. Die an der Erziehung beteiligten Personen müssen auch den Wunsch nach Elternschaft ernst nehmen und doch kritisch sehen. Welche Gründe für den Wunsch nach Elternschaft liegen vor? Ist es der Wunsch nach Normalität oder Anerkennung? Wie wird das Kind aufwachsen und welche Unterstützungsmöglichkeiten können den Eltern mit Behinderung geboten werden?

Besonderheiten versus Normalität – Sexualität hat viele Fassetten

Für Menschen mit Behinderung fällt Sexualität manchmal anders aus als für Menschen ohne Behinderung. Manche sexuellen Äußerungsformen sind körperorientiert und distanzlos oder im Gegensatz dazu distanziert und zurückhaltend. Häufig scheinen Menschen mit Behinderung glücklich in einer Beziehung ohne Genitalsexualität zu sein. Teilweise zeigen sie Interesse nur an sich selbst, suchen keinen Kontakt zu anderen Menschen, versuchen sich selbst zu befriedigen und das oft ohne Erfolg. Der lustvolle Umgang mit dem eigenen Körper kann erschwert sein. Auch treten häufig stereotype Verhaltensmuster bis hin zu Autoaggressionen auf. Besonders Menschen mit schwerer geistiger Behinderung weisen frühkindliche Verhaltensschemata des Lustgewinns auf, wie z. B. Daumenlutschen. Auch sind so manche Bedürfnisse nicht sozial, also partnerbezogen, sondern eher autosexuell, also auf sich selbst gerichtet, so können z. B. das Einnässen und Einkoten als Lustgewinn interpretiert werden. Die Identitätsfindung und die psychosexuelle Entwicklung sind aufgrund massiver lebensgeschichtlicher Krisen und traumatischer Ereignisse erheblich belastet.
Jugendlichen mit einer körperlichen Behinderung fällt es meist schwer, ein positives Körperbewusstsein aufzubauen. Die Pubertät, also die wesentliche Zeit der Auseinandersetzung mit dem eigenen Körper, mit der Selbst- und Fremdeinschätzung sowie der Ablösung vom Elternhaus, fällt vielschichtiger aus als bei Nichtbehinderten. Menschen mit körperlicher Behinderung weisen häufig eine erhöhte Abhängigkeit, eine geringere positive Körperwahrnehmung und daher ein geringeres Selbstwertgefühl auf. Teilweise treten hier massive psychische Belastungsfaktoren auf, die sich wiederum körperlich auswirken können (z. B. verspätete Geschlechtsreife). Ortland nennt folgende Problembereiche:

- „negative Körpererfahrung aus der Kindheit,
- eine geringere Einschätzung der eigenen Attraktivität,
- eine wenig förderliche Erziehungshaltung der Eltern,
- wenig Kontaktmöglichkeiten zu Jugendlichen ohne Behinderung,
- Stigmatisierungen, die den Kontakt zu Jugendlichen ohne Behinderung von Vornherein verhindern oder wesentlich durch Verhaltensunsicherheit erschweren,
- als gering empfundene Einflussfaktoren auf die genannten Aspekte".
  (Ortland, B. 2008. S. 64)

Häufig tritt bei Menschen mit Behinderung eine unrealistische beziehungsweise eine fehlgeleitete Einschätzung der Gefühle und Verhaltensweisen anderer Personen oder Situationen auf, z. B. beim Verliebt sein in den Praktikanten oder die Lehrerin. Erschwerend sind hierbei eingeschränkte Kommunikationsmöglichkeiten und ein reduziertes Verständnis der Situation.
Der Wunsch nach Partnerschaft muss nicht mit dem Wunsch nach genitaler Sexualität und Geschlechtsverkehr gleichbedeutend sein, sondern kann auch der Wunsch nach Zuneigung, Geborgenheit, Zweisamkeit und Fürsorge sein. Umgekehrt kann der Wunsch nach sexuellen Gefühlsregungen auch ohne den Wunsch nach Partnerschaft einhergehen.
Die oben genannten Arten des Lustgewinns und -empfindens und die Träume von Liebe, Partnerschaft und Sexualität haben ihre Berechtigung. Teilweise bedarf es der Unterstützung bei der Umsetzung wie auch der realistischen Selbsteinschätzung, damit sich eine zufriedenstellende Sexualität entwickeln kann. Dennoch ist es nicht angebracht, aufgrund ihres Lebensalters, ihrer körperlichen Entwicklung und ihrer sozialen sowie emotionalen Biographie, die Situation von Menschen mit Behinderung mit den Bedürfnissen und Entwicklungsaufgaben des Kleinkindalters gleichzusetzen. Auch hier ist die Sensibilität der Eltern und des Personals von Wohn-, Freizeit- und Bildungseinrichtungen gefragt.
Trotz dieser Besonderheiten haben auch Menschen mit Behinderung ihre Körperlichkeit und ihre Sexualität. Sie suchen wie alle Menschen Wertschätzung, Partnerschaft, Geborgenheit, Liebe, körperliche Nähe und schöne Gefühle.
Sexualerziehung bedarf der Offenheit, diese Fassetten wahrzunehmen und anzuerkennen und, soweit sie dem Wohle des Betreuten dienen und im Rahmen der Normen und Werte akzeptabel sind, zu unterstützen beziehungsweise notwendige Grenzen und Alternativen aufzuzeigen.

Notwendigkeit der (individuellen) Förderung von Kompetenzen im Bereich der Sexualität – Fazit

Die oben genannten Möglichkeiten und auch Erschwernisse im Bereich der Sexualität stellen an den heranwachsenden Menschen mit Behinderung ein hohes Maß an Entwicklungsaufgaben. Er benötigt

hierbei die Unterstützung, Offenheit und Akzeptanz der Personen, die an seiner Erziehung und Entwicklung beteiligt sind.
Durch die Gesetzesgrundlage, den heute größeren Freiraum und die selbständige Mobilität im Lebensumfeld (Schule, Arbeitsplatz, Wohnort) ist es für die Heranwachsenden mit Behinderung von essentieller Bedeutung zu lernen, wie sie sich in der Öffentlichkeit verhalten und auch wie sie sich gegen sexuellen Missbrauch oder Ausbeutung schützen können. Menschen mit Behinderung erfahren die Anforderungen, die an die Rollenverteilung als Mann oder Frau gestellt werden und die Verantwortlichkeiten, die den verschiedenen Geschlechtern heute in der Gesellschaft zugeschrieben werden.
Sexualerziehung reicht über den Aspekt der Körperlichkeit hinaus und bezieht die Vermittlung von Identitätshilfen ein. Sie muss, ausgehend von der konkreten Lebenssituation, die Ich-Identität und die soziale Identität in Balance bringen. Daher müssen Menschen mit Behinderung dahingehend unterstützt werden, ein positives Selbstbild – ja sogar Würde und Stolz – zu entwickeln und die Gelegenheit erhalten, sich nicht nur mit ihrer individuellen Sexualität, sondern auch mit ihrer Behinderung auseinanderzusetzen. Praktische Anweisungen, wie z. B. Maßnahmen zur Hygiene, Orte der Selbstbefriedigung, Gesten der Begrüßung, Auseinandersetzung mit dem Thema Beziehung, Partnerschaft, Kinderwunsch und Elternschaft, wie auch die Klärung der persönlichen sexuellen Wünschen und Vorlieben und die Erarbeitung von Vorgehensweisen, um Übergriffe und sexuelle Gewalt zu vermeiden, sind ebenfalls wichtig.
Angesichts dieser besonderen Bedingungen ist Sexualerziehung ein wichtiges Element nicht nur der häuslichen Erziehung, sondern auch der Schule und anderer Bildungs-, Wohn- und Freizeiteinrichtungen. Auch die Werkstätten für behinderte Menschen und die sozialen Dienste sind gefordert, Sexualerziehung im Rahmen der Bildungsangebote verstärkt, ein Leben lang, angepasst an die Lebensphasen und zudem individuell zu unterrichten und anzubieten. Die Unterstützung der hilfesuchenden Eltern ist hierbei genauso wichtig, wie das individuelle Gespräch mit den Kindern, Jugendlichen und Erwachsenen mit Behinderung. Die an der Erziehung und Sexualentwicklung beteiligten Personen müssen ihre Hilflosigkeit und Unsicherheit überwinden, stereotype Verhaltensweisen und Rollenzuweisungen überdenken und sich mit ihren persönlichen Einstellungen auseinandersetzen. Sie müssen die Bedürfnisse der Menschen mit Behinderung mit ihren Denkmustern und ihren Bedürfnissen in Einklang bringen mit dem Ziel, eine positiv gelebte Sexualität zu ermöglichen und das Selbstbewusstsein der Menschen mit Behinderung zu stärken. Nur so kann eine lebenslange, zufriedenstellende und dem „Normalen“ angepasste Sexualität gelingen.

3. Die sexuelle Entwicklung von Menschen

Inhalte

Sexuelle Entwicklung von Menschen mit geistiger Behinderung
Sexuelle Entwicklung von Menschen mit körperlicher Behinderung

Sexuelle Entwicklung von Menschen mit Behinderung

An dieser Stelle muss betont werden, dass es *die* Sexualität eines bestimmten Personenkreises nicht geben kann, sondern dass sie immer individuell ausgeprägt ist.
Die Sexualentwicklung beinhaltet sowohl im Kindesalter wie auch während der Pubertät Themen der körperlichen Veränderung, der Körperkontrolle, der Nähe und Distanz zum eigenen Körper und zu dem anderer Menschen. Psychisch muss ebenfalls die Nähe und Distanz zu den Mitmenschen austariert werden. Ausgehend von einer stabilen Beziehung, in der die Bedürfnisse gestillt, Geborgenheit gegeben und der Körper als schön und liebenswert erlebt wird, ist eine normale Sexualentwicklung möglich. Allerdings kann es hier bei Menschen mit Behinderung aufgrund ihrer körperlichen und geistigen Einschränkungen und ihrer Erziehungserfahrungen zu Schwierigkeiten kommen. Laut Löbner kann die Sexualität als Bindeglied zwischen Körper und Psyche bezeichnet werden. Der Körper und die Beziehungserfahrungen formen und gestalten das sexuelle Erleben beim Menschen mit und ohne Behinderung und wirken sich somit auf die Sexualentwicklung aus.

Der Mensch mit Behinderung steht im Zwiespalt, zum einen mit seinem Selbst und der das Selbst betreffenden Schädigung und zum anderen mit der sozialen Umwelt und deren Einfluss auf den Menschen. Dieser Zwiespalt ist auch im Bereich Sexualität deutlich erkennbar (vgl. Dawid-Hapkemeyer 1995, 34).

Sexualentwicklung von Menschen mit geistiger Behinderung im Kindes- und Jugendalter

„Die körperlich-geschlechtliche Reifeentwicklung geistigbehinderter Kinder verläuft in den meisten Fällen altersgemäß und unabhängig von intellektuellen Faktoren." (WALTER 1996, 32).
Aufgrund von Besonderheiten der psychosozialen Situation und des Umfeldes von Menschen mit geistiger Behinderung können sich jedoch Verzögerungen ergeben. Wie Kettenreaktionen können Unregelmäßigkeiten im geschlechtlichen Entwicklungsverlauf hervorgerufen werden. Diese können wiederum den ganzen Entwicklungsprozess beeinflussen. Zuerst wird auf diese Problematik und deren Folgeerscheinung eingegangen. Diese Ausführungen beziehen sich vor allem auf die strukturalistische Entwicklungstheorie nach PIAGET.
Nach RAUH in Anlehnung an PIAGET kann festgestellt werden, „dass schwer geistig Behinderte wahrscheinlich auf dem Niveau der sensomotorischen Operationen ohne Möglichkeiten der Symbolisierung durch Vorstellung und Sprache stehen; mäßig geistig Behinderte sich durch anschaulich-voroperationales Denken als letzte Stufe charakterisieren lassen und eventuell im Laufe des Jugendalters die Schwelle der konkreten Operationen erreichen, während Lernbehinderte zwar die konkreten, nicht aber die formalen Operationen erreichen" (DAWID-HAPKEMEYER 1995, 107).
„Über sensomotorische Handlungen erwirbt das Kind mit geistiger Behinderung erste ‚identitätskonstituierende Verhaltens- und Erlebnismuster', die sich zunächst über die Nahsinne, später auch über die Fernsinne vollziehen." (ebd., 108). Das Kind reproduziert reflektorische Verhaltensschemata, die vor allem auf den eigenen Körper ausgerichtet sind, wie zum Beispiel das Saugen. Es wiederholt und variiert solche Handlungen, die ursprünglich zufällig zu einem lustvollen Erleben geführt haben. Sexualität ist in diesem Sinne schon als frühe Bewegungslust des Kindes festgelegt. Hierbei kann es bei Kindern mit einer geistigen Behinderung aufgrund einer unzureichenden Koordination von Sinnesbereichen zu isolierten Bewegungsmustern und einem eingeschränkten Kontaktinteresse mit der Umwelt kommen. Findet dagegen ein Zusammenwirken zwischen den Sinnesorganen statt, erschließt sich das Kind durch systematische Nachahmung nicht nur seinen Körper, sondern auch Gegenstände und Personen seiner äußeren Umwelt. Das Kind beginnt, sich immer mehr als eigenständige Person zu erleben, und grenzt sich dabei immer mehr von seiner Umwelt und den Personen ab (vgl. ebd., 108 ff.).
Beim Übergang vom operationalen zum symbolischen Denken kann vor allem bei Menschen mit leichter bis mittlerer geistiger Behinderung eine „allmähliche Verlagerung von Vorgängen der Situationsbewältigung aus dem praktischen Handlungsvollzug auf die Vorstellungsebene beobachtet werden" (ebd., 111), die mit Nachahmung und einem daraus resultierenden sozial-emotionalen Austauschsystem einhergeht. Es kommt allmählich zur sexuellen Identitätsentwicklung und zur Übernahme der Geschlechtsrolle. Interindividuelle Gefühle wie Sympathien und Antipathien, moralische Empfindungen und der Aufbau eines Selbstwertgefühls erlangen zunehmend an Bedeutung. Die Beteiligung sprachlich-begrifflicher Symbole nimmt einen vergrößerten Stellenwert ein. Bei Menschen mit geistiger Behinderung geschieht dies vor allem nonverbal. Gefühlsregungen werden in dieser Phase der Entwicklung vom Jugendlichen mit geistiger Behinderung nicht erkannt oder erschlossen, sondern sie werden sinnlich-instinktiv wahrgenommen. „Durch diese Prozesse der kontinuierlichen ‚Auseinandersetzung mit der Außen/Innenwelt' eignet sich der Mensch allmählich die für die sexuelle Identitätsentwicklung wichtige soziale Rolle – die Geschlechtsrolle – an, wobei die Übernahme der Geschlechtsrolle von den Erwartungen der unmittelbaren Bezugspersonen bis hin zu den geschlechtlichen Normen und Werten der Gesellschaft abhängt." (ebd., 112).
Es besteht nicht nur ein enger Zusammenhang zwischen dem Aufbau des Körperschemas und der Identifikation mit der eigenen Geschlechtsrolle; vielmehr wird die Ausbildung der Geschlechtsidentität von der Umwelt, besonders von den Bezugspersonen und vom Austausch mit anderen Personen, vor allem Gleichaltrigen, bestimmt. Die psycho-soziale Sexualentwicklung wird durch außerfamiliäre Kontakte, durch die Orientierung an der Peergroup, durch die Freizeitgestaltung, dem äußeren Erscheinungsbild, den Interessen für das gleiche oder andere Geschlecht, den Zukunftsvorstellungen und -planungen, durch die sexuelle Aufklärung und Identitätsfindung beeinflusst (vgl. STÖPPLER 2004b, 9). Auch hier sind Jugendliche mit geistiger Behinderung benachteiligt, da diese Menschen nur selten auf eine stabile und vielfältige Peergroup zurückgreifen können und daher noch mehr von den Bezugspersonen abhängen. Oftmals ist eine fehlende Aufarbeitung von spezifischen pubertären Konflikten aufgrund eingeschränkter kognitiver Fähigkeiten, restriktiver oder uneindeutiger Verhaltensweisen und Mechanismen zu verzeichnen.

Neben der Auseinandersetzung mit dem eigenen Körper stellt sich während der Pubertät dem Menschen mit Behinderung zusätzlich die Aufgabe, die Behinderung in die eigene Persönlichkeit zu integrieren. Die Schwierigkeit dieses Verarbeitungsprozesses wird durch den Vergleich mit Gleichaltrigen und den vorherrschenden Idealbildern verstärkt. Jugendlichen mit geistiger Behinderung fällt es zudem schwer, die pubertären Umstrukturierungsprozesse auf körperlicher und emotionaler Ebene zu erfassen und daraus Rückschlüsse für die neuen Erlebens- und Verhaltensschemata im geschlechtlichen Bereich zu ziehen.

Sexualentwicklung von Menschen mit körperlicher Behinderung im Kindes- und Jugendalter

Wesentlicher Bestandteil der sexuellen Selbstaneignung sind die mit der eigenen Körperlichkeit gemachten Erfahrungen. Die Akzeptanz des eigenen Körpers und die Wahrnehmung der körperlichen iBedürfnisse sind aber wiederum zumindest teilweise vom Umgang des Umfeldes mit der körperlichen Behinderung abhängig. Die Entwicklung des Selbstbildes wird im Allgemeinen durch unterschiedliche Variablen wie Wahrnehmung und Emotionen in der Interaktion mit anderen bestimmt. Menschen mit einer (körperlichen) Behinderung erfahren immer wieder, dass sie sexuell nicht anerkannt sind. Besonders Menschen mit einer körperlichen Behinderung interpretieren Liebe und Zuneigung häufig als Befriedigung des Interesses an einem „sexuellen Exotikum“ beziehungsweise als einen Akt des Mitleids. Vor dem Hintergrund der individuellen Lebensgeschichte wirken sich zusätzliche Faktoren wie z. B. Überbehütung nachhaltig auf das Selbstbild aus. Die Wahrnehmung und Beurteilung des eigenen Körpers ist von entscheidender Bedeutung für die Entwicklung der Sexualität.
Körperbehinderte Kinder durchlaufen meist längere Krankenhausaufenthalte, die mit einer Trennung von den Bezugspersonen und obendrein mit körperlichen Schmerzen verbunden sind. Sie erfahren sehr früh nicht nur die Unzulänglichkeiten ihres Körpers, sondern auch ein eingeschränktes Vertrauen zu ihren Eltern. Bis zu ihrer Pubertät haben sie es häufig schwer, ein positives Selbstbild aufzubauen. Verstärkend wirkt hier beispielsweise die oft unbewusste Vorstellung der Eltern, ihr Kind müsse für immer auf Partnerschaft und Sexualität verzichten. Als Kompensation wird körperbehinderten Mädchen oft eine höhere Schulbildung angeraten, damit sie sich nicht von einem Mann abhängig machen müssen und somit Gefahr laufen, sich nicht versorgen zu können. Darüber hinaus trage ein reger Geist – wiederum ausgleichend – zur Steigerung ihrer Attraktivität bei.
Erschwerend kommt hinzu, dass die Umwelt zur Identifikation unerreichbare Idealbilder anbietet. Diesem Wunschtraum wird ein körperbehinderter Mensch noch weniger gerecht als Menschen ohne gravierende Beeinträchtigung. Er steht in einem unüberwindbaren Spannungsverhältnis zwischen „so bin ich“ und „so soll ich sein“. Ein weiterer Aspekt der Sexualität ist die genitale Sexualität, die häufig auch als behindert erlebt wird. Eine gelingende Sexualerziehung setzt hier an. Der körperbehinderte Mensch muss sich wertschätzen und wertgeschätzt werden. Außerdem sollen andere Körperstellen als erotisch erfahrbar gemacht werden und ein kreativer Umgang mit dem eigenen Körper ermöglicht und somit der Aufbau eines positiven Selbstbildes unterstützt werden.

Jugendliche und junge Erwachsene mit und ohne Behinderung entwickeln meist den Wunsch nach Partnerschaft, Zweisamkeit und Anerkennung, nach Körperlichkeit und körperbezogenem, lustvollem Umgang mit ihrem eigenen Körper beziehungsweise auch mit dem des Partners in Beziehung. Ihre Sexualentwicklung ist durch ihre kognitive und/oder körperliche Behinderung beeinflusst. Dennoch sollten ihnen diese individuellen lustvollen Erfahrungen zugestanden werden und ihre (sexuelle) Unabhängigkeit und ihre Selbstbestimmung gefördert werden. Ihr Selbstvertrauen und ihr Selbstwert sollte auch im Bereich der Sexualität durch die Unterstützung aller an der Erziehung beteiligter Personen entwickelt werden. Der Aufbau eines realistischen Selbstbildes und der positive Zugang zum eigenen Körper sind hierbei grundlegende Elemente.

Mögliches abweichendes Verhalten von Menschen mit Behinderung

Aufgrund der verschiedenen Rahmenbedingungen, durch die die Sexualentwicklung des Menschen mit Behinderung beeinflusst werden, kann es zu einem abweichenden Verhalten im Bereich Sexualität kommen. Die unterschiedlichen Facetten und Besonderheiten wurden anfangs schon aufgezeigt.
Dennoch möchte ich noch einmal darauf verweisen, dass die körperlich-geschlechtliche Reifeentwicklung geistig behinderter Kinder in den meisten Fällen altersgemäß und unabhängig von intellektuellen Faktoren verläuft. Abweichungen der anatomischen und physiologischen Sexualentwicklung, die Störungen und Auffälligkeiten der geschlechtlichen Ausprägung mit sich bringen können, sind zum er-

sten Entwicklungsstörungen aufgrund von Chromosomenanomalien, zum zweiten Hormonstörungen während der Embryonalentwicklung und zum dritten Hormonstörungen in der Pubertät. Man kann davon ausgehen, dass diese körperlichen Störungen negative Auswirkungen auf die geschlechtliche Entwicklung der Betroffenen haben (vgl. DAWID-HAPKEMEYER 1995, 97 ff.). Soweit keine dieser Störungen vorliegt, gilt der eingangs zitierte Satz. Ausgehend von der Begriffsklärung von Sexualität kann gesagt werden, dass die geschlechtliche Entwicklung und die Sozialisation nur teilweise vom Reifungsprozess des Körpers und der Sexualorgane abhängig sind (vgl. DAWID-HAPKEMEYER 1995, 90). Geschlechtliche Verhaltensweisen werden auch als Produkt von sozialen Lernprozessen gesellschaftlich vermittelt.

4. Sexualerziehung in Schule, Elternhaus und anderen Bildungseinrichtungen

Inhalte

Rechtliche Grundlagen der Familien- und Sexualerziehung
Persönliche Auseinandersetzung von Lehr- und Erziehungspersonen mit den eigenen Vorstellungen zur Sexualität
Fazit

Rechtliche Grundlagen der Familien- und Sexualerziehung

Im Folgenden geht es um die Diskussion der eltern- beziehungsweise schulrechtlichen Grenzziehung auf der Basis des Grundgesetzes der Bundesrepublik Deutschland und die daraus zu beachtenden Folgen, die sich für die Lehrkraft ergeben.
Das im Grundgesetz verankerte Elternrecht setzt der schulischen Erziehung Grenzen. Es beinhaltet, dass den Eltern ein primäres Erziehungsrecht zukommt, das Vorrang vor dem Erziehungsauftrag der Schule hat.
Der elterliche Erziehungsauftrag gemäß Artikel 6, Absatz 2 GG erstreckt sich nach der Auffassung des Bundesverfassungsgerichts auf die „individuelle Sexualerziehung“, die vorwiegend dem elterlich-häuslichen Bereich zugeordnet wird und sich auf die ersten sexuellen Erfahrungen und Informationen in der alltäglichen Erziehung, die Ausbildung von Einstellungen und Verhaltensweisen, die „Intimsphäre des ehelichen Lebens“ und die interfamiliären Normen-, Werte- und Moralvorstellungen bezieht. Aber auch dem staatlichen Bildungs- und Erziehungsauftrag wird, trotz des Primats des elterlichen Erziehungsauftrags, in Artikel 7, Absatz 1 GG die Berechtigung zugeschrieben, eigene Erziehungsziele zu verfolgen. Aufgrund der „vielfachen gesellschaftlichen Bezüge“ und der Auffassung, dass Sexualverhalten „ein Teil des Allgemeinverhaltens“ ist, sind grundsätzlich keine verfassungsrechtlichen Bedenken zu erheben, „wenn der Staat Themen der Sexualerziehung des Menschen zum Unterrichtsgegenstand in der Schule macht“.

Schwerpunkte der schulischen Sexualerziehung liegen in der Bereitstellung zusätzlicher Hilfen, die die häusliche Sexualerziehung ergänzen, in der Wissensvermittlung und in der Erziehung zu einer verantwortlichen Person auch in sexueller Hinsicht. Der schulische Erziehungsauftrag wird durch das Persönlichkeitsrecht des Kindes in dem Maße begrenzt, indem der Schutz des „Intim- und Sexualbereichs des Menschen als Teil seiner Privatsphäre“ anerkannt wird. Außerdem sind schulische Versuche der „Indoktrinierung“ mit dem Ziel, „ein bestimmtes Sexualverhalten zu befürworten oder abzulehnen“, aufgrund der Forderung nach Rücksichtnahme auf das „natürliche Schamgefühl der Kinder“ und der „religiösen oder weltanschaulichen Überzeugungen der Eltern“ zu unterlassen (vgl. MARTIAL 1990, 23 ff.). Seit den 80er Jahren sind verstärkt Bemühungen um die Gleichberechtigung von Mädchen und Frauen in der Gesellschaft, die Veränderung der familiären Lebensformen, die gleichgeschlechtliche Sexualität, die Krankheit Aids, die Erkenntnis, dass die Gefahr von sexuellem Missbrauch nicht in erster Linie von Fremden ausgeht, sondern im nahen sozialen Umfeld besteht sowie die Neuregelung des § 218 (Strafgesetzbuch zum Schwangerschaftsabbruch) in den Vordergrund gerückt. In den Richtlinien fast aller Bundesländer ist explizit die Mündigkeit des Individuums, der „freie, seiner Verantwortung bewusste junge Mensch“, als Lernziel angegeben (vgl. BZgA 1995, 75).

In Deutschland ist Sexualerziehung ein verpflichtender Unterrichtsgegenstand für alle Schulformen.

Persönliche Auseinandersetzung von Lehr- und Erziehungspersonen mit den eigenen Vorstellungen zur Sexualität

Die Probleme im Umgang mit Sexualität liegen keineswegs in der Behinderung, sondern „haben ihre Ursachen in den vielfältigen, alltäglichen Abhängigkeiten und fremdbestimmten Lebensbedingungen behinderter Menschen und resultieren aus den pädagogischen Konsequenzen, die Eltern und Mitarbeiter/-innen aus ihrer jeweiligen Vorstellung von der Sexualität behinderter Menschen ziehen bzw. welchen Stellenwert sie dieser Sexualität zugestehen" (Bundesvereinigung Lebenshilfe 1999, 17). Mit anderen Worten kann gesagt werden, dass die Toleranzbreite der Eltern und Betreuer behinderter Menschen den Bedingungsrahmen definiert, in dem sich die Selbstverwirklichung dieser Menschen hinsichtlich Sexualität und Erwachsensein entwickeln kann oder blockiert wird. Normen und Werthaltungen der Bezugspersonen regulieren das Sexualverhalten von Menschen mit Behinderung.

Es ist sinnvoll, die Sexualerziehung behinderter Menschen zunächst bei deren Bezugspersonen im Sinne der Erziehung der Eltern, Lehrkräfte und Erzieher/-innen anzusetzen (vgl. Hoyler-Hermann/Walter 1994, 93). „Hauptziel der sexualpädagogischen Weiterbildung von Mitarbeiterinnen sollte die Verbesserung der sozialen Kompetenz im Umgang mit sexuellen Themen in alltäglichen Situationen sein, sodass die Atmosphäre für ein selbstbestimmtes Gestalten des eigenen Sexuallebens sich qualitativ für die von ihnen betreuten Personen verbessert." (Gossel 1994, 108). Schon allein das Zugestehen der Intimsphäre ist bei Menschen mit Behinderung oft nicht gegeben: Je hilfsbedürftiger der Mensch, desto geringer ist die Intimsphäre. Alltägliche Verletzungen der Intimsphäre können sein: nicht anklopfen beim Betreten des Zimmers, offen stehende Bad- und Toilettentüren, das Schieben eines nackten Menschen im Rollstuhl über den Flur, das öffentliche Gespräch über Verdauung und Sexualität von Bewohnern und vieles mehr (vgl. AG Sexualität und Behinderung 1996, 10).
Die Auseinandersetzung mit der Sexualpädagogik besteht aus drei Komponenten: erstens der Anreicherung von Wissen, Kenntnissen und Informationen, zweitens der Reflexion der persönlichen und gängigen Einstellungen, der individuellen Emotionen und Verhaltensweisen, der Normen und Werte, und drittens aus den Rückschlüssen für das sexualpädagogische Handeln (vgl. Gossel 1994, 109). In diesem Zusammenhang müssen Bezugspersonen und Lehrpersonal auch die eigenen Empfindungen im Zusammenhang mit der eigenen Sozialisation überdenken.
Die Persönlichkeitsbildung der Lehrpersonen sollte folgende Punkte umfassen, um einen bewussten und verantwortlichen Umgang mit der Sexualerziehung von behinderten Menschen zu ermöglichen:

- Authentizität und Echtheit,
- differenziertes Selbstkonzept mit klaren Standpunkten,
- eigenes Selbstwertgefühl,
- wertschätzender Umgang mit den Personen und der Thematik,
- richtiges Maß an Nähe und Distanz (vgl. Burchard 1999, 77),
- Auseinandersetzung mit den eigenen Normen und Werthaltungen in Bezug auf die eigene Sexualität und die Behinderung des Gegenübers.

Im Rahmen der persönlichen Auseinandersetzung kann die Sexualerziehung noch um die Komponente der Emanzipation erweitert werden. Hierbei handelt es sich um den kritischen Umgang mit den eigenen Wert- und Normvorstellungen. Eine emanzipatorische Sexualpädagogik richtet sich gegen die Diskriminierung von Minderheiten und tritt für Gleichberechtigung ein. Sie begibt sich auf Sinnsuche und sieht Erziehung als zieloffenen Prozess an, in dem Platz für Selbstbestimmung, Kompetenzentfaltung und die Entwicklung einer eigenständigen und partnerschaftlichen Gestaltung des sexuellen Lebens bleibt. Sie erkennt das Eigenrecht des Individuums an, hinterfragt kritisch Tabus und stellt sich diesen entgegen. Eine emanzipatorische Sexualpädagogik bemüht sich um eine realistische Einschätzung von Sexualität mit ihren Sonnen- wie auch Schattenseiten (vgl. Valtl 1999, 19 ff.).
Abschließend kann mit Walter/Hoyler-Hermann (1996, 170) gesagt werden: „Ihr Erwachsenwerden setzt unser Erwachsensein voraus."

Fazit

Sexualerziehung ist die gemeinsame Aufgabe von Eltern, Schule und allen Personen, die an der Erziehung beteiligt sind. Die persönliche Auseinandersetzung mit den eigenen Vorstellungen, Vorlieben und Grenzen im Bereich der Sexualität ist für die Aufklärung von Kindern, Jugendlichen und Erwachsenen mit und ohne Behinderung wichtig. Generell kann festgestellt werden, dass die Verunsicherung, sexualpädagogische Themen anzugehen und Sexualität zuzugestehen umso höher ist, je schwerer die Behinderung vor allem im kognitiven Bereich ist. Dennoch stellt Sexualität eine Lebensenergie dar, die unterschiedliche subjektive Facetten annehmen kann und somit sehr individuell zu persönlicher Zufriedenheit führen kann. Bei der Entfaltung der sexuellen Selbstverwirklichung dürfen jedoch die Grenzen der Persönlichkeitsrechte anderer Menschen sowie gesellschaftliche Rechte nicht verletzt werden.
„In Elternhaus und Schule sollten die Grundlagen für sexuelle Erfahrungen geschaffen und deren Bewusstmachung, Versprachlichung und Reflexion ermöglicht werden.
Sexualfreundliche Erziehung sollte somit folgende Ziele verfolgen:

- Gegenseitige Anerkennung, dass die Wahrnehmung von Wirklichkeit immer subjektiv und individuell sinnvoll ist. Dies betrifft auch die unterschiedlichen geschlechtsspezifischen Wahrnehmungen, die durch Kommunikation ausgetauscht und gegenseitig akzeptiert werden sollten.
- Unterstützung kommunikativer Kompetenzen, um das eigene Erleben offen mitteilen zu können und somit eine geeignete Grundlage für eine Partnerschaft zu erhalten.
- Zutrauen, dass die Kinder und Jugendlichen eigene Gedanken und Gefühle haben und diese auch mitteilen können. Sie sollten dabei unterstützt werden, sich auch gegen gesellschaftliche Zwänge und Konventionen zu behaupten.
- Kritische Reflexion gesellschaftlicher Normen zum Erlangen eigener Wertvorstellungen, die an der eigenen Lebensrealität überprüft werden müssen.“ (Ortland, B. 2008. S. 92)

5. Sexualpädagogischer Unterricht

Inhalte

Aufgaben und Ziele für den sexualpädagogischen Unterricht
Methodisch-didaktische Strukturierung des sexualpädagogischen Unterrichts

Sexualerziehung ist nicht explizit auf den sexualpädagogischen Unterricht ausgerichtet. Sie ist als immerwährender, lebenslanger Prozess mit verschiedenen Themen und Fragestellungen zu sehen, die mit unterschiedlicher Intensität beantwortet werden und die in unterschiedlichen Beziehungskonstellationen angesprochen werden.

Aufgaben und Ziele für den sexualpädagogischen Unterricht

Im Rahmen des sexualpädagogischen Unterrichts mit Menschen mit Behinderung sollte ein besonders differenziertes, ganzheitliches und individuelles Lernangebot bereitgestellt werden. Ausgehend von der individuellen psycho-physischen Gesamtsituation müssen jedem Menschen mit Behinderung Möglichkeiten geboten werden, seine Umwelt mit allen Sinnen zu erleben und zu interpretieren. Jeder Mensch mit Behinderung soll sich als soziales Wesen im gesamtgesellschaftlichen Kontext sehen und seinen Selbstwert entfalten können. Je nach Alter und Entwicklung sollten die Themen differenzierter und detaillierter behandelt werden. Generell empfiehlt es sich, ein Spiralcurriculum für das Thema Sexualerziehung zu erstellen und Schwerpunktthemen darin festzulegen.
Aufgaben und Ziele des sexualpädagogischen Unterrichts für Menschen mit Behinderung:

1. Wahrnehmung des eigenen Körpers, Aufbau eines Körperschemas, Entwicklung des Ich-Bewusstseins, Sensibilisierung für Gefühlsempfindungen, Aufbau von sozial-emotionalen Beziehungen
2. Wahrnehmung und Zugeständnis der Individualität und Sexualität
3. Sinnliche und kommunikative Körpererfahrung zum Aufbau der Persönlichkeit

4. Annahme der Geschlechtlichkeit als Beitrag zur Entwicklung der Persönlichkeit
5. Entwicklung von Geschlechtsrollen und Ich-Identität
6. Zwischenmenschliche Kommunikation als Möglichkeit zur Selbstverwirklichung
7. Größtmögliche Selbstständigkeit und Eigenverantwortung als Sozialisationshilfe
8. Auseinandersetzung mit der Behinderung, um ein realistisches Selbstbild aufzubauen
9. Vermittlung von Werten und Normen als Orientierungshilfe und das Aufzeigen von Grenzen als Sozialisationshilfe

Methodisch-didaktische Strukturierung des sexualpädagogischen Unterrichts

Sexualerziehung bedarf, wie jeder andere Unterricht auch, nicht nur der intensiven Auseinandersetzung der Lehrkraft mit dem zu vermittelnden Lernstoff, sondern vor allem auch einer gut überlegten methodisch-didaktischen Strukturierung.

Sexualpädagogischer Unterricht mit Menschen mit Behinderung

Der Schwerpunkt der nachfolgenden methodischen Ausführungen liegt auf dem Unterricht von Menschen mit einer geistigen Behinderung. Die Prinzipien können aber auch für alle anderen Schülerinnen und Schüler entsprechend ihrer Fähigkeiten angewendet werden. Besonders bei Menschen mit kognitiver Behinderung ist es sinnvoll, sexuelle Themen immer wieder anzusprechen, da diese sich häufig nicht zu fragen trauen beziehungsweise ihre Fragen und Gefühlslagen nicht in Worte fassen können. Individuelle Gespräche, die konkrete und praktisch durchführbare Möglichkeiten aufzeigen, sind dienlich.

Allgemein gilt, dass der sexualpädagogische Unterricht methodisch abwechslungsreich gestaltet sein soll, damit bei einem solch spannenden und lebensbedeutsamen Thema keine Langeweile aufkommt. Sexualerziehung soll Freude und Spaß machen – nicht nur den Schülern, sondern auch der Lehrkraft!

→ *Konkrete, anschauliche Vermittlung*

Um den Schwierigkeiten von Menschen mit geistiger Behinderung bei der Abstraktion von Inhalten und den Problemen von Menschen mit körperlicher Behinderung mit ihrer eingeschränkten Eigenwahrnehmung entgegenzuwirken, sollte auf eine möglichst konkrete und anschauliche Form der Vermittlung der Inhalte zurückgegriffen werden. Die Vermittlung kann durch das „Lernen durch Handeln“, im Sinne von handelndem Lernen und praktischem Erleben und durch das „erfahrungsorientierte Lernen“, welches die persönliche Lebenserfahrung zum Gegenstand der Auseinandersetzung nimmt, bewerkstelligt werden. Bewährt haben sich hier zum Beispiel Sozialspiele, die Erstellung von Modellen, der Besuch von Frauenärzten sowie der Einsatz von Unterrichts- und Bildmaterial, welches dem Entwicklungsstand entspricht.

→ *Differenzierte, klar gegliederte Lernschritte*

Bei der Auseinandersetzung mit einzelnen Lerninhalten sollte darauf geachtet werden, dass das Angebot nicht zu komplex ausfällt, sondern dass die einzelnen Lernphasen für jeden Schüler gut nachzuvollziehen sind. Von entscheidender Bedeutung ist hierbei die zeitliche Komponente. Es sollte für die einzelnen Aspekte eines Themas genügend Zeit vorhanden sein, um einen wirklichen Zugewinn an Wissen und emotionaler Entwicklung zu erzielen.

→ *Individualisierung*

Jeder Mensch hat seine eigenen Vorstellungen und Verhaltensweisen. So muss auch jeder Schüler seinen individuellen Zugang zum Thema finden. Es ist wichtig, eigene Persönlichkeitsgrenzen und die der anderen aufzuzeigen und Themen wie sexuelle Gewalt, Ausnutzung, ungewollte Schwangerschaft und sexuell übertragbare Krankheiten anzusprechen. Die Auseinandersetzung mit dem eigenen Körper stellt hier einen wesentlichen Aspekt der individualisierten Vorgehensweise dar.

→ *Mitbestimmung der Inhalte und Vorleben von Haltungen*

Es ist sinnvoll, den Schülern die Möglichkeit zu bieten, ihre eigenen Interessens- und Themengebiete mit in den Unterricht einfließen zu lassen. Fragen der Schüler zur Sexualität sollten auch außerhalb des sexualpädagogischen Unterrichts beantworten und, wenn möglich und sinnvoll, in der nächsten Stunde mit der ganzen Klasse aufgearbeitet werden. Allerdings findet Sexualerziehung auch dann statt, wenn sie nicht geplant und beabsichtigt ist, z. B. nehmen Bezugspersonen durch ihr alltägliches Verhalten, ihre Umgangsformen oder ihre Einstellungen unweigerlich Einfluss auf die Ausgestaltung von Sexualität.

→ *Einsatz von Körperübungen und -spielen, Bildergeschichten, Rollenspielen, Gesprächen und produktorientiertem Arbeiten*

Durch *Körperübungen und -spiele* werden Gefühle und Körperwahrnehmung erlebbar gemacht. Es sollte darauf geachtet werden, dass Körpererfahrungen und -berührungen möglichst in kleinen Gruppen mit einer Atmosphäre wachsender Vertrautheit angeboten werden. Streichel- und Massageübungen sind bei vielen Schülern besonders beliebt. Hierbei sollten nicht nur die individuellen Vorlieben, sondern auch die (individuellen) Grenzen thematisiert werden.

Der Einsatz von *Bildergeschichten* macht ein Erleben mit direktem Bezug zur Wirklichkeit beziehungsweise zu tatsächlichen Situationen und Handlungsabläufen möglich. Die Bildergeschichten können wiederum in Form von Rollenspielen nachgespielt werden.

Rollenspiele stellen eine Möglichkeit dar, die Wirkung des eigenen Handelns zu erkennen und das eigene Handlungsrepertoire weiter zu entwickeln. Das eigene Handeln kann somit bewusster wahrgenommen und durch praktische Handlungsanweisungen modifiziert werden. Auch wirken sich Rollenspiele positiv auf die Kommunikation aus.

Gespräche sind eine weitere Möglichkeit, Themenbereiche aufzuarbeiten. Hierbei ist es wichtig, dass die Inhalte der Beiträge als bedeutungstragende Elemente in den Unterricht mit einfließen und besprochen werden.

Produktionsorientiertes Arbeiten, z.B. die Erstellung von Collagen, Zeichnungen und Arbeitsblättern, stellt eine motivierende Komponente im Unterricht dar. Es ermöglicht eine intensive Auseinandersetzung mit dem Thema, bieten kommunikative Anknüpfungspunkte und stärkt durch die Wertschätzung der erstellten Produkte das Selbstvertrauen und Selbstbewusstsein der Heranwachsenden.

→ *Freiarbeit*

Die Freiarbeit sollte dem Entwicklungsbedürfnis der Schüler entsprechen. Sie dient der Wiederholung, Übung und Vertiefung der sexualpädagogischen Inhalte. Besonders die sexuellen Begrifflichkeiten werden hier wiederholt und internalisiert.

→ *Praktikable Sexualität und die Auseinandersetzung mit der Behinderung*

Der sexualpädagogische Unterricht stellt für jeden Schüler die Möglichkeit dar, sich mit einer praktikablen und gleichzeitig ethisch vertretbaren Sexualität auseinanderzusetzen und diese teilweise auch zu erproben. Bei Schülern mit körperlicher Behinderung, vor allem mit Einschränkungen im urogenitalen System, empfiehlt es sich, unterschiedliche Sexualpraktiken aufzuzeigen, die nicht nur auf den Geschlechtsakt gerichtet sind. Über Körperwahrnehmungsübungen sollte ein möglichst positives Körperbewusstsein vermittelt und sich zudem mit den Grenzen gelebter Sexualität auseinandergesetzt werden. Besonders über die Erfahrung eines positiven Körperbildes kann die Entwicklung der Persönlichkeit positiv beeinflusst werden.

Sexualpädagogischer Unterricht mit Menschen mit schwerer geistiger Behinderung

Die methodisch-didaktische Strukturierung des sexualpädagogischen Unterrichts mit Menschen mit schwerer geistiger Behinderung ist als Ergänzung der oben genannten Ausführungen zu sehen.

Da die Sexualität bei Menschen mit schwerer geistiger Behinderung noch eine sehr ganzheitliche Lebensform darstellt, die sich in vielen Handlungen, Körpererfahrungen und emotionalen Befindlichkeiten ausdrückt, ist es wichtig, diesen Menschen auf dem jeweiligen Entwicklungsstand entgegenzukommen. Die Sexualerziehung dieser Menschen ist eine „integrierte Sexualpädagogik", also ein fortwährendes Unterrichtsprinzip, das in die allgemeinen Pflege- und Betreuungsgesetze integriert ist. Sie geht von den personalen Beziehungen zwischen den Menschen mit schwerer geistiger Behinderung und den Bezugspersonen aus, die von sehr nahen körperlichen Kontakten und häufigen Berührungen gekennzeichnet sind. „Körperlichkeit und Körpersprache des behinderten Menschen verweisen auf seine emotionale Befindlichkeit und ermöglichen den Ausdruck von sexuellen oder sinnlich-lustvollen Empfindungen." (Bader 1996, 156).

Ausgehend von der kindlichen Entwicklung gilt es einige Punkte bei der Sexualerziehung schwerbehinderter Schüler zu beachten:

1. Die Grundlage der Ausbildung eines positiven Körpergefühls basiert von der Kindheit an auf Liebkosungen und dem Austausch von Zärtlichkeiten, die auf den ganzen Körper gerichtet sind. Beson-

ders bei Menschen mit schwerer geistiger Behinderung ist dies aufgrund von frühen und langen Krankenhausaufenthalten, dem Schock der Eltern und eventuell den mit der Behinderung einhergehenden körperlichen Äußerungsformen, z. B. bei infantiler Cerebralparese, erschwert. Ein positives Körperbewusstsein kann durch Körpererfahrungsübungen aufgebaut werden.

2. Das für Kleinkinder übliche Erkunden ihrer Sexualorgane ist bei körperbehinderten Menschen aufgrund ihrer eingeschränkten Beweglichkeit schwierig. Bei Menschen mit schwerer geistiger Behinderung tritt dieses Erkundungsverhalten häufig erst später auf, im Sinne eines verzögerten Entwicklungsschritts. Menschen mit schwerer geistiger Behinderung soll daher durch viel positive Zuwendung ohne Zeit- oder Leistungsdruck ermöglicht werden, ihren Körper zu erfahren. Zum einen sind Körperwahrnehmungsübungen wie die „Basale Stimulation" (Fröhlich), „Basale Kommunikation" (Mall) oder die Körpermassage (Leboyer) zu empfehlen. Zum anderen eignen sich auch Entspannungsangebote wie das Snoezelen (Helsugge). Schwerpunkt hierbei sollte allerdings die eigene Körperberührung des Schülers sein, welche eventuell durch Handführung unterstützt werden kann.
3. Soziale Kontakte des schwerbehinderten Menschen sollten unterstützt werden, auch wenn viele Schüler, wie oben beschrieben, autosexuelles Verhalten aufweisen. Besonders wenn es offensichtlich ist, dass zwei Schüler – auch des gleichen Geschlechts – sich gerne mögen oder Interesse aneinander haben, sollten ihnen Phasen der gemeinsamen Zweisamkeit, eventuell mit dauerhafter Anwesenheit einer Bezugsperson, ermöglicht werden.
4. Durch eine konstante, am besten gleichgeschlechtliche Zuständigkeit des Pflegepersonals, kann das natürliche Schamgefühl des Schülers mit schwerer geistiger Behinderung positiv beeinflusst werden. Es sollte nicht allein die Pflege im Sinne der drei S „still", „sauber", „satt", sondern die Individualität eines jeden auch durch das Zeitnehmen für ihn im Vordergrund stehen (vgl. Ortland 2004, Schüler. 6 ff.).

Materialien aus dem Bereich der Kleinkindpädagogik können Anregungen bieten, die vor allem die Bedeutung der frühkindlichen psychosexuellen Entwicklung dieser Schülerschaft im Visier haben. Allerdings muss vor einer Gleichsetzung von Menschen mit schwerer geistiger Behinderung mit Kleinkindern gewarnt werden.

Sexualerziehung braucht immer eine verlässliche Beziehung, eine Atmosphäre der Geborgenheit, größtmögliche Selbstbestimmung, positiven Körperkontakt mit der Bereitschaft, Körpersignale des Schülers, auch sogenanntes Problemverhalten, zu interpretieren. Wichtig hierbei ist, den Schüler in seiner Gesamtheit aus Verhalten, Emotionen und Erscheinungsbild zu akzeptieren. Sexualerziehung braucht aber auch größtmögliche Transparenz im Team und mit den Eltern sowie die Freiwilligkeit aller beteiligte Personen. Sie stellt ein sensibles Miteinander dar.

Praktischer Teil

Sexualität ist zum einen von biologisch-physiologischen Voraussetzungen abhängig, zum anderen von Reifungs- und Lernprozessen. Menschliche Sexualität steht daher in direktem Zusammenhang mit Sozialisations- und Erziehungsprozessen. Sexualerziehung ist, wie schon erwähnt, die Aufgabe von Elternhaus, Erziehungs- und Bildungseinrichtungen. Sie ist eine lebenslange Aufgabe mit dem Ziel der Selbstwahrnehmung, der Selbstbestimmung und der Steigerung des Selbstwertes.

Spiralcurriculum Sexualerziehung

Nachdem die sexuelle Entwicklung einen lebenslangen Lernprozess darstellt, ist eine pädagogische Begleitung über die gesamte Schulzeit hinweg in diesem Bereich von absoluter Wichtigkeit. Sexualerziehung ist demzufolge eine Aufgabe aller Schulstufen.
Das nachfolgende Spiralcurriculum ist ein unvollständiges, offenes und variables Konstrukt, welches als Orientierungshilfe dienen kann.

Die Überschriften der folgenden Grafik beziehen sich auf die alters- und stufenspezifischen Ziele und Zielbereiche. Der Rest gibt die Themen und Inhalte wieder, die diesen Zielen des Schulstufenplans zugeordnet werden können.

Spiralcurriculum
Sexualerziehung am Förderzentrum
Schwerpunkt geistige Entwicklung

Berufsschulstufe	**Äußerungsformen menschlicher Sexualität kennen**	**Verschienen Lebensweisen achten**	**Realistische Perspektive für eigenes Erwachsenen-sein entwickeln**
	- Jugendfreundschaften - Zeugung/Schwangerschaft/Geburt - Frauenarzt/Verhütung - Aids/sexuell übertragbare Krankheiten - Wie Mann und Frau sich zeigen, dass sie sich gerne haben - Körperpflege	- Verschiedene Lebensformen für Menschen mit Behinderung kennenlernen - Formen der Kontaktaufnahme/Flirten/(Paar-)Beziehungen/ - Körpersprache/Umgangsformen - Lebenshaltungen überdenken - Umgang mit Konfliktsituationen/Trennung - Geschlechtsrolle/Homo-/Heterosexualität - Rolle in der Gesellschaft - Gefühle	- (betreute) Partnerschaft - Leben mit einem Kind/Kinderwunsch - Übernahme von Verantwortung - Selbstakzeptanz/Auseinandersetzung mit der Behinderung
Hauptschulstufe	**Die geschlechtliche Entwicklung kennenlernen**	**Privatsphäre achten und respektieren können**	**Eigene Geschlechtsrolle erkennen und annehmen**
	- Schwangerschaft/Geburt - Selbstbefriedigung - Freundschaft/Gefühle - Körperwahrnehmung	- Intimsphäre/Öffentlichkeit/Elternhaus - körperliche Nähe (Massagen, Streicheln, Tanz) - sexueller Missbrauch/sexuelle Gewalt	- körperliche Veränderungen beim Erwachsenen - Geschlechtsorgane - Körperpflege/Intimpflege
	Vorgänge am eigenen Körper wahrnehmen	**Distanz halten können**	**Eigene Bedürfnisse kennen und wahren**
	- Freundschaft - Ich darf mich wehren - Veränderungen am Körper wahrnehmen	- Wie halte ich meinen Körper gesund? - tägliche Körperpflege - anderen zuhören/andere verstehen - Gefühle äußern	- Sinnesorgane - Schamgefühl - auf Grenzen achten - Intimität wahren
Grundschulstufe	**Den eigenen Körper kennenlernen**	**Nähe erleben**	**Sich als eigenständige Person begreifen**
	- Meine 5 Sinne erleben - Was ich kann/nicht kann - „Das Kleinen Ich bin ich"	- Meine Familie - Ich lerne meine Mitschüler kennen - gemeinsame Aktivitäten/Angenommensein	- Körperschema - Das bin ich - Kontaktaufnahme
	Sach-Kompetenz	Sozial-Kompetenz	Ich-Kompetenz

Elternarbeit und Elternabend

Bevor die Lehrkraft das Thema Sexualerziehung im Unterricht aufgreift, sollte sie ihre eigene Sexualität und die persönliche Einstellung, Erfahrungen, Wünsche und Grenzen kritisch hinterfragen, sich eventuell mit anderen Lehrern absprechen und Vorgehensweisen festlegen.
Auch die Eltern sollten die Möglichkeit erhalten, sich über ihr Verständnis von Sexualität sowie über ihre Erwartungen an die schulische Sexualaufklärung Gedanken zu machen. Viele Eltern von Kindern und Jugendlichen mit einer Behinderung unterstützen die schulische Sexualerziehung und sehen diese als sinnvoll und notwendig an. Ein Teil der Eltern neigt jedoch dazu, die Sexualität ihres Kindes zu verdrängen. Sie möchten nicht, dass „schlafende Hunde" geweckt werden. Gründe hierfür sind u. a. die eigene Hilflosigkeit, Unsicherheit und Angst sowie das „Schonraum-Denken". Nachdem die Sexualität ein Teil des Menschen ist, wird sie sich entwickeln und früher oder später auf unterschiedliche Art und Weise zum Vorschein kommen. Gut ist es dann, wenn das Kind / der Jugendliche weiß, was in ihm vorgeht und dass es/er zu den Eltern, Erziehern und Lehrern mit allen Fragen, Sorgen und Nöten kommen darf. Sexualerziehung ist auch ein wichtiger Beitrag, um sexuelle Gewalt zu verhindern. Wir dürfen uns nicht aus der Verantwortung stehlen. Es kann sogar bereichernd sein, die Kinder und Jugendlichen auf diesem persönlichen Weg zu unterstützen und als Vertrauensperson zur Seite zu stehen.
Den Eltern kann die Einsicht vermittelt werden, dass

- Sexualerziehung immer auch Identitätsförderung bedeutet;
- Sexualerziehung als Gesamterziehung eine Stärkung der eigenen Persönlichkeit und somit eine notwendige Prävention vor sexuellem Missbrauch darstellt;
- positive Körpererfahrungen vermittelt werden;
- die Wahrnehmung der eigenen Sexualität auch eine Wahrnehmung der eigenen Person als heranwachsenden, sich eigenständig entwickelnden Menschen bedeutet.

Sexualerziehung ist gemeinsame Aufgabe von Schule und Elternhaus.

Daher ist zumindest die Information, wenn nicht sogar die enge Zusammenarbeit mit den Eltern unerlässlich. Je nach Bundesland und Klassenstufe sind die Lehrkräfte verpflichtet, die Eltern über die Inhalte und Medien für den Sexualerziehungsunterricht zu informieren.

Zu Beginn des Elternabends ist eine Auflockerungsübung ein schönes Element, z. B. das Spiel „Auf dem Dorfplatz" oder „Gemeinsam Zählen". Erläuterungen hierzu befinden sich im Anhang (siehe Seite 119 ff.). In Kleingruppen können die Eltern ihre eigenen Erfahrungen mit ihrer häuslichen oder schulischen Sexualaufklärung oder aber auch mit der Sexualaufklärung ihrer Kinder diskutieren und auf einem Plakat schriftlich fixieren. Durch eine Kartenabfrage können dann die erwarteten Inhalte des Sexualerziehungsunterrichts aufgeschrieben und besprochen werden. Eine Unterteilung in Kategorien wie Partnerschaft/Liebe, sexuelle Gewalt, Verhütung etc. ist sinnvoll, um eine übersichtliche Struktur durch das Sortieren der beschrifteten Karten zu erhalten.

Im Folgenden kann die Lehrkraft geplante Inhalte und entsprechende Medien vorstellen und somit den Eltern einen Einblick in die Sequenz geben. Der abgebildete Fragebogen kann die Auseinandersetzung mit der Sexualerziehung unterstützen (siehe Seite 21). Zum Abschluss kann eine der im Anhang vorgeschlagenen Auflockerungsübungen durchgeführt werden.
Sinnvoll ist es, den Eltern die Möglichkeit zum persönlichen Gespräch im Anschluss oder zu einem anderen Termin zu bieten.

Fragebogen zur Sexualerziehung für die Eltern

	ich stimme zu	ich stimme nicht zu
Ich würde die Sexualerziehung lieber selbst übernehmen.		
Ich würde einige Themenbereiche der Sexualerziehung zum Schutze meines Kindes nicht im Unterricht behandeln (Themenbereiche können notiert werden).		
Ich glaube, dass Sexualerziehung sehr wichtig ist, um meinem Kind die Eigenverantwortung zu erleichtern.		
Ich befürchte, dass mein Kind die Dinge, die es im Unterricht lernt, gerne ausprobieren möchte.		
Ich glaube, dass die Sexualerziehung eine Möglichkeit darstellt, dass mein Kind einen vernünftigen Umgang mit seinem Körper lernt.		
Ich glaube, dass Kinder, mit denen über das Thema Sexualität im Unterricht gesprochen wird, dieses Thema sehr viel ernster nehmen, als wenn sie ausschließlich von den Eltern aufgeklärt werden.		
Ich möchte, dass mein Kind die körperlichen Vorgänge lernt.		
Ich möchte, dass auch schwierige Themen, wie sexuelle Gewalt, Homosexualität und Selbstbefriedigung, im Unterricht angesprochen werden (nicht Erwünschtes eventuell durchstreichen bzw. Wünsche ergänzen).		
Ich wünsche mir, dass meinem Kind eine positive Einstellung zu sich, seinem Körper und seinen Freunden vermittelt wird.		
Ich möchte, dass mein Kind sich mit seiner Behinderung auseinandersetzt.		
Ich möchte die Sexualerziehung zuhause unterstützen.		

Handhabung der Arbeitsmaterialien

Das Buch bzw. die Kopiervorlagen im Downloadmaterial sind in Unterrichtseinheiten unterteilt, die abgeschlossen und daher relativ beliebig zu vertauschen sind. Jede Unterrichtseinheit enthält eine oder mehrere Stundenskizzen, Anmerkungen und Erläuterungen zu Spielen und Übungen, eine Auflistung der benötigten Arbeitsmaterialien, teilweise ergänzende Literatur- und Filmverweise und weitere allgemeine Tipps. Einzelne Unterrichtseinheiten können ausgelassen und andere hinzugefügt werden. Besonders die Unterrichtseinheiten 15 bis 18 zu Schwangerschaft, sexuell übertragbaren Krankheiten und Homosexualität und die Unterrichtseinheit zur Menstruation im Anhang können nach Bedarf eingesetzt werden. Die Unterrichtseinheit 8 zum Nein-Sagen beinhaltet ansatzweise das Thema „sexueller Missbrauch". Da sich hierzu viele gut ausgearbeitete Materialien auf dem Markt befinden, wurde dieses Thema im Rahmen dieses Buches nur angeschnitten.
Teilweise sind zu einem Lesetext mehrere Stunden ausgearbeitet, die zum Teil aber auch an anderer Stelle durchgeführt oder weggelassen werden können. Manchmal werden mehrere Optionen zur Durchführung angeboten. Je nachdem, welche oder wie viele Optionen ausgewählt werden, verändert sich natürlich der Zeitumfang. Es liegt also an der Lehrkraft abzuschätzen, wie viel Inhalt in einer Unterrichtseinheit durchgenommen werden kann. Eine Wiederholung der Einheiten ist dann notwendig, wenn die Schüler mehr Sicherheit in gewissen Bereichen erlangen sollen, z. B. beim Umgang mit dem Kondom.
Empfehlenswert ist es, die Arbeitsmappe, die die Schüler anlegen sollen, in zwei Bereiche zu unterteilen. Zum einen in die Geschichte von Jan und Julia, zum anderen in einen Teil mit den Arbeitsblättern.

Generell wurde sehr viel Wert auf Veranschaulichung, Selbsterfahrung und einfühlendes Lernen gelegt. Am Ende jeder Unterrichtseinheit und auf Seite 123 befindet sich eine Übersicht mit kostenlosen oder günstigen Informations- und Unterrichtsmaterialien. Teilweise gibt es unter den genannten Adressen auch gute Arbeitsmaterialien, die im Klassensatz erhältlich sind und den Unterricht noch mehr veranschaulichen können. Wenn genügend Zeit für die Sequenz vorgesehen ist, können die Schüler ein männliches und ein weibliches Torso- oder Schnittmodell selbst aus Gipsbinden herstellen, welches dann im Verlauf der Einheiten jeweils ergänzt werden kann.
Jede Veranschaulichung hat auch ihre Grenzen, die spätestens dort beginnen, wo die natürlichen Schamgrenzen der Schüler oder der Lehrkraft berührt werden. Generell ist die Sexualität ein sehr sensibler Bereich im Leben, sowohl in dem der Lehrkraft wie auch in dem der Schüler- und Elternschaft. Genauso sensibel sollte auch die Sexualerziehung gehandhabt und ein respektvoller Umgang miteinander eingefordert und gefördert werden. Manchen Schülern ist es vielleicht aufgrund bestehender Schamgrenzen unangenehm, die Arbeitsmappe mit nach Hause zu nehmen, andere Schüler wollen das Thema mit den Eltern noch einmal nachbesprechen. Auf die Schülerwünsche sollte daher flexibel eingegangen werden. Während der Wochen, in denen Sexualerziehung durchgeführt wird, empfiehlt es sich, einen Briefkasten aufzustellen, in den die Schüler anonym Fragen und Ideen einwerfen können.
An dieser Stelle soll nachdrücklich darauf hingewiesen werden, dass vor allem mit Schülern, bei denen der Verdacht auf sexuellen Missbrauch besteht, sehr sensibel umgegangen werden muss.

Während der folgenden Sequenzen bzw. Unterrichtseinheiten wird kaum zwischen männlicher und weiblicher Anrede unterschieden. Soweit nicht ausdrücklich erwähnt, sind immer beide Geschlechter angesprochen.

Stundenaufbau

Die nachstehenden Ausführungen sollen als **Vorschläge** für die Durchführung der Unterrichtseinheiten betrachtet werden. Die Sensibilität der Lehrkraft ist hier sehr wichtig: Es muss je nach Lernvoraussetzungen der Schüler und je nach Klassensituation abgewägt werden, ob eventuell eine Zurückhaltung oder Intensivierung von Unterrichtsinhalten oder -aktionen gefragt ist.

Der **Einstieg** zu jeder Stunde läuft in ritualisierter Form ab, um den Schülern Sicherheit zu bieten. Die Schüler setzen sich in den Stuhlhalbkreis und singen ein kurzes Einstiegslied oder sprechen einen Einstiegsvers, z. B.:

„Sexualerziehung ist der Hit,
drum machen wir jetzt alle mit.
Zum Lernen sind wir jetzt bereit
über Liebe, Sex und Zärtlichkeit."

Oder die Schüler geben ein „Begrüßungsherz" im Kreis herum oder geben anhand von Stimmungsbildern oder Handzeichen ihre momentane Verfassung kund. Natürlich kann auch sofort mit der Nacherzählung der Unterrichtseinheit, welche zuletzt behandelt wurde, begonnen werden. Gerne versuchen die Schüler auch, den weiteren Verlauf der Geschichte zu erraten.

Meist folgt danach eine Phase der **Textbegegnung.** Es wird den Schülern das Bild der neuen Unterrichtseinheit gezeigt, welches sie anschließend besprechen. Es empfiehlt sich, das Bild dann zu den anderen an die Tafel zu hängen, damit die Schüler den Zusammenhang der einzelnen Unterrichtseinheiten rekapitulieren können. Nach dem Lesen des Textes (Vorlesen durch den Lehrer oder Schüler oder in Form von Stillarbeit) wird die Unterrichtseinheit, soweit möglich, als kleines Rollenspiel nachgespielt. Um die Identifikation mit seiner Rolle und den Wiedererkennungswert zu steigern, erhält die männliche Hauptperson *Jan* eine blaue Schildkappe und die weibliche Hauptperson *Julia* ein rotes Armband (vgl. auch S. 24). Generell sind die blau-grünen Farben auf den Illustrationen Jan zugeordnet, die rot-gelben Julia.

Der **Theorieteil** wird meist anhand eines Unterrichtsgesprächs, mithilfe von Anschauungsmaterial oder durch ein Rollenspiel erarbeitet. Gesprächsimpulse sind im Stundenverlauf notiert. Das Material befindet sich entweder im Downloadmaterial, wurde in einer der vorhergehenden Einheiten erstellt oder muss von der Lehrkraft mitgebracht werden (s. S. 25).

Im **Praxisteil** dürfen die Schüler eine praktische Übung oder Meditation durchführen, ein Arbeitsblatt bearbeiten, ein Modell oder eine Collage herstellen oder ein Spiel spielen. Der Praxisteil dient meist der Sicherung oder Verinnerlichung des neuen theoretischen Inhalts, der Körpererfahrung oder der Sozialentwicklung. Die Spiele sollen das Gruppengefüge stärken.

Der **Ausklang** läuft ebenso ritualisiert ab wie der Einstieg. Zuerst wird das neu Gelernte nochmals wiederholt und eventuell offene Fragen werden besprochen. Dann geben alle Schüler nochmals ihre Stimmungslage wieder, singen ein Abschlusslied oder sprechen einen Abschlussvers, wie z. B.:

„Sexualerziehung ist vorbei,
bald geht's weiter –
ich bin dabei!"

und beschließen so die Stunde.

Zusammenfassung der Geschichte von Jan und Julia und Begründung der Themenauswahl

Rahmenhandlung der Unterrichtseinheiten

Die nachfolgende Ausarbeitung ist vor allem für Schüler im Alter zwischen 10 und 18 Jahren geeignet. Natürlich kommt es immer auf den jeweiligen Entwicklungsstand eines jeden Schülers und das Gros der Klasse an. Die Materialien sind daher für einen relativ flexiblen Einsatz konzipiert. Die Rahmengeschichte von Jan und Julia dient der Veranschaulichung und der Identifikation.

Die ausführliche Geschichte befindet sich auf den Lesetextarbeitsblättern zu den jeweiligen Stunden. Neben der Identifikation der Schüler mit den Charakteren der Geschichte gelingt hiermit der Einstieg auch in heikle Themenbereiche recht unproblematisch.
Intention ist, einen weitgehend durchschnittlichen Beziehungsverlauf aufzuzeigen, wie ihn wohl die meisten jugendlichen Paare erleben. In kurzen und leicht verständlichen Texten werden die unterschiedlichen Themenbereiche angesprochen. Ob Jan und Julia behindert sind, steht nicht im Vordergrund und wird nicht weiter behandelt.

Zusammenfassung der Geschichte von Jan und Julia

Jan und Julia sind zwei Jugendliche, die sich in der Schule kennenlernen und sich ineinander verlieben. Bei gemeinsamen Unternehmungen wie Kinobesuch, Eisessen und Baden, kommen sie sich langsam näher, halten Händchen, küssen sich, machen Petting, lernen Verhütungsmittel kennen und schlafen auch miteinander. Natürlich verläuft nicht immer alles in äußerster Harmonie, sondern auch Eifersucht und unterschiedliche Vorstellungen von Sexualität treten auf. Außerdem outet sich ein Freund von Jan und Julia als schwul, ein anderer trennt sich von seiner Freundin und die Schwester von Julia bekommt ein Kind.

Begründung der Themenauswahl

Der Umgang mit anderen, Möglichkeiten und Orte, an denen man sich treffen kann, Hygienemaßnamen, kleine Anerkennungsgeschenke, das Erkennen der eigenen und der Gefühle des anderen und die Akzeptanz der Sexualität sind Schwerpunkte der Unterrichtseinheiten. Die Schüler sollen erfahren, dass sie sich Zeit lassen dürfen beim gegenseitigen Kennenlernen, dass Küssen und Streicheln sehr schön sind und dass eine Beziehung, ohne miteinander zu schlafen, auch sehr erfüllend sein kann. Außerdem wurde versucht, wichtige Schritte der Entwicklung in normaler Atmosphäre aufzuzeigen und sowohl das „Wo" als auch das „Wie" zu besprechen.

Es gestaltet sich als schwierig, passendes und ansprechendes Filmmaterial zu finden. In vielen an Schulen zugelassenen Filmen wird nur über Formen der Sexualität geredet und es werden selten tatsächlich Möglichkeiten aufgezeigt. Da die sprachliche Vermittlung per Film vor allem für Schüler mit einer geistigen Behinderung schwierig ist, wurde nur wenig schulspezifisches Filmmaterial verwendet und teilweise auf Spielfilme verwiesen. Hinweise finden sich bei den jeweiligen Unterrichtseinheiten.

Überblick über die Unterrichtseinheiten

Die folgende Übersicht gibt einen Überblick über den Inhalt und die Medien der jeweiligen Einheit. Fast alle Einheiten haben mehrere optionale Vorschläge zur Durchführung. Die Lehrkraft muss daher das benötigte Zeitmaß selbst einschätzen.

Die großen Tafelfiguren, d.h. große Abbildungen von Jan und Julia, können jede Stunde an die Tafel gehängt werden, dazwischen die Bilder der schon besprochenen Unterrichtseinheiten und das der neuen Unterrichtseinheit. Dies bietet eine weitere Orientierungsmöglichkeit für die Schüler.

Zu jedem Thema der 20 Unterrichtseinheiten gibt es eine Tabelle mit einer Stundenverlaufsplanung sowie

- Ergänzungen zum Unterrichtsablauf (Beschreibung der Spiele etc.)
- Anmerkungen zur Unterrichtseinheit (z. B. allgemeine Begründungen und Hinweise)
- Literaturhinweise, Bezugsquellen für weitere Medien.

Unter der Spalte *Medien* in der folgenden Übersicht werden nur die Medien der jeweiligen Einheit aufgelistet, die nicht schon in den vorhergehenden Unterrichtseinheiten ausgearbeitet wurden und die daher noch erstellt oder mitgebracht werden müssen. Zusätzlich zu den tabellarisch aufgelisteten Medien wird Folgendes benötigt:

- Für das Rollenspiel werden Requisiten, wie z. B. ein Armband oder ein rotes T-Shirt für die Rolle von Julia und eine Schildkappe oder ein blaues T-Shirt für die Rolle von Jan, benötigt.
- Arbeitsmaterialien wie Stifte, Papier, Kleber und Scheren werden an dieser Stelle nicht gesondert erwähnt.
  Das gilt ebenso für technische Hilfsmittel wie Overheadprojektor, Beamer, CD-Player, Computer und Fernseher.

Der Anhang (Kapitel 20, siehe Seite 116) enthält zum einen Bildmaterial, welches in den Unterrichtseinheiten immer wieder benötigt wird bzw. zur Veranschaulichung immer griffbereit sein sollte, wenn Fragen der Schüler auftauchen. Zum anderen enthält dieser Anhang den Verlaufsplan für eine Unterrichtsstunde zum Thema „Menstruation". Je nach Lernvoraussetzungen und Interesse der Schüler kann diese Unterrichtsstunde gegebenenfalls in andere Unterrichtseinheiten integriert werden.

Unterrichts-einheit	Inhalt der Einheit	Medien
1 1. Thema 2. Thema	**Jan und Julia lernen sich kennen** Äußere Unterschiede von Mann und Frau Identifikation mit der eigenen Rolle	KV 1.1–1.10 Requisiten Jan und Julia, Stimmenaufnahme auf CD, Fotos von Männern und Frauen, Kataloge, Kleiderprospekte, Lied „Männer“ von H. Grönemeyer
2 1. Thema 2. Thema 3. Thema	**Jan und Julia denken aneinander** Flirten Geschlechtsmerkmale von Mann und Frau Pubertät – Körperliche Veränderungen von Mann und Frau	KV 2.1–2.14, KV 20.1, 20.5, 20.7, 20.9 ruhige Musik, Tennisball, Kamera, Zeitschriften, Kinder- und Jugendfotos der Schüler, Plakat
3 1. Thema 2. Thema 3. Thema 4. Thema	**Jan und Julia gehen ins Kino** Orte, an denen man sich verabreden kann Hygienemaßnahmen Intimpflege und Monatshygiene (Jungen und Mädchen getrennt) Sich schön machen	KV 3.1–3.14, 20.1, 20.5, 20.7 Hygieneartikel, Waschschüssel, Seife, Waschlappen, Handtücher, Gummihandschuhe, Penismodell, Scheidenmodell, Unterhose, Monatshygieneartikel (Hygienebeutel, Binde, Slip, Tampons), Menstruationskalender, Nagelfeile, -schere, -zange, Nagellack, Shampoo, Haargel, Gesichtsmaske, Rasierer, Parfüm, Schminksachen, Kamera
4 Thema	**Jan und Julia halten Händchen** Händchen halten als Geste der Liebe	KV 4.1–4.2 ruhige Musik, Creme, Tennisball, Igel-/Massageball, Stein, Plakat, Bildmaterial aus Zeitschriften/Prospekten zum Thema Liebe, Öl, Meersalz, (Papier-)Handtücher
5 Thema	**Julia hat keine Zeit für Jan** Gefühle (Eifersucht)	KV 5.1–5.7 evtl. Bilderbücher, Musikbeispiele oder Kunstwerke, Wasserfarben, Spiegel, Augenbinde, Schokoriegel
6 Thema	**Jan und Julia küssen sich** Wen küsse ich gerne?	KV 6.1–6.3 Marshmallows, Eiswürfel, Tasse Tee, Zwieback, Lippenstift, Papier oder Strohhalm, Lied „Rote Lippen soll man küssen“
7 1. Thema 2. Thema	**Jan und Julia sind zärtlich zueinander** Mein Traumpartner Sagen und zeigen, dass ich den anderen mag	KV 7.1–7.5, 6.2 Kontaktanzeigen aus Zeitung/Internet/Zeitschriften, Papierstreifen, Augenbinden, (Schaumstoff-) Würfel, Buch: „Gefühle sind wie Farben“ (vgl. Seite 62), Decke
8 Thema	**Ich mag das nicht!** Wünsche äußern und Wünsche anderer respektieren	KV 8.1–8.4 Trillerpfeife, Geschichte „Jenny sagt nein“ (vgl. Seite 66 f.)
9 1. Thema 2. Thema 3. Thema	**Jan befriedigt sich selbst** Geschlechtsmerkmale des Mannes Selbstbefriedigung Körperwahrnehmung und Körperumriss	KV 9.1–9.7, 20.5, 20.6 Knetmasse, Decken, Torso, Penismodell, Tasche, Musik, Massagebälle, Papier- oder Tapetenrolle

Unterrichts-einheit	Inhalt der Einheit	Medien
10 1. Thema 2. Thema 3. Thema	**Julia befriedigt sich selbst** Geschlechtsmerkmale der Frau Selbstbefriedigung Körperwahrnehmung und Körperumriss	KV 10.1–10.7, 20.7–20.10 Knetmasse, Decken, Torso, Scheidenmodell, Tasche, Musik, Massagebälle
11 1. Thema 2. Thema	**Jan und Julia machen Petting** Erogene Zonen – schöne Gefühle Einen Liebesbrief schreiben	KV 11.1–11.5 Meeresrauschen/Oceandrum, Wäscheklammern, ruhige Musik, Tuch, Feder, Bürste, Pinsel etc., Meeresfoto, Postkarten
12 Thema	**Jan lernt, mit einem Kondom umzugehen** Das Kondom, ein Verhütungsmittel für den Mann	KV 12.1–12.7 unterschiedliche Kondompackungen und Kondome, Holzpenis/Bananen, Folien von der dfs bestellen
13 1. Thema 2. Thema	**Julia geht zur Frauenärztin** Die Pille, ein Verhütungsmittel für die Frau Besuch beim Frauenarzt	KV 13.1–13.2 Pillenpackungen, Pillenplacebo-packung z. B. aus TicTac- oder Traubenzucker-Dosen, Bilder von Frauenarztstühlen, Gelbe Seiten/Telefonbuch/Internet
14 Thema	**Jan und Julia schlafen miteinander** Geschlechtsverkehr	KV 14.1–14.7, 20.1, 20.11 vier Puzzle (auf verschiedenfarbiges Papier kopiert und ausgeschnitten), Knetmassemodelle, Kondome, Torso, Beispielgeschichte (vgl. S. 93)
15 1. Thema 2. Thema 3. Thema	**Anita ist schwanger** Befruchtung Schwangerschaft und Geburt Kinderwunsch	KV 15.1–15.12, 20.5, 20.7, 20.11 2 Reifen, Filmmaterial, Luftballons, Gegenstände(Nadeln, Gummibärchen, Ei, Birne, Weintraubenbündel, Blumenkohl, Fußball, Wassermelone, Kürbis), Waage, Ultraschallbilder, Skelett, Babypuppe, Flipchart, Klebepunkte, (schwangere) Mutter einladen, Puppe, Windeln, Kleidung, Flasche, CD mit Babygeschrei
16 Thema	**Jan und Julia unterhalten sich über Aids** Sexuell übertragbare Krankheiten	KV 16.1–16.4, 20.1
17 Thema	**Peter ist schwul** Sexuelle Orientierung	KV 17.1–17.4 Bildmaterial zum Thema Hetero- und Homosexualität, Filmmaterial
18 Thema	**Stefan macht Schluss** Streit, Versöhnung, Trennung, Scheidung	KV 18.1–18.3 Lied „Verdammt ich lieb dich“ von M. Reim
19 Thema	**Jan und Julia verabschieden sich** Zukunftspläne und Zukunftsträume	KV 19.1–19.3 ruhige Musik, Prospekte, Zeitschriften
20 Anhang	– Körperliche Vorgänge bei der Menstruation – Verschiedene Bildvorlagen	KV 20.1–20.12

1. Unterrichtseinheit:

Jan und Julia lernen sich kennen

1

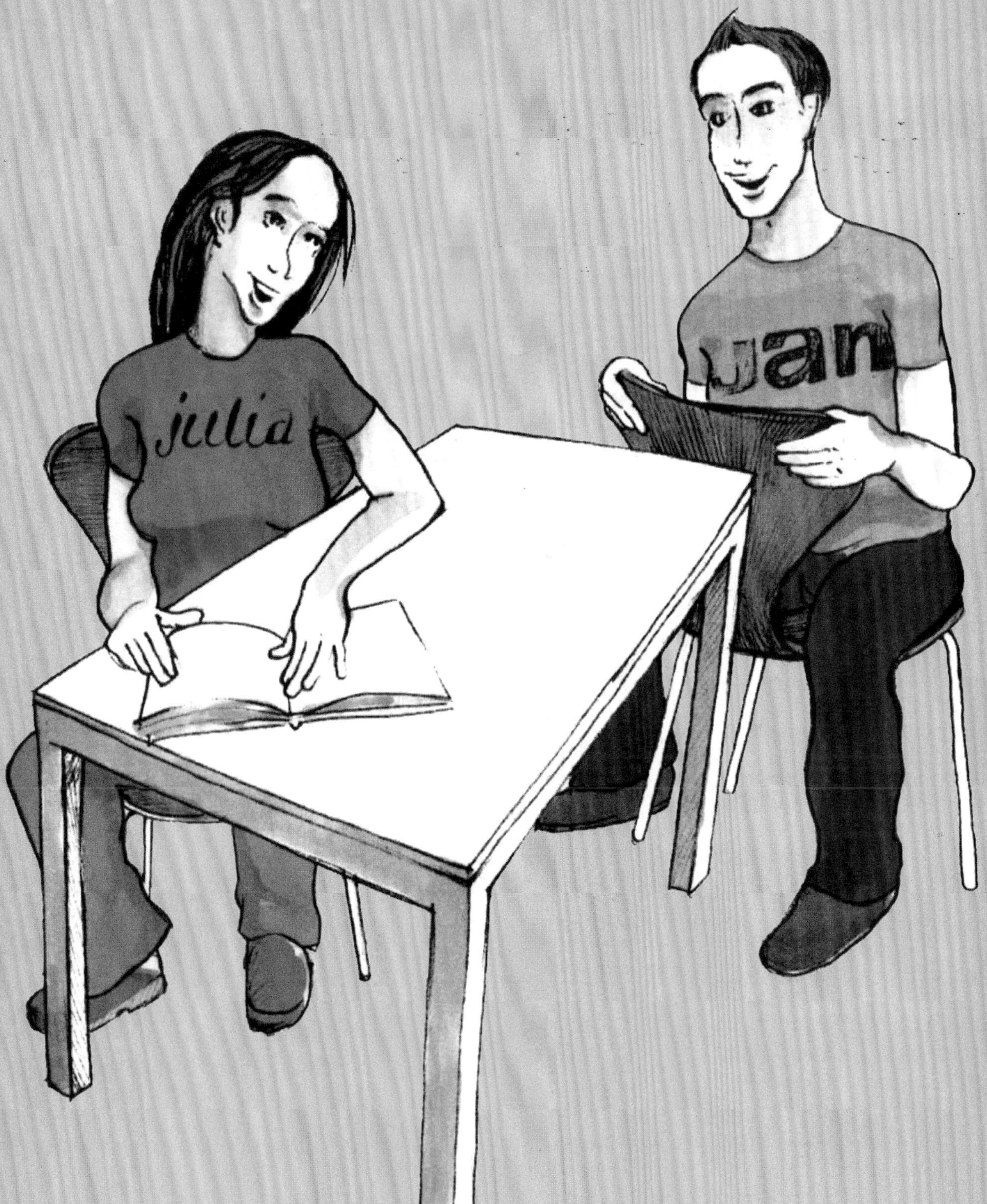

1. Thema: Äußere Unterschiede von Mann und Frau

2. Thema: Identifikation mit der eigenen Rolle

1

Übersicht über die Kopiervorlagen im Downloadmaterial:

1.1 Titelbild
1.2 Lesetext
1.3 Tafelbild: Jan
1.4 Tafelbild: Julia
1.5 Arbeitsblatt: Das ziehen Mann und Frau gerne an
1.6 Arbeitsblatt: Typisch Junge, typisch Mädchen?
1.7 Arbeitsblatt: Ich bin gerne ein Mädchen, weil …
1.8 Arbeitsblatt: Ich bin gerne ein Junge, weil …
1.9 Arbeitsblatt: So bin ich
1.10 Bildvorlage: Smileys

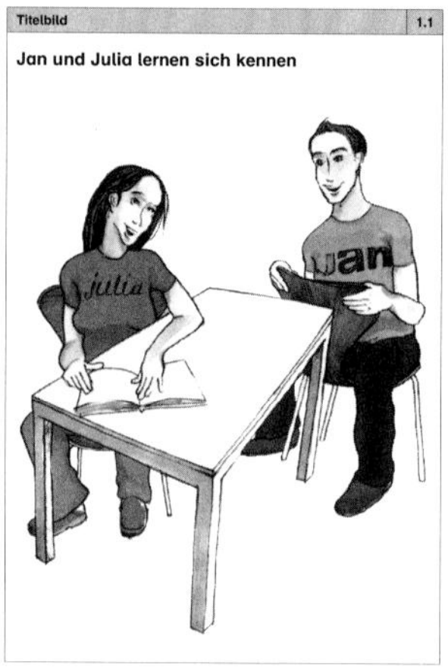
Titelbild 1.1
Jan und Julia lernen sich kennen

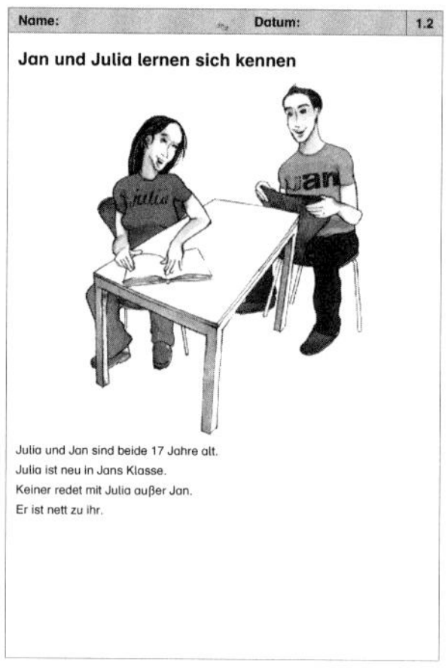
Name: Datum: 1.2
Jan und Julia lernen sich kennen
Julia und Jan sind beide 17 Jahre alt.
Julia ist neu in Jans Klasse.
Keiner redet mit Julia außer Jan.
Er ist nett zu ihr.

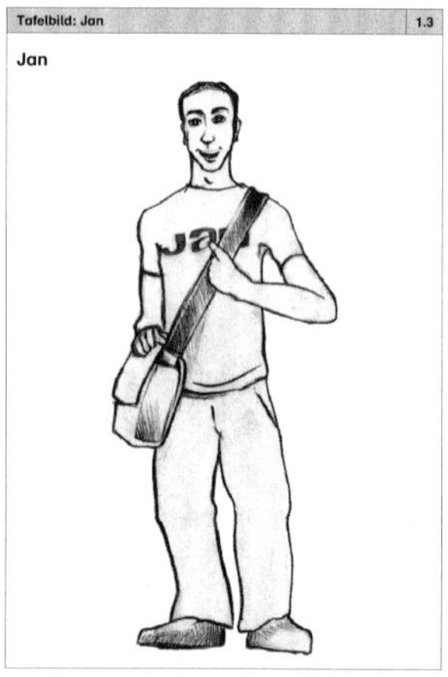
Tafelbild: Jan 1.3
Jan

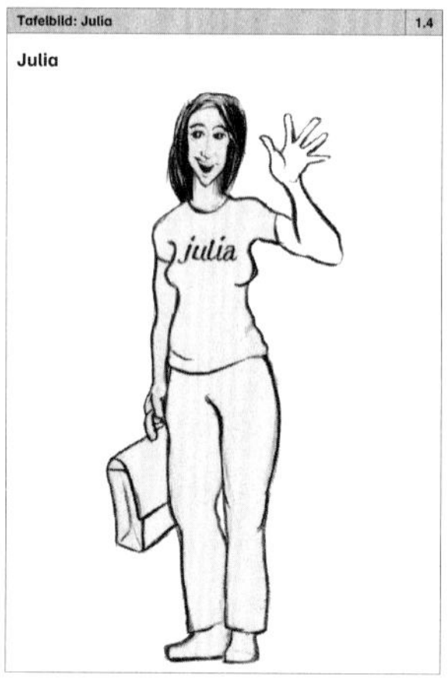
Tafelbild: Julia 1.4
Julia

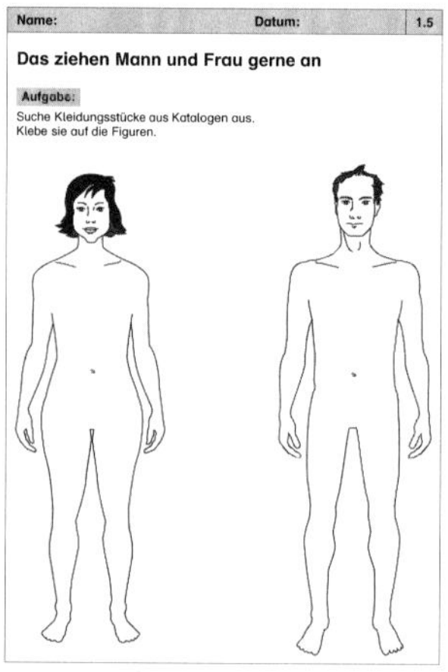
Name: Datum: 1.5
Das ziehen Mann und Frau gerne an
Aufgabe:
Suche Kleidungsstücke aus Katalogen aus.
Klebe sie auf die Figuren.

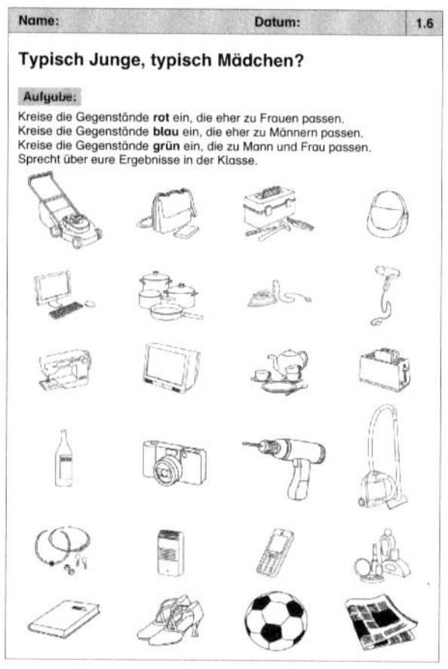
Name: Datum: 1.6
Typisch Junge, typisch Mädchen?
Aufgabe:
Kreise die Gegenstände **rot** ein, die eher zu Frauen passen.
Kreise die Gegenstände **blau** ein, die eher zu Männern passen.
Kreise die Gegenstände **grün** ein, die zu Mann und Frau passen.
Sprecht über eure Ergebnisse in der Klasse.

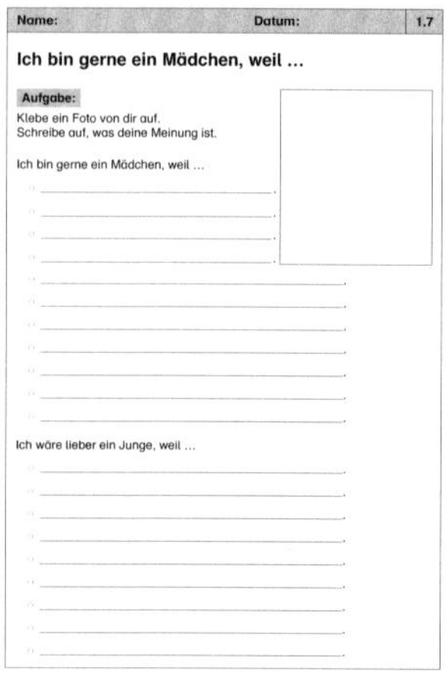
Name: Datum: 1.7
Ich bin gerne ein Mädchen, weil …
Aufgabe:
Klebe ein Foto von dir auf.
Schreibe auf, was deine Meinung ist.
Ich bin gerne ein Mädchen, weil …
Ich wäre lieber ein Junge, weil …

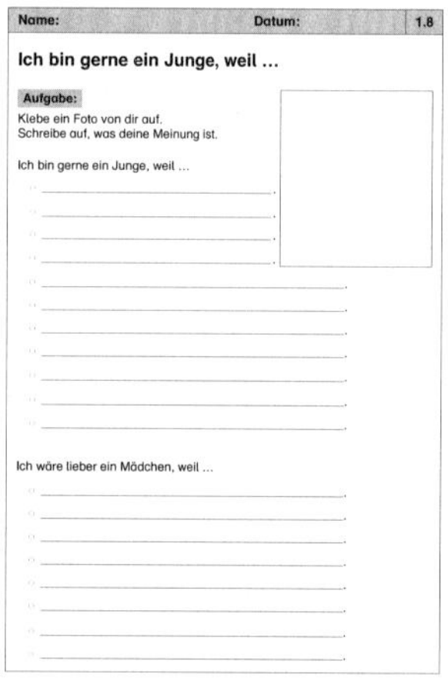
Name: Datum: 1.8
Ich bin gerne ein Junge, weil …
Aufgabe:
Klebe ein Foto von dir auf.
Schreibe auf, was deine Meinung ist.
Ich bin gerne ein Junge, weil …
Ich wäre lieber ein Mädchen, weil …

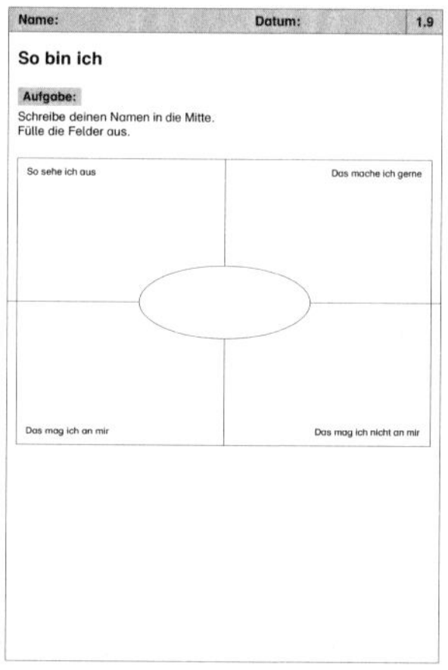
Name: Datum: 1.9
So bin ich
Aufgabe:
Schreibe deinen Namen in die Mitte.
Fülle die Felder aus.
So sehe ich aus
Das mache ich gerne
Das mag ich an mir
Das mag ich nicht an mir

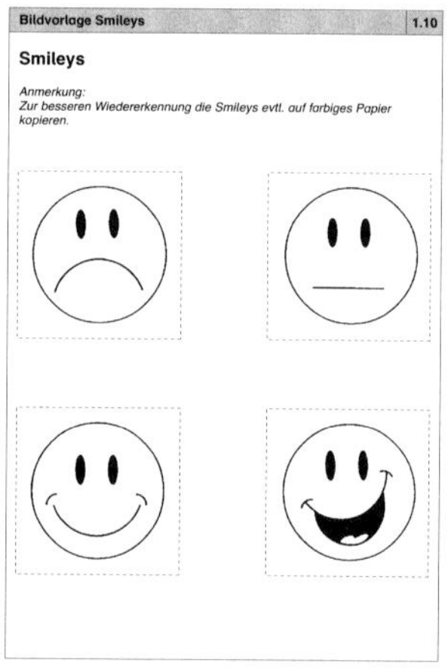
Bildvorlage Smileys 1.10
Smileys
Anmerkung:
Zur besseren Wiedererkennung die Smileys evtl. auf farbiges Papier kopieren.

1. Thema: Äußere Unterschiede von Mann und Frau

Benötigte Kopiervorlagen: 1.1–1.6

Phasen	Geplanter Unterrichtsverlauf	Medien
Einstieg	– Einstiegsritual einführen (siehe Seite 22). – Lehrkraft stellt Figur „Jan“ vor. – Lehrkraft stellt Figur „Julia“ vor. – Figuren an die Tafel hängen.	KV 1.1, 1.2 (vergrößert)
Text-begegnung	– Bildinterpretation – Lesen des Textes – Rollenspiel: Schüler spielen die Situation nach und entwickeln dabei eigene Ideen zu Gesprächsthemen von Jan und Julia.	KV 1.3, 1.4, Schildkappe, Armband
Theorieteil	– Gesprächsimpulse durch Lehrkraft: „Woher weißt du, dass die eine Figur ein Mädchen und die andere ein Junge ist?“ – Schüler sollen vor allem äußerliche Unterschiede von Mann und Frau benennen: Kleidung, Frisur, Stimme, Gesichtsform, Körperform (althergebrachte Rollenzuschreibungen relativieren).	männliche und weibliche Kleidungs-stücke
Praxisteil	– Unterscheidung von Mann und Frau anhand äußerer Unter-schiede – Hobbys/Interessen von Männern und Frauen – Schüler erarbeiten Arbeitsblätter 5 und 6	KV 1.5, 1.6, Kataloge, Klei-derprospekte
Spiel	– „Gemeinsam zählen“ (vgl. Überblick ab S. 119)	
Ausklang	– Ausklangritual einführen (siehe Seite 23).	

Anmerkungen zur Unterrichtseinheit

Anfangs sind die Schüler meist peinlich berührt, wenn es um Sexualerziehung geht, im Allgemeinen sind sie aber auch sehr interessiert und offen. Natürlich kommt es immer wieder zu Albernheiten, die aber ganz normal sind und zum Thema gehören.

Rollenspiele sind nicht allen Schülern geläufig, aber meist haben sie viel Freude daran. Zur besseren Identifikation mit der Rolle werden Requisiten empfohlen, wie hier die Schildkappe für Jan und das Armband für Julia.

Die Festlegung des Geschlechts anhand äußerer Merkmale ist nicht mehr so eindeutig, wie es wohl früher war, aber wir Menschen haben dennoch Strategien entwickelt, Mann und Frau auch im bekleideten Zustand voneinander zu unterscheiden, so auch die Schüler.

2. Thema: Identifikation mit der eigenen Rolle

Benötigte Kopiervorlagen: 1.6–1.10

Phasen	Geplanter Unterrichtsverlauf	Medien
Einstieg	– Einstiegsritual (siehe Seite 22)	
Praxisteil	– Ratespiel: Unterscheidung von Mann und Frau aufgrund von Stimmlage oder Gesichtsmerkmalen wie z. B. Augen, Mund, und weiteren Merkmalen wie z. B. Händen etc.	Stimmenaufnahmen auf CD, (Männer- und Frauen-)Fotos, die stückweise aufgedeckt werden, wie beim Spiel „Dalli-Klick"
Theorieteil	– Aufteilen der Schüler in Mädchen- und Jungengruppen – Schüler überlegen sich in ihren Gruppen, welche Eigenschaften Jungen und welche Mädchen typischerweise zugeschrieben werden; Beispiele: Jungen sind cool, stark, weinen nicht, wissen viel, lesen Zeitung, geben den Ton an, kennen keinen Schmerz, sind tapfer. Mädchen sind sanft, ausgeglichen, gutmütig, reden viel, kichern viel, lästern, sind schwach, üben und lernen viel.	
Praxisteil	– Evtl. szenisches Umsetzen der typisch männlichen und typisch weiblichen Eigenschaften. – Schüler erarbeiten Arbeitsblätter 7 bzw. 8 (KV 1.7 ist für Mädchen, KV 1.8 ist für Jungen).	KV 1.6–1.8
Gesprächs-impuls	– Schüler überlegen sich, ob sie immer die typisch weiblichen bzw. typisch männlichen Merkmale aufweisen. – Lehrkraft betont, dass auch Jungen weinen dürfen und auch Frauen stark sein dürfen usw.	
Praxisteil	– Schüler überlegen, was sie an sich mögen bzw. nicht mögen und was sie ausmacht. – Schüler bearbeiten die Postkarte auf dem Arbeitsblatt 1.9. **oder** – Lehrkraft liest „Rollen-Geschichte" (siehe unten) vor. Die Schüler überlegen sich, welche Rolle jede Person einnimmt und vergleichen mit ihrer häuslichen Situation und ihrem Rollenverständnis.	KV 1.9 Geschichte
Spiel	– „Eckenabfrage" (siehe Seite 31)	KV 1.10
Ausklang	– Ausklangritual (siehe Seite 23) – Lied anhören: „Männer" von Herbert Grönemeyer	 Lied

Ergänzungen zum Unterrichtsverlauf

Text zur „Rollen-Geschichte":

Anmerkung: Die Vornamen existieren nicht und zeigen kein Geschlecht an.
Runi kommt gerade vom Einkaufen nach Hause. Als Runi in die Küche kommt, möchte Suta gerne wissen, ob das Essen schon zubereitet ist. Suta hat den ganzen Tag gearbeitet und hat großen Hunger. Auch Liti kommt in die Küche und erzählt, dass das Auto fertig geputzt ist. Liti geht mit Miu zum Spielen nach draußen. Sie bauen gerade ein Baumhaus. Im Kinderzimmer sitzt Rau. Rau spielt gerne mit Puppen. Hinla kommt gerade vom Sport nach Hause und bereitet den Salat zu, während Tuti noch

das Geschirr vom Frühstück spült. Beim Abendessen sitzen alle am Tisch. Wer sitzt wohl am Tischende?

Erläuterung zum Spiel „Eckenabfrage“:
Vier Smileys werden in vier Ecken eines Raumes aufgehängt und ihre Bedeutung erklärt („stimmt ganz genau“, „stimmt ein bisschen“, „stimmt nicht“ und „stimmt ganz und gar nicht“). Es ist sinnvoll, die Smileys auf grünes, gelbes, orangenes und rotes Papier zu drucken. Den Schülern werden Aussagen wie die folgenden vorgelesen und sie sollen sich je nach ihrer persönlichen Meinung in einer Ecke platzieren.

Beispiele für Aussagen:
- Kleine Mädchen sollen nicht mit Autos spielen.
- Kleine Jungen sollen nicht mit Puppen spielen.
- Frauen sollen kochen.
- Männer sollen arbeiten, um die Familie zu versorgen.
- Auch Frauen sollen arbeiten dürfen.
- Mädchen sollen immer das machen, was die Jungen von ihnen wollen.
- Männer sollen den Frauen die Tür aufhalten.
- Mädchen im Alter von 13 Jahren sind erwachsener als gleichaltrige Jungen.
- Jungen dürfen nicht weinen.
- Frauen und Männer sollen sich die Hausarbeit teilen.
- Mädchen sollen nicht Fußball spielen.

Differenzierung:
Schüler, die nicht schreiben können oder Schwierigkeiten haben, ihre Gedanken in Worte zu fassen, bekommen Unterstützung durch die Formulierungen auf dem Arbeitsblatt 1.7 bzw. 1.8, auch wenn die Aussagen teilweise sehr pauschal sind. Schüler, die gut schreiben können, sollen ihre persönliche Ansicht eigenständig auf der Postkarte formulieren.

Anmerkungen zur Unterrichtseinheit

Zum einen sollen die Schüler erfahren, dass es nach wie vor geschlechtsspezifische Rollenzuschreibungen gibt und auch jeder Mensch einige solcher typischen Verhaltensweisen besitzt. Zum anderen sollen die Schüler aber auch erfahren, dass sie nicht alle Rollenzuschreibungen akzeptieren und annehmen müssen.

2. Unterrichtseinheit:

Jan und Julia denken aneinander

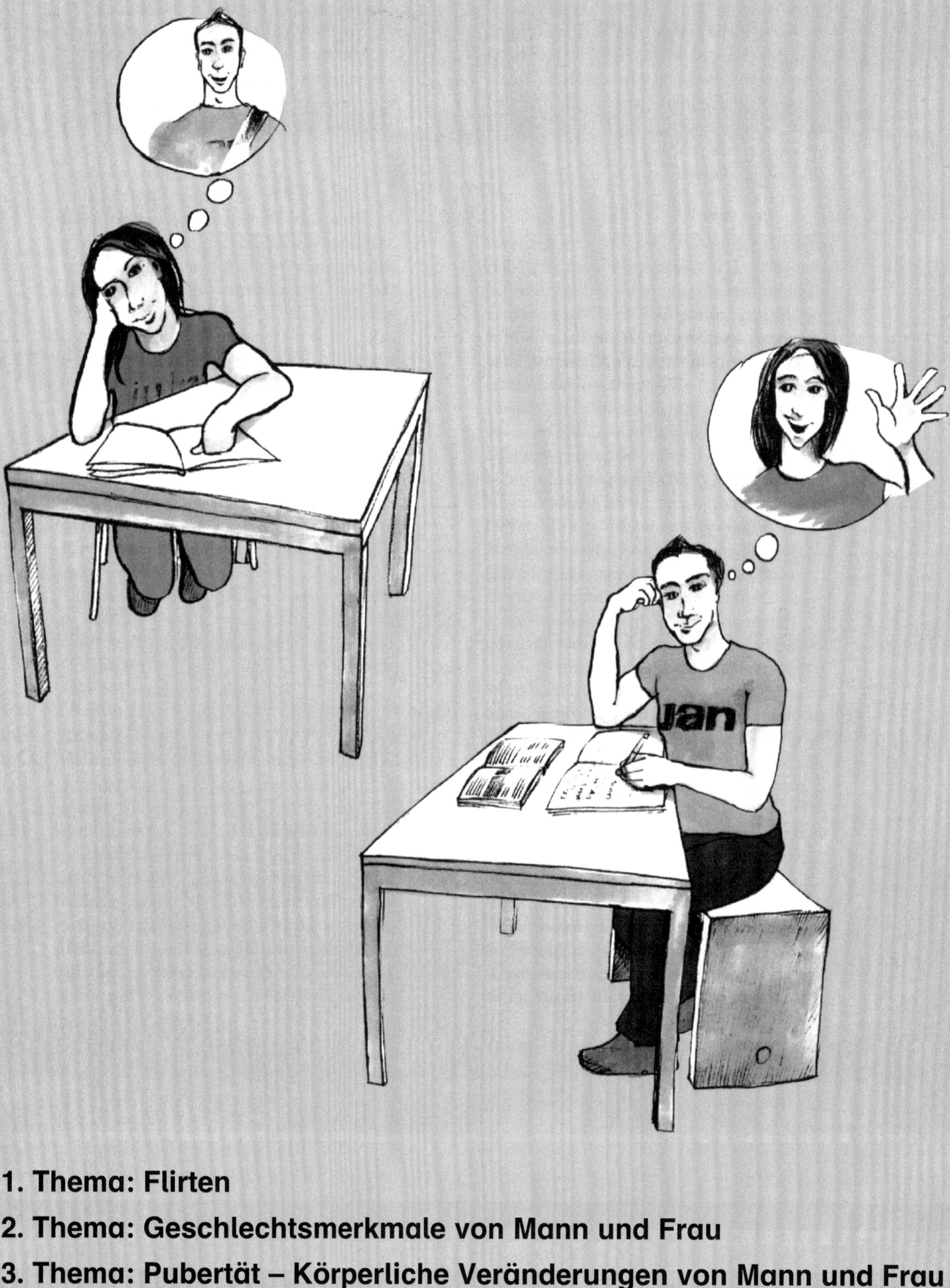

1. **Thema: Flirten**
2. **Thema: Geschlechtsmerkmale von Mann und Frau**
3. **Thema: Pubertät – Körperliche Veränderungen von Mann und Frau**

Übersicht über die Kopiervorlagen im Downloadmaterial:

2.1 Titelbild
2.2 Lesetext
2.3 Arbeitsblatt: Wenn ich verliebt bin
2.4 Arbeitsblatt: Tipps zur Anmache – für Mädchen
2.5 Bildvorlage: Verschiedene Typen
2.6 Bildvorlage: Frau und Mann – angezogen
2.7 Bildvorlage: Frau und Mann – nackt
2.8 Arbeitsblatt: Frau und Mann – äußere Geschlechtsmerkmale
2.9 Arbeitsblatt: Frau und Mann – äußere Geschlechtsmerkmale (Bilder)
2.10 Arbeitsblatt: Vom Mädchen zur Frau
2.11 Arbeitsblatt: Vom Mädchen zur Frau (Bilder)
2.12 Arbeitsblatt: Vom Jungen zum Mann
2.13 Arbeitsblatt: Vom Jungen zum Mann (Bilder)
2.14 Bildvorlage: Quartettspiel

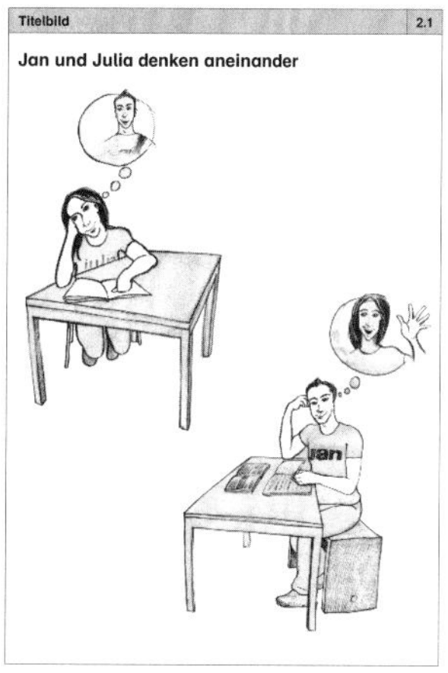

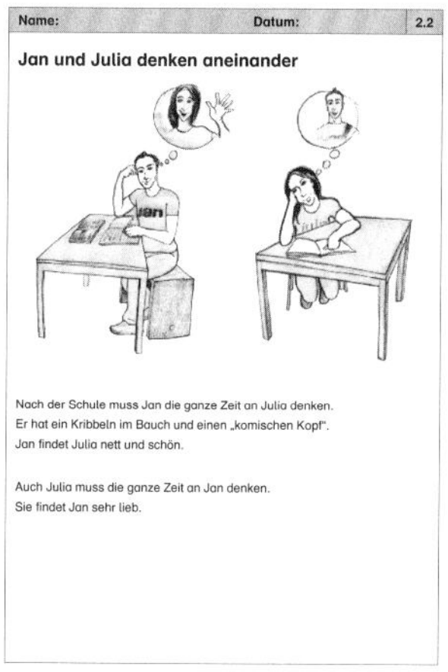

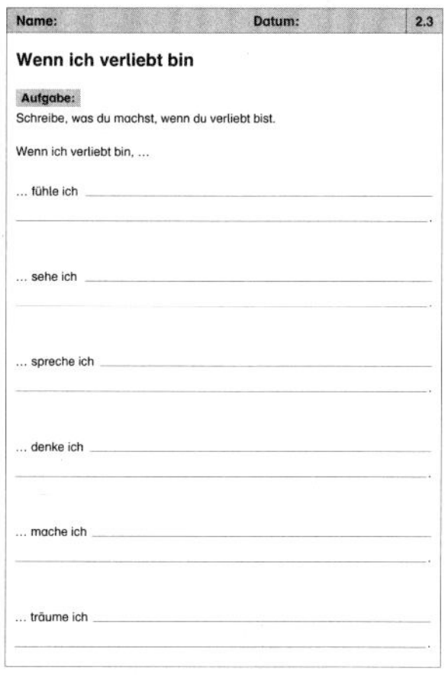

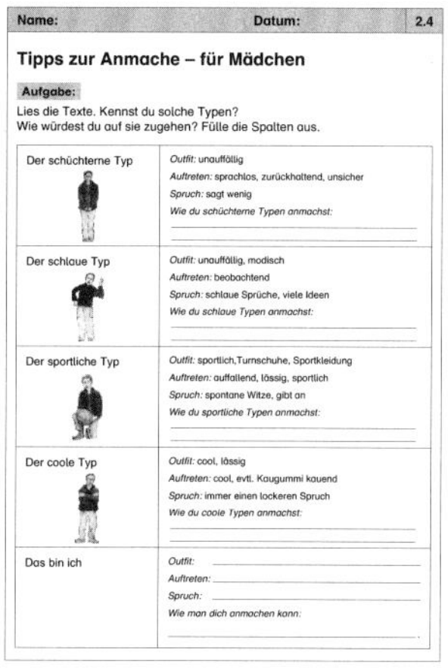

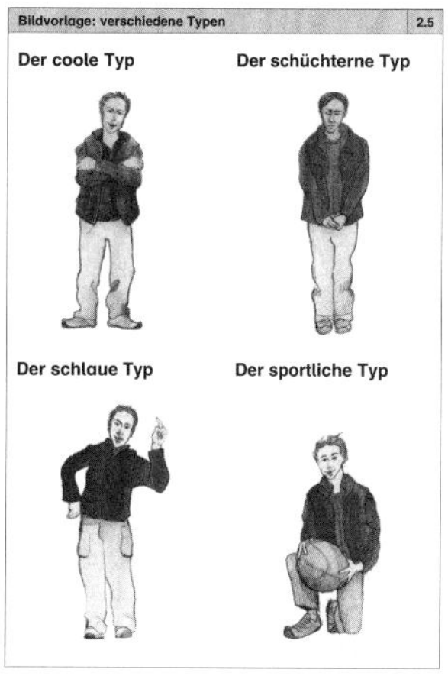

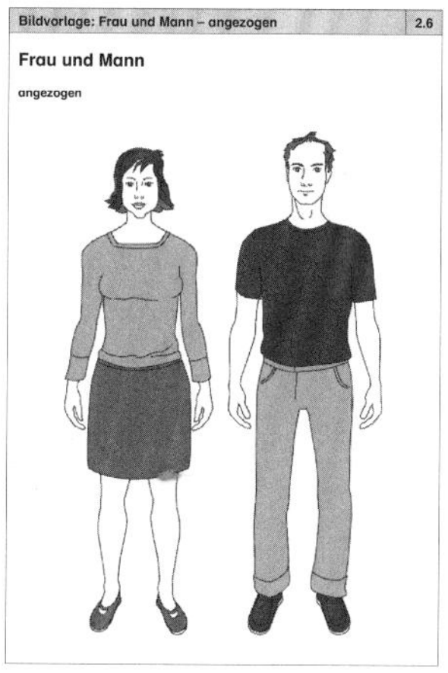

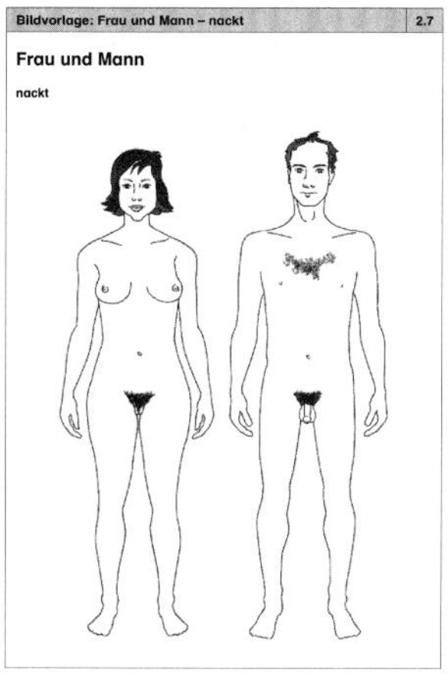

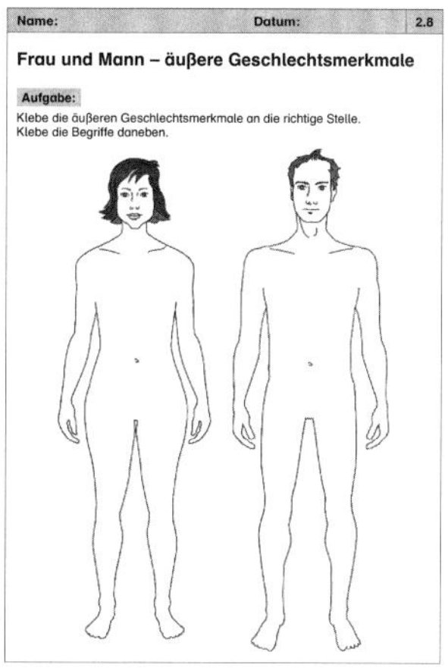

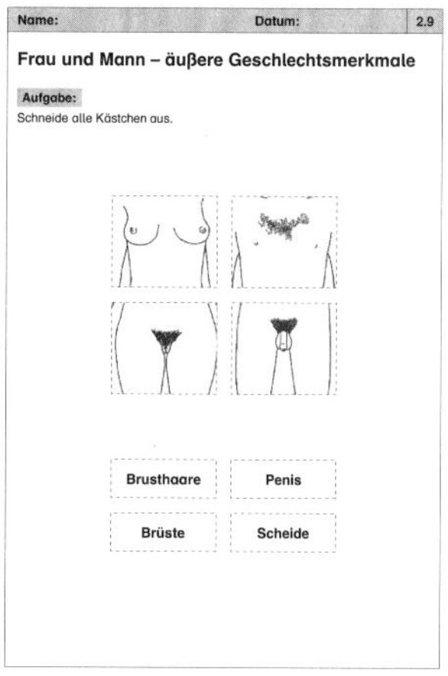

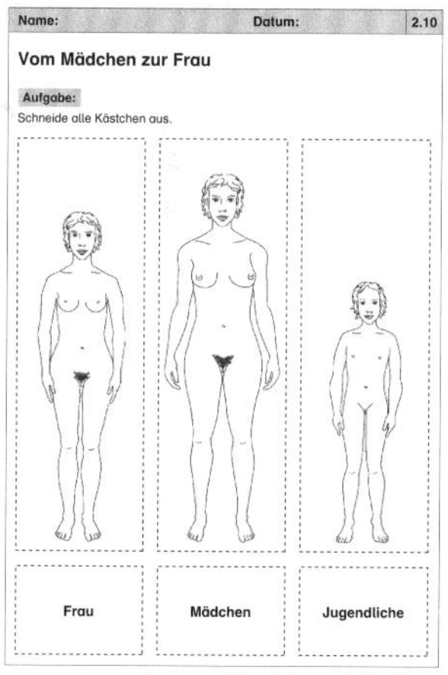

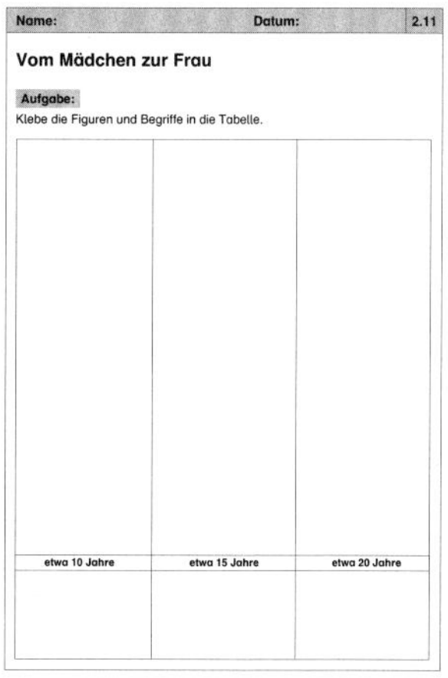

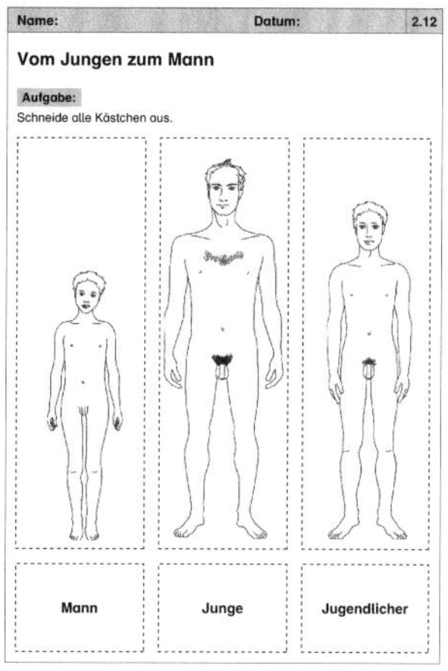

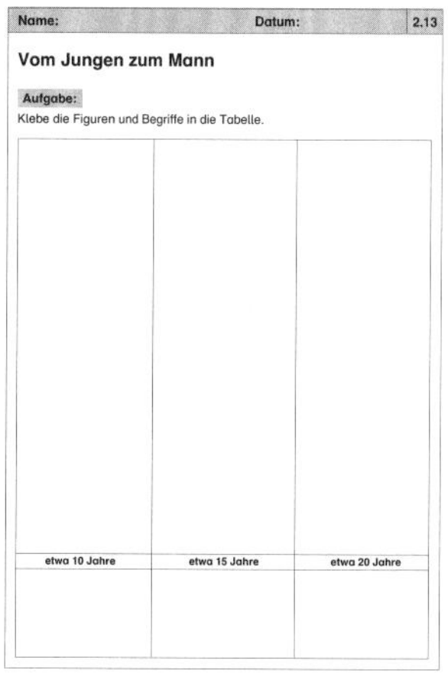

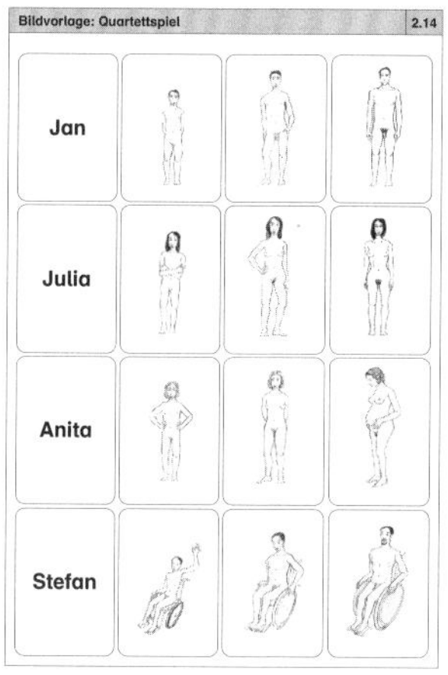

1. Thema: Flirten

Benötigte Kopiervorlagen: 2.1–2.5

Phasen	Geplanter Unterrichtsverlauf	Medien
Einstieg	– Einstiegsritual (siehe Seite 22) – „Meditation zum Verliebtsein“ (siehe unten)	ruhige Musik, evtl. Kissen
Text-begegnung	– Bildinterpretation – Lesen des Textes – Rollenspiel	KV 2.1, 2.2, Schildkappe, Armband
Theorieteil	– Nachbesprechung der Körpersprache von Verliebten.	KV 2.3
Praxisteil 1	– Schüler schreiben eigene Ideen zum Verliebtsein auf. **oder** – Schüler malen Bilder zu den Metaphern (siehe Seite 35). Gemeinsames Erraten der Bildmetaphern. **oder** – Schüler erzählen von eigenen Erfahrungen.	
Praxisteil 2	– Flirtübungen in Partnerarbeit, wie Blinzeln, Zwinkern, Lächeln, Kussmund formen, einige Worte formulieren, etc. Jeweils ein Schüler überlegt sich einen Flirt und versucht diesen an einem Mitschüler. Der spiegelt, wie er sich gefühlt hat. Auch als Rollenspiel mit festen Vorgaben möglich. **oder** – Schüler überlegen sich Tipps zur Anmache von schüchternen, schlauen, sportlichen und coolen Typen oder demjenigen, den sie toll finden. Hilfestellung durch Bilder unterschiedlicher Typen.	KV 2.4, 2.5 (letzteres vergrößert)
Spiel	– „Blinzeln“ (siehe Seite 35) **oder** – „Herzblatt“ (siehe Seite 35) **oder** – „Hey Babe“ (siehe Seite 35)	
Ausklang	– Ausklangritual (siehe Seite 23)	

Ergänzungen zum Unterrichtsverlauf

Text für die „Meditation“:
„Verliebtsein ist wunderschön. Du fühlst dich rundum wohl und zufrieden in deiner Haut. Nichts und niemand kann dir etwas anhaben, vor allem so lange du in der Nähe deiner Angebeteten oder deines Angebeteten bist. Alles andere um dich herum wird unwichtig. Du hast nur noch Augen und Ohren für sie oder ihn. Vielleicht merkst du es erst gar nicht selbst, dass du dich verliebt hast, aber die anderen um dich herum bestimmt. Ständig redest du von ihm oder ihr. Du versuchst, in seiner oder ihrer Nähe zu sein, und beobachtest ihn oder sie sooft es irgendwie geht.
Ein eindeutiges Zeichen dafür, dass du verliebt bist, ist das Herzklopfen, ja das Herzrasen, sobald du an das bestimmte Mädchen oder den bestimmten Jungen denkst. Wenn er oder sie dann kommt, bist du ganz verwirrt und möchtest unbedingt mit ihr oder ihm sprechen, bekommst aber keinen sinnvollen Satz heraus. Deine Hände werden schweißnass und in deinem Bauch fliegen Schmetterlinge. Dir wird heiß und kalt gleichzeitig, selbst nachts, wenn du von ihr oder ihm träumst.“

Beispiele für Metaphern zum Verliebtsein:
Liebe ist …
… wie Schmetterlinge im Kopf.
… wie ein Kribbeln im Bauch.
… wie Krabbeln in einem Ameisenhaufen.
… wie ein Spaziergang im Schlaraffenland.
… wie ein Blick durch eine rosarote Brille.
… wie eine Krankheit, für die es keine Medizin gibt.
… wie das Gefühl, dass man die ganze Welt umarmen könnte.
… wie Flugzeuge im Bauch.
… wie ein komisches Gefühl im Kopf.
… wie auf rosa Wolken schweben.
… wie ein brennender Eiswürfel.
… wie Sonnenschein in der Nacht.

Erläuterung zum Spiel „Blinzeln":
Schüler stehen im Kreis paarweise hintereinander. Die hinteren Schüler haben die Hände auf ihrem Rücken verschränkt. Ein Schüler ist allein. Er versucht, jeweils einen Vordermann anzublinzeln. Dieser muss dann so schnell wie möglich zu dem freistehenden Schüler. Der Hintermann versucht jedoch, ihn aufzuhalten, indem er ihn schnell festhält. Wenn ihm das nicht gelingt, ist er der neue freistehende Schüler, der per Blinzeln einen Partner sucht.

Erläuterung zum Spiel „Herzblatt":
In Anlehnung an die Fernsehshow darf sich ein Schüler ausgehend von Fragen an drei Mitschüler, die hinter einer Wand versteckt sind (oder Tafelflügel) und die ihm antworten, einen Partner aussuchen. Der einzelne Schüler muss sich genau überlegen, was ihm wichtig ist und welches Verhalten er sich von seinem Partner wünscht. Sinnvoll wäre es, wenn die Schüler nicht direkt antworten, sondern die Antwort einem Sprecher ins Ohr flüstern und dieser sie vorträgt.
Kommentar: Die Umsetzung von „Herzblatt" ist eher für sehr handlungsfähige Schüler zu empfehlen, da sie recht selbstständig agieren sollten.

Erläuterung zum Spiel „Hey Babe"
Alle Schüler stehen im Kreis, ein Schüler steht in der Mitte. Der Schüler in der Mitte versucht mithilfe von Sprache und Mimik, einen oder mehrere Schüler im Kreis anzumachen. Er beginnt seine Sätze dabei immer mit „Hey Babe". Die Schüler im Kreis versuchen ernst zu bleiben. Fängt ein Schüler trotzdem an zu lachen, wechselt er mit dem Schüler in der Mitte den Platz.

Anmerkungen zur Unterrichtseinheit

Teilweise sind die Schüler sehr kreativ, wenn sie selbst noch Metaphern erfinden sollen oder die vorgegebenen verbildlichen dürfen. Im Allgemeinen ist es aber schwierig, Verliebtsein und Liebe in Worte zu fassen. Teilweise kann durch Filmmaterial die Liebe gut verdeutlicht und besprochen werden, was sie für jeden einzelnen aber bedeutet, bleibt wohl offen.

Wenn viel Zeit für die Sequenz vorhanden ist, können sich die Schüler eine Foto-Love-Story überlegen und in Wort und Bild umsetzen.

2

2. Thema: Geschlechtsmerkmale von Mann und Frau

Benötigte Kopiervorlagen: 2.6–2.9, 20.1, 20.5, 20.7, 20.9

Phasen	Geplanter Unterrichtsverlauf	Medien
Einstieg	– Einstiegsritual (siehe Seite 22)	
Theorieteil	– Schemazeichnungen von Mann und Frau einmal angezogen und einmal nackt hängen an der Tafel. Schüler sollen sämtliche Körperteile, auch die Geschlechtsteile, benennen. Sie sollen alle Begriffe, die ihnen einfallen, aufzählen oder eine Ideensammlung anlegen, z. B. *für den Penis*: Glied, Schniepel, kleiner Mann, Schwanz, Pimmel, Pillemann, Piephahn; *für die Scheide*: Fotze, Pussi, Vagina, Muschi, Möse; *für die Brüste*: Busen, Titten, Euter, Vorbau; *für den Hodensack*: Eier, Glocken. – Einigung auf die Begrifflichkeiten Busen/Brüste, Scheide, Brusthaare, Penis, Hodensack. Diese Wörter werden auf Karten geschrieben und zu den Schemazeichnungen von Busen, Penis und Scheide an die Tafel gehängt. Evtl. die übrigen Wörter auch auf Karten schreiben und in den Papierkorb werfen.	KV 2.6, 2.7 KV 20.1 KV 20.5, 20.7, 20.9
Sicherung	– Schüler bearbeiten die Arbeitsblätter 2.8 und 2.9	KV 2.8, 2.9
Praxisteil	– Partnerübung: Körperumriss des Partners erkunden, indem man um ihn herumläuft, ihn mit Hand oder Tennisball nachfährt o.Ä. **oder** – Posieren und Fotografieren einer Pose, evtl. Anregungen aus Zeitschriften und Werbung.	ruhige Musik, Tennisball, Kamera, Zeitschriften
Spiel	– „Versteinerung“ (siehe unten)	
Ausklang	– Ausklangritual (siehe Seite 23)	

Ergänzungen zum Unterrichtsverlauf

Erläuterung zum Spiel „Versteinerung“:
In Partner- oder Kleingruppenarbeit sollen die Schüler sich gegenseitig in einen Szenenausschnitt setzen (z. B. einer betet den anderen an, zwei streiten miteinander, ein Liebespaar, ...) und diese Position beibehalten, sodass lebende Statuenbilder entstehen. Auch körperlich behinderte Menschen können bei entsprechender Themenstellung bei der „Versteinerung“ mitmachen.

Erinnerungshilfe geben:
Die Schüler sollen in der nächsten Stunde ein Baby-, Kinder- und Jugendfoto mitbringen.

Anmerkungen zur Unterrichtseinheit

Es hat sich bewährt, den Schülern nur ein Wort für das jeweilige Geschlechtsteil anzubieten, da dann die Vulgärsprache gar nicht erst in den Vordergrund rückt und besonders schwächere Schüler nicht einer Begriffskonfusion ausgesetzt werden.
Bei handlungsfähigen Schülern können die Wörter für die Geschlechtsmerkmale in die drei Kategorien „Vulgärsprache“, „Fachsprache“ und „Liebessprache“ aufgeteilt und auf einem Plakat fixiert werden.
Die Lehrkraft sollte anfangs nicht werten, sondern die Schüler gewähren lassen und am Ende deutlich die erwünschten Begriffe herausstellen.

3. Thema: Pubertät – Körperliche Veränderungen von Mann und Frau

Benötigte Kopiervorlagen: 2.10–2.14

Phasen	Geplanter Unterrichtsverlauf	Medien
Einstieg	– Einstiegsritual (siehe Seite 22)	
Theorieteil und Gespräch	– Lehrkraft legt Kinderfotos der Schüler auf den Boden. – Schüler betrachten mitgebrachte Fotos und überlegen sich die wesentlichen Merkmale der Entwicklung vom Kind zum Erwachsenen. – Lehrkraft greift im Gespräch Pubertätsproblematiken auf. Beispiele: Größe, Figur, Behaarung, Gesichtszüge, Interessen, seelische Veränderungen, Pickel, Schwarz-Weiß-Denken, Interesse am anderen Geschlecht, Stimmungsschwankungen, evtl. Samenerguss und Regelblutung (siehe Seite 37/38).	Kinderfotos
Praxisteil	– Schüler fertigen eine Collage aus den Kinderfotos und Jugendfotos an und ergänzen sie mit den besprochenen Veränderungen, die in der Pubertät auftreten.	Jugendfotos, Plakate
Sicherung	– Schüler bearbeiten die Arbeitsblätter 2.10–2.13, ergänzen evtl. Begriffe zu den Veränderungen.	KV 2.10–2.13
Spiel	– „Quartett“ (siehe unten)	KV 2.14
Ausklang	– Film (siehe unten) – Ausklangritual (siehe Seite 23)	

Ergänzungen zum Unterrichtsverlauf

Erläuterung zum Spiel „Quartett“:
Alle 12 Karten werden an 3–4 Schüler ausgeteilt. Die Schüler ziehen jeweils eine Karte vom Vordermann und müssen dann wieder eine Karte vom nachfolgenden Spieler aus ihrem Handstapel ziehen lassen. Ziel ist es, die Reihe der gleichen Mädchen oder Jungen zu vervollständigen.

Anmerkungen zur Unterrichtseinheit

Oftmals haben jugendliche Schüler sich schon Gedanken zu ihren körperlichen und psychosexuellen Veränderungen gemacht und können diese auch artikulieren. Eventuell muss die Lehrkraft „aus dem eigenen Nähkästchen“ plaudern, um den Schülern somit den Anreiz zu bieten, selbst von sich zu erzählen.

Die psychosexuelle Entwicklung in der Pubertät kann mit typischen Stimmungsschwankungen, Schwankungen zwischen aktivem und passivem Verhalten, Überheblichkeit und egozentrischem Widerstand gegen Autoritäten, intensiver Beschäftigung mit dem eigenen Körper sowie Ablehnung der Werte und Gedanken der Erwachsenen beschrieben werden. Da diese Charakteristika auch für Jugendliche mit Behinderung gelten, ist es wichtig, sich mit den Veränderungen in dieser Entwicklungsphase auseinanderzusetzen. Vielen Jugendlichen reicht es, wenn sie erzählen dürfen, wie sie sich fühlen, und erfahren, dass es vielen anderen Jugendlichen auch so geht. Auch ein Gesprächskreis zwischen behinderten und nichtbehinderten Jugendlichen wäre denkbar, wobei eine bestehende Kooperation mit einer Regelschulklasse wünschenswert wäre.

Im Folgenden werden einige körperliche Veränderungen aufgelistet, auf die in dieser Sequenz eingegangen werden kann:

1. *Veränderungen bei Mädchen und Jungen:*
   - Haarwuchs im Schambereich und in den Achselhöhlen

- Wachstumsschub des Körpers, Proportionsverschiebung
- Gesicht verliert kindliches Aussehen
- häufig Hautprobleme

2. *Veränderungen bei Mädchen:*
   - Hüften verbreitern sich, die Körperformen werden runder
   - Wachstum der weiblichen Genitalien
   - Wachstum von Brüsten und Brustwarzen
   - beginnende Menstruation

3. *Veränderungen bei Jungen:*
   - Schultern und Brustkorb werden breiter
   - Wachstum der männlichen Genitalien
   - Stimmbruch
   - Wachstum der Barthaare
   - Erektionen

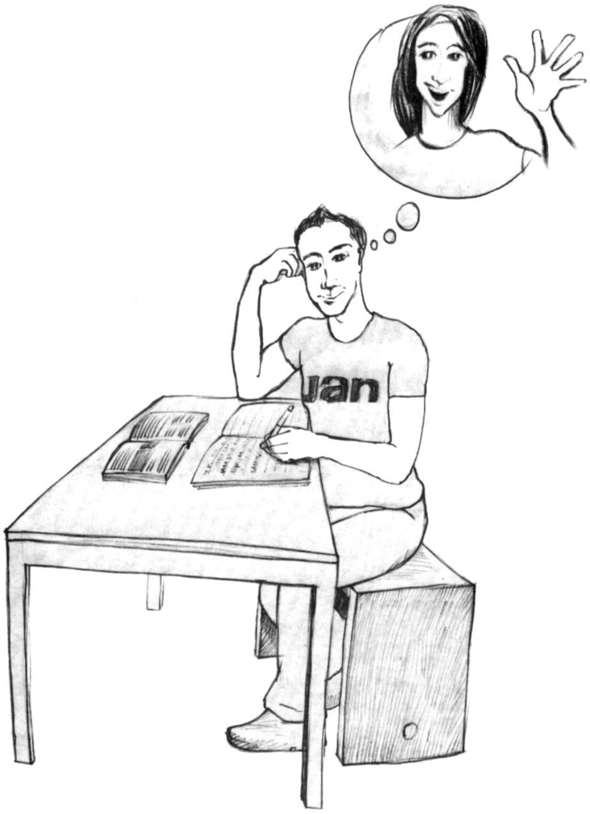

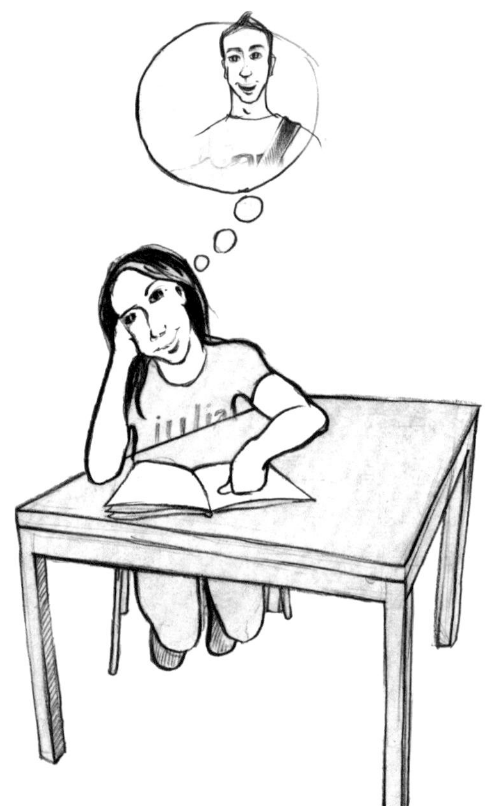

3. Unterrichtseinheit:

Jan und Julia gehen ins Kino

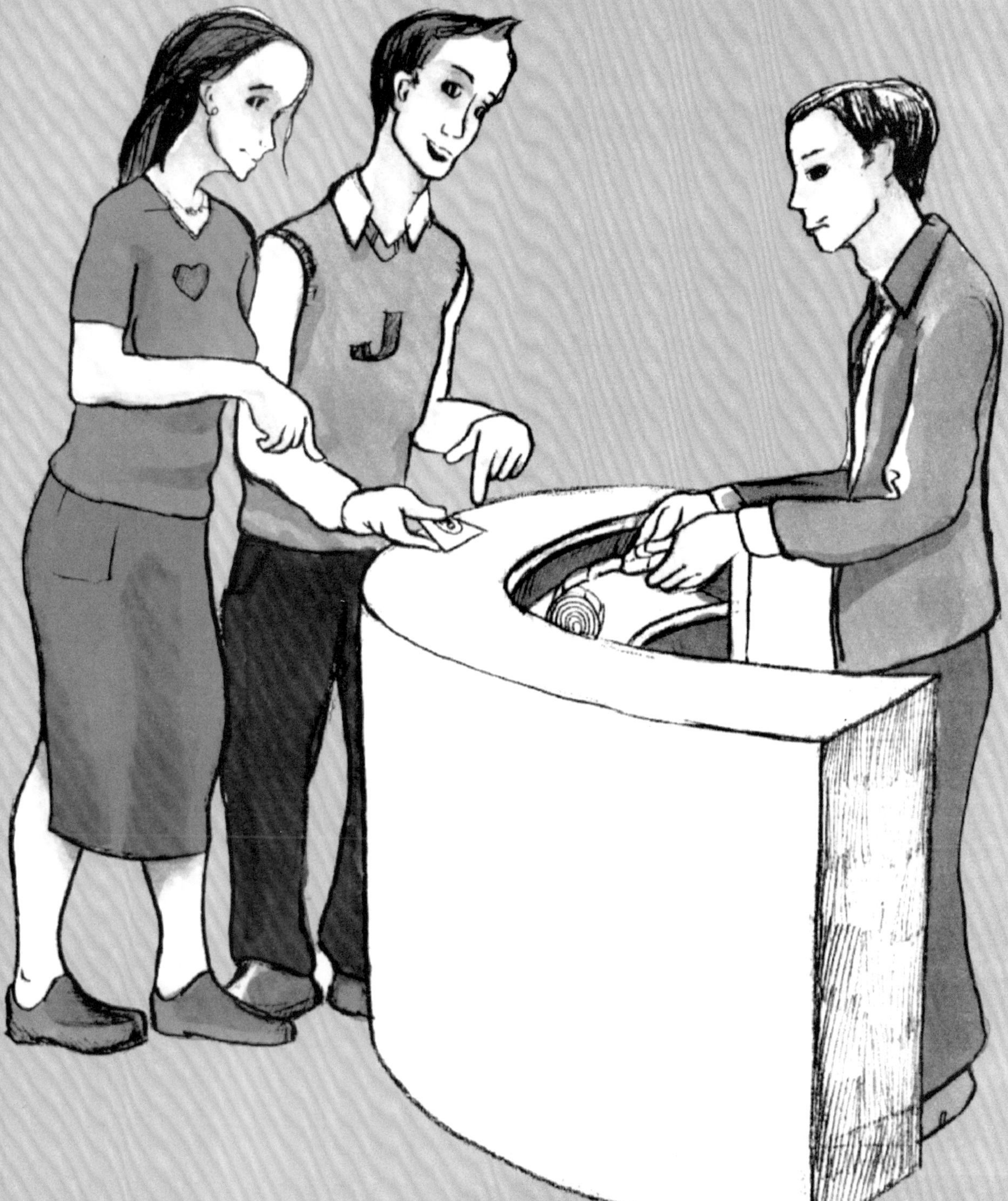

1. Thema: Orte, an denen man sich verabreden kann
2. Thema: Hygienemaßnahmen
3. Thema: Intimpflege und Monatshygiene
   (Jungen und Mädchen getrennt)
4. Thema: Sich schön machen

Übersicht über die Kopiervorlagen im Downloadmaterial:

3.1 Titelbild
3.2 Lesetext
3.3 Arbeitsblatt: Wozu kannst du dich verabreden?
3.4 Arbeitsblatt: Wozu kannst du dich verabreden? (Begriffe)
3.5 Arbeitsblatt: Das mache ich jeden Tag (Junge)
3.6 Arbeitsblatt: Das mache ich jeden Tag (Mädchen)
3.7 Arbeitsblatt: Die männlichen Geschlechtsmerkmale
3.8 Arbeitsblatt: Intimpflege beim Mann
3.9 Arbeitsblatt: Die weiblichen Geschlechtsmerkmale
3.10 Arbeitsblatt: Intimpflege bei der Frau
3.11 Arbeitsblatt: Ich benutze einen Tampon
3.12 Arbeitsblatt: Ich benutze einen Tampon (Bilder)
3.13 Arbeitsblatt: Ich benutze eine Binde
3.14 Arbeitsblatt: Ich benutze eine Binde (Bilder)

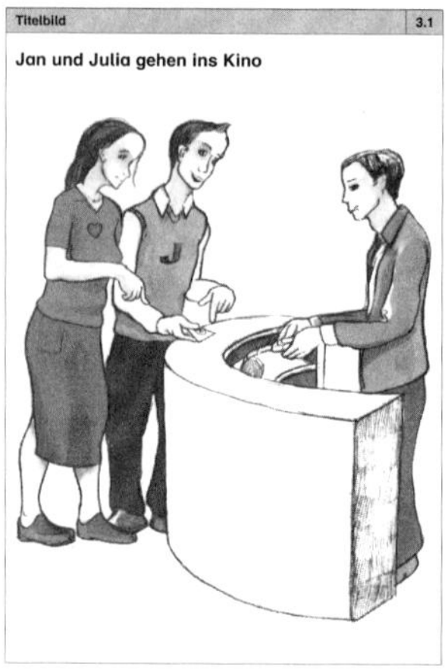
Titelbild 3.1
Jan und Julia gehen ins Kino

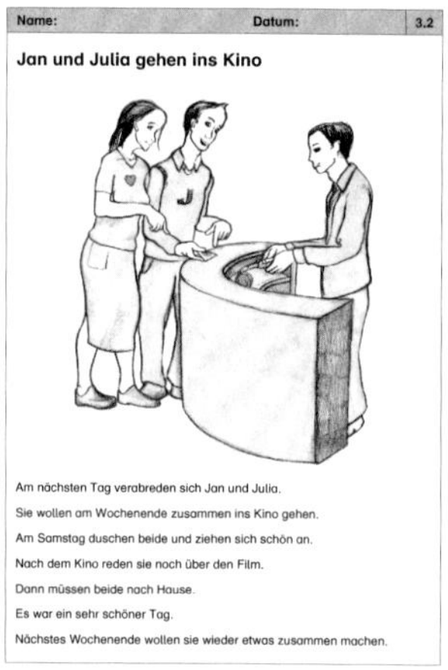
Name: Datum: 3.2
Jan und Julia gehen ins Kino
Am nächsten Tag verabreden sich Jan und Julia.
Sie wollen am Wochenende zusammen ins Kino gehen.
Am Samstag duschen beide und ziehen sich schön an.
Nach dem Kino reden sie noch über den Film.
Dann müssen beide nach Hause.
Es war ein sehr schöner Tag.
Nächstes Wochenende wollen sie wieder etwas zusammen machen.

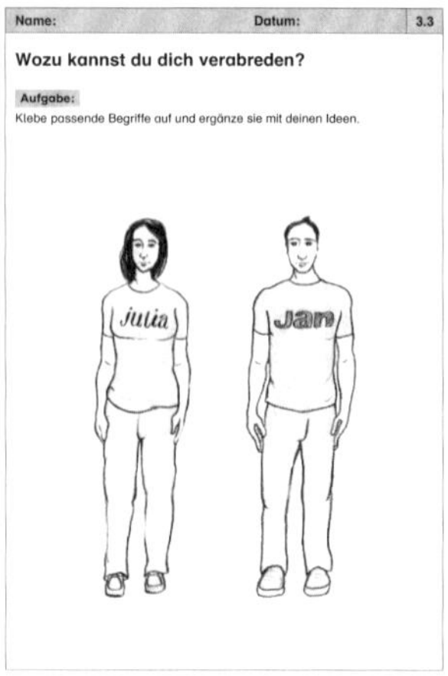
Name: Datum: 3.3
Wozu kannst du dich verabreden?
Aufgabe:
Klebe passende Begriffe auf und ergänze sie mit deinen Ideen.

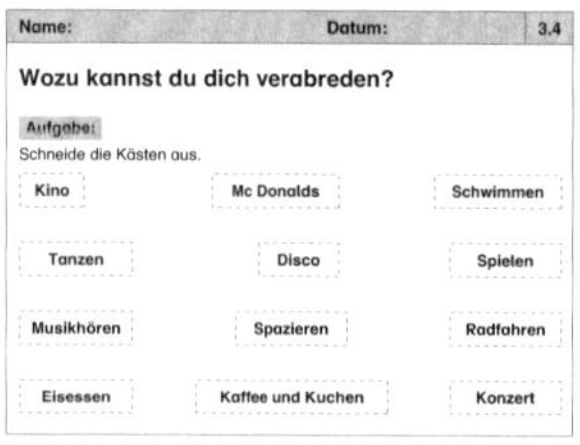
Name: Datum: 3.4
Wozu kannst du dich verabreden?
Aufgabe:
Schneide die Kästen aus.
Kino | Mc Donalds | Schwimmen
Tanzen | Disco | Spielen
Musikhören | Spazieren | Radfahren
Eisessen | Kaffee und Kuchen | Konzert

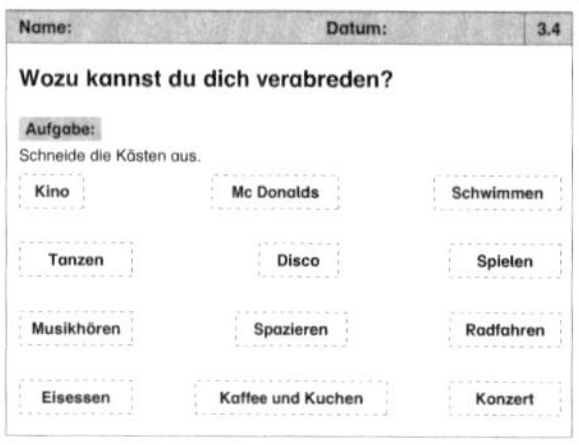
Name: Datum: 3.4
Wozu kannst du dich verabreden?
Aufgabe:
Schneide die Kästen aus.
Kino | Mc Donalds | Schwimmen
Tanzen | Disco | Spielen
Musikhören | Spazieren | Radfahren
Eisessen | Kaffee und Kuchen | Konzert

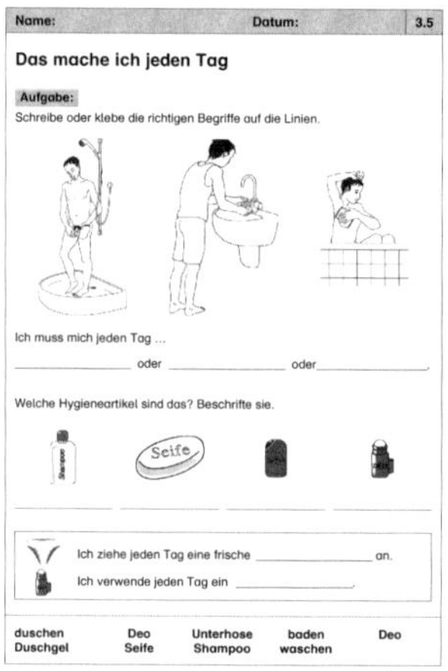
Name: Datum: 3.5
Das mache ich jeden Tag
Aufgabe:
Schreibe oder klebe die richtigen Begriffe auf die Linien.
Ich muss mich jeden Tag ...
________ oder ________ oder ________.
Welche Hygieneartikel sind das? Beschrifte sie.

Ich ziehe jeden Tag eine frische ________ an.
Ich verwende jeden Tag ein ________.
duschen Duschgel | Deo Seife | Unterhose Shampoo | baden waschen | Deo

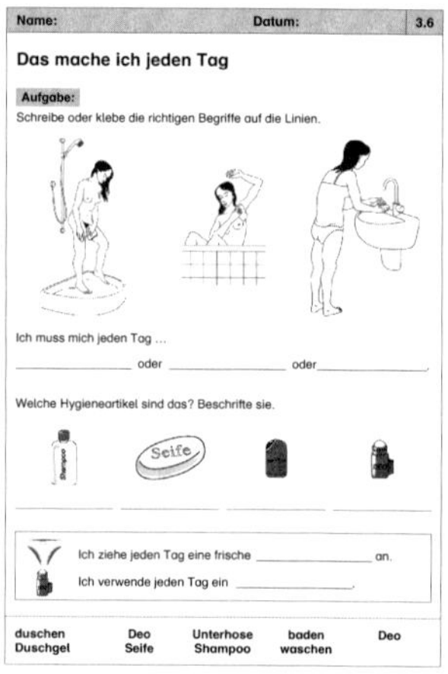
Name: Datum: 3.6
Das mache ich jeden Tag
Aufgabe:
Schreibe oder klebe die richtigen Begriffe auf die Linien.
Ich muss mich jeden Tag ...
________ oder ________ oder ________.
Welche Hygieneartikel sind das? Beschrifte sie.

Ich ziehe jeden Tag eine frische ________ an.
Ich verwende jeden Tag ein ________.
duschen Duschgel | Deo Seife | Unterhose Shampoo | baden waschen | Deo

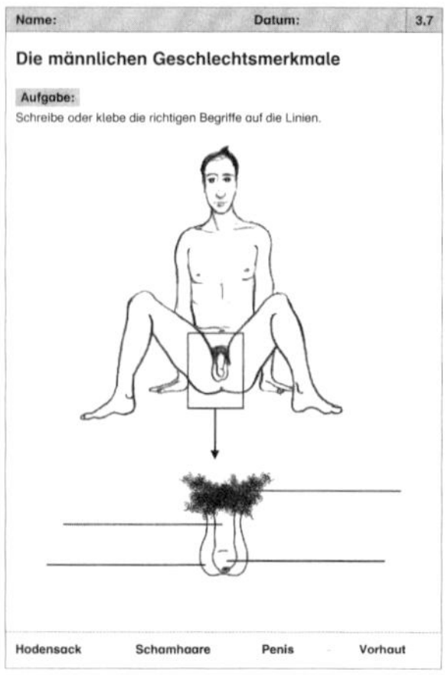
Name: Datum: 3.7
Die männlichen Geschlechtsmerkmale
Aufgabe:
Schreibe oder klebe die richtigen Begriffe auf die Linien.
Hodensack | Schamhaare | Penis | Vorhaut

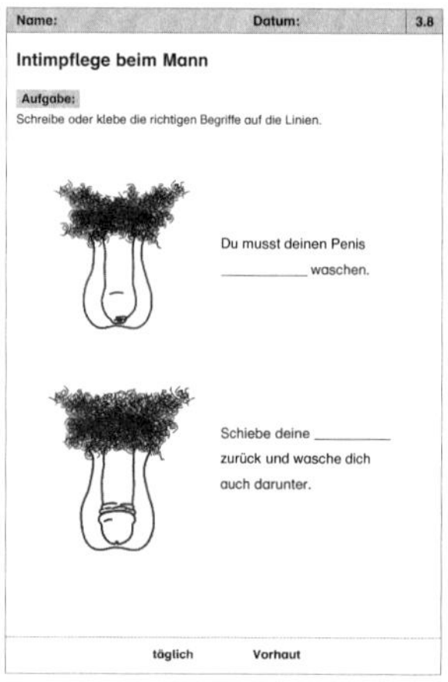
Name: Datum: 3.8
Intimpflege beim Mann
Aufgabe:
Schreibe oder klebe die richtigen Begriffe auf die Linien.
Du musst deinen Penis ________ waschen.
Schiebe deine ________ zurück und wasche dich auch darunter.
täglich | Vorhaut

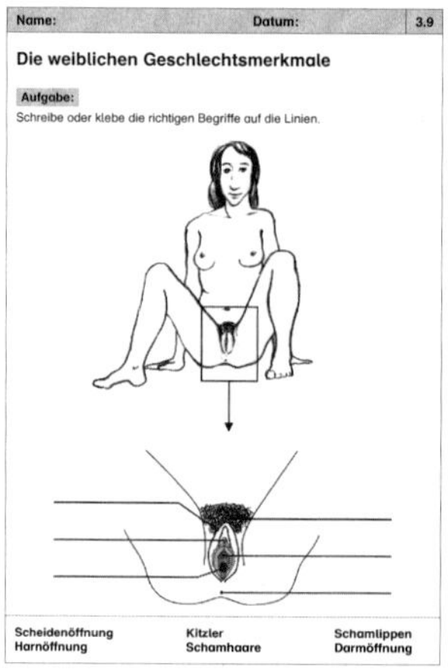
Name: Datum: 3.9
Die weiblichen Geschlechtsmerkmale
Aufgabe:
Schreibe oder klebe die richtigen Begriffe auf die Linien.
Scheidenöffnung Harnöffnung | Kitzler Schamhaare | Schamlippen Darmöffnung

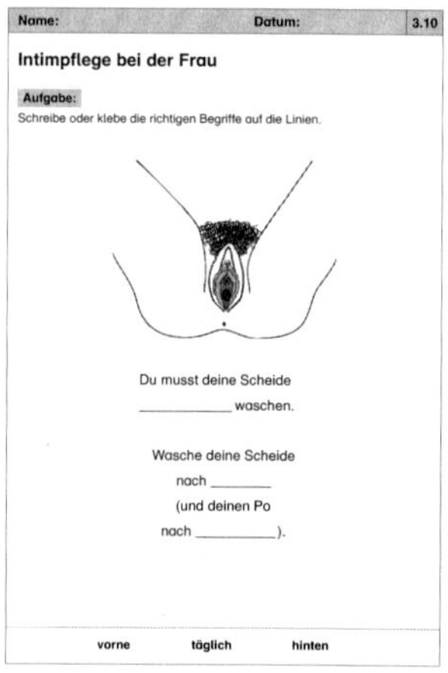
Name: Datum: 3.10
Intimpflege bei der Frau
Aufgabe:
Schreibe oder klebe die richtigen Begriffe auf die Linien.
Du musst deine Scheide ________ waschen.
Wasche deine Scheide nach ________ (und deinen Po nach ________).
vorne | täglich | hinten

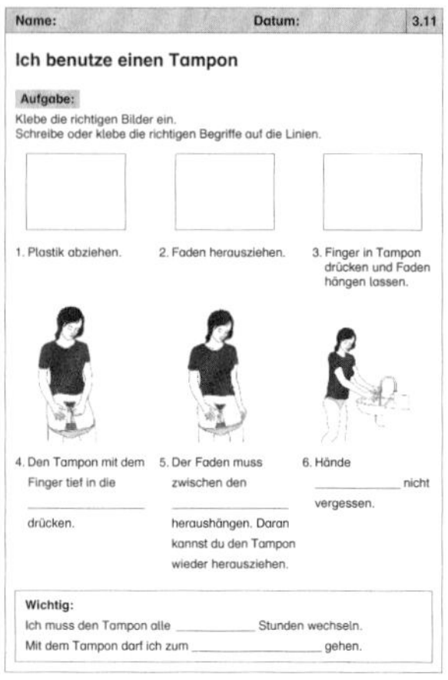
Name: Datum: 3.11
Ich benutze einen Tampon
Aufgabe:
Klebe die richtigen Bilder ein.
Schreibe oder klebe die richtigen Begriffe auf die Linien.
1. Plastik abziehen. 2. Faden herausziehen. 3. Finger in Tampon drücken und Faden hängen lassen.
4. Den Tampon mit dem Finger tief in die ________ drücken. 5. Der Faden muss zwischen den ________ heraushängen. Daran kannst du den Tampon wieder herausziehen. 6. Hände ________ nicht vergessen.
Wichtig:
Ich muss den Tampon alle ________ Stunden wechseln.
Mit dem Tampon darf ich zum ________ gehen.

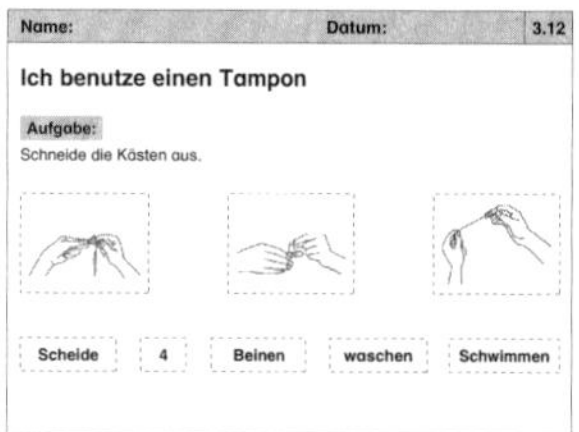
Name: Datum: 3.12
Ich benutze einen Tampon
Aufgabe:
Schneide die Kästen aus.
Scheide | 4 | Beinen | waschen | Schwimmen

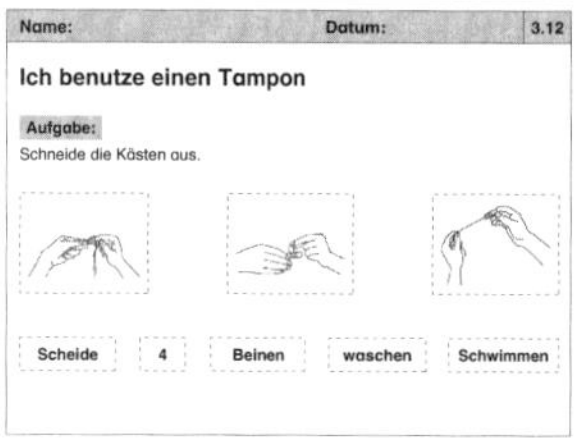
Name: Datum: 3.12
Ich benutze einen Tampon
Aufgabe:
Schneide die Kästen aus.
Scheide | 4 | Beinen | waschen | Schwimmen

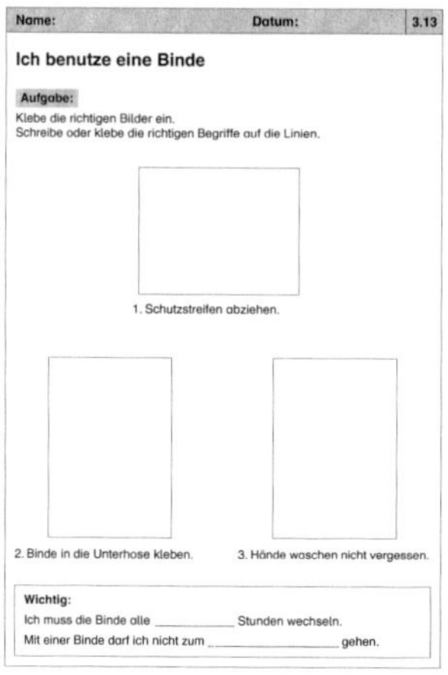
Name: Datum: 3.13
Ich benutze eine Binde
Aufgabe:
Klebe die richtigen Bilder ein.
Schreibe oder klebe die richtigen Begriffe auf die Linien.
1. Schutzstreifen abziehen.
2. Binde in die Unterhose kleben. 3. Hände waschen nicht vergessen.
Wichtig:
Ich muss die Binde alle ________ Stunden wechseln.
Mit einer Binde darf ich nicht zum ________ gehen.

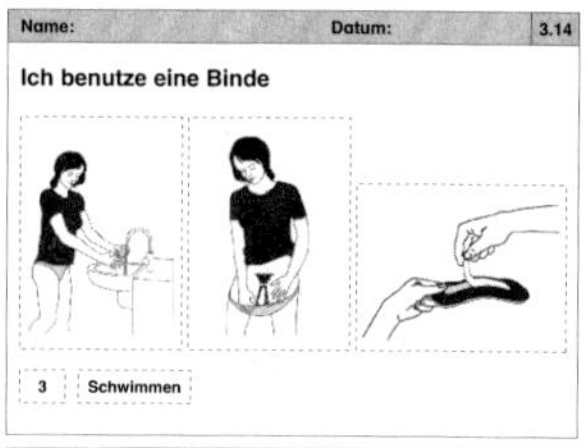
Name: Datum: 3.14
Ich benutze eine Binde
3 | Schwimmen

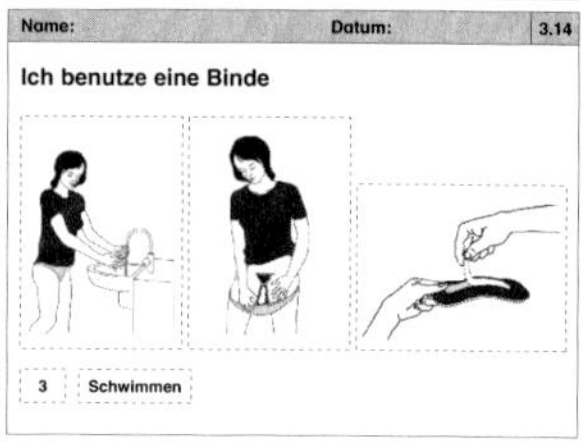
Name: Datum: 3.14
Ich benutze eine Binde
3 | Schwimmen

1. Thema: Orte, an denen man sich verabreden kann.

Benötigte Kopiervorlagen: 3.1–3.4, 20.1

Phasen	Geplanter Unterrichtsverlauf	Medien
Einstieg	– Einstiegsritual (siehe Seite 22)	
Textbegegnung	– Bildinterpretation – Lesen des Textes – Rollenspiel	KV 3.1, 3.2, Schildkappe, Armband
Theorieteil	– Schüler überlegen sich Orte, an denen sie sich verabreden können. – Kartenabfrage: Jeder Schüler erhält einen Zettel, auf den er seine Ideen schreiben darf und den er an die Tafel oder Pinnwand hängt. **oder** – Ideensammlung zum Thema anlegen	Zettel KV 20.1
Praxisteil	– Schüler bearbeiten die Arbeitsblätter 3.3 und 3.4 und ergänzen persönliche Interessen.	KV 3.3, 3.4
Übung	– „Auf dem Dorfplatz“ (siehe unten) **oder** – Rollenspiel: Schüler überlegen sich Textmuster, wie sie sich verabreden könnten (unter Einbezug des bereits Erarbeiteten) und führen diese Kurzszenen vor.	
Ausklang	– Ausklangritual (siehe Seite 23)	

Ergänzungen zum Unterrichtsverlauf

Erläuterung zum Spiel „Auf dem Dorfplatz“
Die Schüler bewegen sich im Raum (Dorfplatz). Dort begegnen sie vielen Leuten (Mitschüler), die ihnen sympathisch sind und die sie durch Nicken, Zwinkern, Küsschen oder Handschlag begrüßen. Wenn sie die Leute auf dem Dorfplatz dann schon besser kennen, begrüßen sie sich mit einzelnen Fingern, dem Fuß, dem Knie, dem Ohr, der Schulter oder auch den Fortbewegungshilfen bei körperlich behinderten Menschen.
Manche Schüler brauchen bei diesem Spiel viel Anleitung, andere haben eigene Ideen, die sie dann in das Spiel mit einbringen können.

2. Thema: Hygienemaßnahmen

Benötigte Kopiervorlagen: 3.5–3.7

Phasen	Geplanter Unterrichtsverlauf	Medien
Einstieg	– Einstiegsritual (siehe Seite 22)	
Gesprächsimpuls	– Schüler erzählen, was es für sie bedeutet, wenn sie „sich schön machen“, ob sie besondere Kleidung anziehen, ob sie sich schminken, parfümieren etc. Mögliche Antworten der Schüler: gut riechen, sauber sein, guten Eindruck erwecken, füreinander schön machen etc.	
Theorieteil	– Schüler zählen Hygieneartikel auf, die sie kennen und verwenden. – Lehrkraft stellt mitgebrachte Artikel in die Stuhlkreismitte.	 Hygieneartikel

Phasen	Geplanter Unterrichtsverlauf	Medien
	– Schüler erläutern Art und Häufigkeit der Benutzung der Hygieneartikel. – Lehrkraft weist darauf hin, dass man täglich waschen/duschen oder baden soll sowie täglich seine Unterhose wechseln und ein Deodorant verwenden soll.	
Praxisteil	– Trockenübung: Schüler bekommen einen Waschlappen, Waschschüssel und Seife und imitieren das Waschen am ganzen Körper, evtl. die Jungen mit entblößtem Oberkörper. Schüler sollen so tun, als ob sie sich abtrocknen, eine frische Unterhose anziehen und Deodorant unter die Achseln sprühen oder rollen. – Weitere Möglichkeiten sich zu pflegen werden besprochen: Haare waschen/kämmen/stylen, Nägel schneiden/feilen, eincremen, rasieren.	Waschschüssel, Seife, Waschlappen, Handtücher
Sicherung	– Schüler füllen das Arbeitsblatt 3.5 bzw. 3.6 aus, evtl. Erarbeitung am Overheadprojektor. – Schüler suchen aus dem Internet Fotos von Hygieneartikeln und fertigen eine Collage an.	KV 3.5, 3.6
Spiel	– „Waschstraße“ (siehe unten)	
Ausklang	– Lied nach der Melodie „Ab in den Süden“ (siehe unten) – KIM-Spiel mit Hygieneartikeln – Ausklangritual (siehe Seite 23)	

Ergänzungen zum Unterrichtsverlauf

Bei dieser Einheit ist es sinnvoll, zumindest den Praxisteil in getrenntgeschlechtlichen Gruppen durchzuführen. Viel Spaß kommt auf, wenn der „Waschvorgang“ immer schneller durchgeführt wird. Wünschenswert wäre auch die praktische Durchführung in der Dusche eines Schwimmbades, wobei der natürlichen Schamgrenze eines jeden Schülers respektvoll begegnet werden sollte.

Erläuterung zum Spiel „Waschstraße“:
Alle Schüler bilden auf Stühlen sitzend eine Gasse (Waschstraße), jeweils ein Schüler (Auto) darf sich an den Eingang der Waschstraße stellen und sagen, welche Automarke er sein möchte, wie dreckig er ist und wo er gerne gewaschen werden möchte. Die Waschstraße massiert das Auto dann nach seinen Wünschen, während das Auto auf allen Vieren durch die Waschstraße krabbelt oder mit dem Rollstuhl durchfährt.

Lied: Auf die Melodie des Sommerhits „Ab in den Süden“ (von Buddys vs. DJ the wave) kann der folgende oder ein ähnlicher selbst gedichteter Text gesungen werden:

Ab in die Dusche

Refrain:

Wir singen: Hey, ab in die Dusche!
Das Wasser fest berühren, ui, das tut gut,
das Wasser fest berühren, ui, das tut gut.
Wir singen: … *(wdh.)*

Strophe:

1. Wir schrubben uns von Kopf bis Fuß,
der Gestank dann weichen muss.
Wir nehmen Shampoo für das Haar,
ach, das ist ja wunderbar.
2. Duschen macht uns Riesenspaß,
ist das ganze Bad dann nass.
Wir nehmen Seife für die Haut,
Schmutz wird damit abgebaut.
3. Das Handtuch muss ganz mollig sein,
packen uns dann wollig ein.
Deo unter die Achseln streichen,
unser Duft kann alle erreichen.

3. Thema: Intimpflege und Monatshygiene

Anmerkung: Diese Stunde ist in getrenntgeschlechtlichen Gruppen sinnvoll, da sonst der Lernerfolg aufgrund der oftmals schwindenden Ernsthaftigkeit in den Hintergrund geraten kann.

Jungen: Intimpflege

Benötigte Kopiervorlagen: 3.7–3.8, 20.5

Phasen	Geplanter Unterrichtsverlauf	Medien
Einstieg	– Einstiegsritual (siehe Seite 22)	
Theorieteil	– Wiederholen der Hygieneartikel sowie Art und Häufigkeit der Benutzung (evtl. in Form eines KIM-Spiels, siehe unten, oder z. B. mit geschlossenen Augen am Duft erkennen, welches Produkt es sein könnte). – Anhand der Zeichnung von KV 20.5 oder eines Penismodells (siehe unten) werden die Teile des Penis besprochen.	Hygieneartikel KV 20.5, Gummihandschuh, Penismodell
Praxisteil	– Lehrkraft weist darauf hin, dass der Penis ganz sauber gewaschen werden muss. – Jeder Schüler erhält ein Penismodell und wäscht diesen mit einem Waschlappen, wobei die Vorhaut zurückgestülpt werden kann.	Waschlappen, Handtücher
Sicherung	– Schüler füllen Arbeitsblatt 3.7 zu den Teilen des Penis und Arbeitsblatt 3.8 zur Reinigung aus.	KV 3.7, 3.8
Ausklang	– Ausklangritual (siehe Seite 23)	

Ergänzungen zum Unterrichtsverlauf

Bastelanleitung „Penismodell“:
Finger eines Gummihandschuhs abschneiden und am geschlossenen Ende leicht einschneiden. Gummifinger über den Holzpenis stülpen. Das vordere Ende soll die Vorhaut darstellen, die dann zurückgestülpt werden kann.

Spiel zu den Hygieneartikeln/KIM-Spiel:
Alle Hygieneartikel befinden sich auf einem kleinen Tisch unter einem Tuch und werden abgedeckt. Der Lehrer hebt für 20 Sekunden das Tuch hoch und die Schüler sollen sich die Gegenstände merken. Danach dürfen die Schüler sofort alle Artikel, die sie sich gemerkt haben, aufschreiben oder aufzählen. Erschwerend können die Artikel noch entsprechend des Benutzers, also Mann oder Frau, eingeteilt werden.

3

Mädchen: Intimpflege

Benötigte Kopiervorlagen: 3.9–3.10, 20.7

Phasen	Geplanter Unterrichtsverlauf	Medien
Einstieg	– Einstiegsritual (siehe Seite 22)	
Theorieteil	– Wiederholen der Hygieneartikel sowie Art und Häufigkeit der Benutzung (evtl. in Form eines KIM-Spiels oder z. B. mit geschlossenen Augen am Duft erkennen, welches Produkt es sein könnte). – Anhand eines Scheidenmodells oder der Zeichnung von KV 20.7 werden die Teile der Scheide besprochen.	Hygieneartikel KV 20.7, Scheidenmodell
Praxisteil	– Lehrkraft weist darauf hin, dass die Scheide ganz sauber gewaschen werden muss, wobei der Po nach hinten und die Scheide nach vorne gewaschen werden sollte. – Jeder Schüler wäscht das Scheidenmodell mit einem Waschlappen, wobei die Schamlippen auseinander geklappt werden sollten.	Scheidenmodell Waschlappen, Handtücher
Sicherung	– Schülerinnen füllen das Arbeitsblatt 3.9 zu den Teilen der Scheide und Arbeitsblatt 3.10 zur Reinigung aus.	KV 3.9, 3.10
Ausklang	– Ausklangritual (siehe Seite 23)	

Mädchen: Monatshygiene

Benötigte Kopiervorlagen: 3.11–3.14

Phasen	Geplanter Unterrichtsverlauf	Medien
Einstieg	– Einstiegsritual (siehe Seite 22)	
Theorieteil	– Schülerinnen überlegen sich, welche Begriffe sie für Monatsblutung kennen (Regel, Periode, Tage, rote Welle, Blutung) – Schülerinnen überlegen, welche Monatshygieneartikel sie kennen und wo sie diese kaufen können. – Lehrkraft legt Slipeinlage und Binde in die Mitte. – Lehrkraft erklärt den Umgang mit den Hygieneprodukten: Sie klebt eine Slipeinlage oder Binde (mit Flügelchen oder ohne) in eine Unterhose. – Schüler probieren dies ebenfalls aus. – Lehrkraft legt Tampons in die Mitte. Lehrkraft zeigt, wie man einen Tampon auspackt und handhabt. Sie deutet an, wie der Tampon bei der Frau eingeführt wird. Dann wird der Tampon in ein Scheidenmodell eingeführt. – Jeder Schüler darf einen Tampon vorbereiten und in das Schnittmodell einführen. – Lehrkraft weist darauf hin, dass die Monatshygieneartikel ca. alle drei Stunden gewechselt werden sollten. Sie betont ebenfalls, dass vor allem während der Menstruation die Intimpflege sehr wichtig ist. – Lehrkraft weist darauf hin, dass Schülerinnen einen Menstruationskalender führen sollen und erläutert ihn.	Unterhose, Monatshygiene-artikel: Binden, Slipeinlagen Tampons, Scheidenmodell Hygienebeutel Menstruations-kalender

Versuch	– In drei Messbecher wird die gleiche Menge mit Tinte eingefärbten Wassers gegeben. Nacheinander wird auf die Binde, Slipeinlage und den Tampon Wasser gegossen. – Die Schülerinnen sehen, welche enorme Saugkraft die Monatshygieneartikel aufweisen und dass sie daher wirklich sicher sind.	Messbecher, Tinte, Wasser
Sicherung	– Schülerinnen füllen die Arbeitsblätter 3.11 und 3.12 zum Thema Verwendung eines Tampons und die Arbeitsblätter 3.13 und 3.14 zur Verwendung einer Binde aus.	KV 3.11–3.14
Ausklang	– Ausklangritual (siehe Seite 23)	

Anmerkungen zur Unterrichtseinheit

Die Unterrichtseinheit zur Monatshygiene kann auch zu einem anderen Zeitpunkt durchgeführt werden. Die Lehrkraft muss entscheiden, ob die Schüler den Vorgang der Menstruation verstehen und ob sie ihn daher durchnehmen sollte oder ob die Tatsache der Regelblutung und die Demonstration des Umgangs mit Monatshygieneartikeln genügt. Es können auch einzelne Teilabschnitte aus dem Stundenverlauf zur Menstruation entnommen werden, wie z. B. mit Monatsschmerzen umgegangen werden kann. In der letzen Unterrichtsstunde werden die Binde und der Tampon als Monatshygieneartikel behandelt. Eventuell kann je nach Vorwissen und Handlungsfähigkeit der Schüler nur auf eins der beiden Produkte näher eingegangen werden.

Ergänzendes Material zum weiblichen Zyklus findet sich in Kapitel 20 (siehe Seite 116f.).

Literaturhinweise, Bezugsquellen für weitere Medien

- Pro Familia Vertriebsgesellschaft: Beckenmodelle, Lehrtafeln und Plakate der männlichen und weiblichen Geschlechtsorgane
- Johnson & Johnson Informationsdienst (www.jnjgermany.de): Tampons und Scheidenmodelle

4. Thema: Sich schön machen

Phasen	Geplanter Unterrichtsverlauf	Medien
Einstieg	– Einstiegsritual (siehe Seite 22)	
Theorieteil	– Schüler überlegen, was sie unter „sich schön machen“ verstehen.	
Praxisteil	Stationen zu nachfolgenden Bereichen werden aufgebaut und von den Schülern durchlaufen: – Nägel schneiden, feilen – Nägel lackieren – Haare waschen, stylen – Gesichtsmaske auftragen – Rasieren, Aftershave auftragen – Schminken, parfümieren	Nagelfeile, -schere, -zange, Nagellack, Shampoo, Haargel, Gesichtsmaske, Rasierer, Parfüm, Schminksachen, Handtücher
Abschluss	– Modenschau oder Fototermin der Schüler – Ausklangritual (siehe Seite 23)	Kamera

Anmerkungen zur Unterrichtseinheit

Die Schülerinnen interessieren sich meist vor allem für die Schminkstation und sind oft sehr stolz, sich in der Pause von den Mitschülern betrachten zu lassen. Vor allem das Schminken der Lippen setzt ein erhöhtes Maß an Koordinationsfähigkeit voraus.
Die Schüler zeigen häufig großes Interesse am Rasieren. Schülern mit motorischen Einschränkungen wird am besten der Umgang mit einem Trockenrasierer, den anderen der mit einem Nassrasierer gezeigt. Die Schüler haben oft große Schwierigkeiten, den Rasierer spiegelverkehrt in die richtige Richtung zu führen.
Das Schneiden und Feilen der Nägel ist vielen Schülern nicht geläufig und stellt hohe Anforderungen an die Feinmotorik.

Eventuell kann die nachfolgende Einheit auch in Form eines Projekttages durchgeführt werden. An dessen Ende kann z. B. eine Modenschau veranstaltet oder ein Fototermin wahrgenommen werden. Vielleicht kann der Projekttag auch in einem Schwimmbad mit Sauna- und Massagewelt durchgeführt werden. Auch bieten manche Drogerieketten Schminkkurse an.

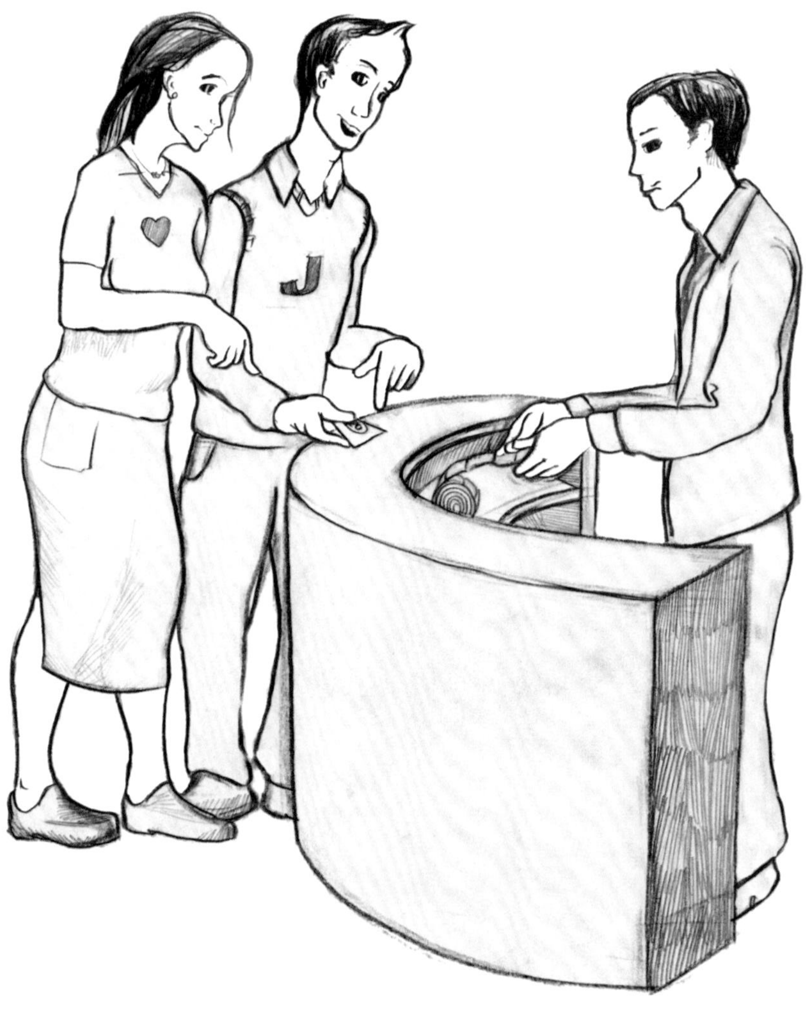

4. Unterrichtseinheit:

Jan und Julia halten Händchen

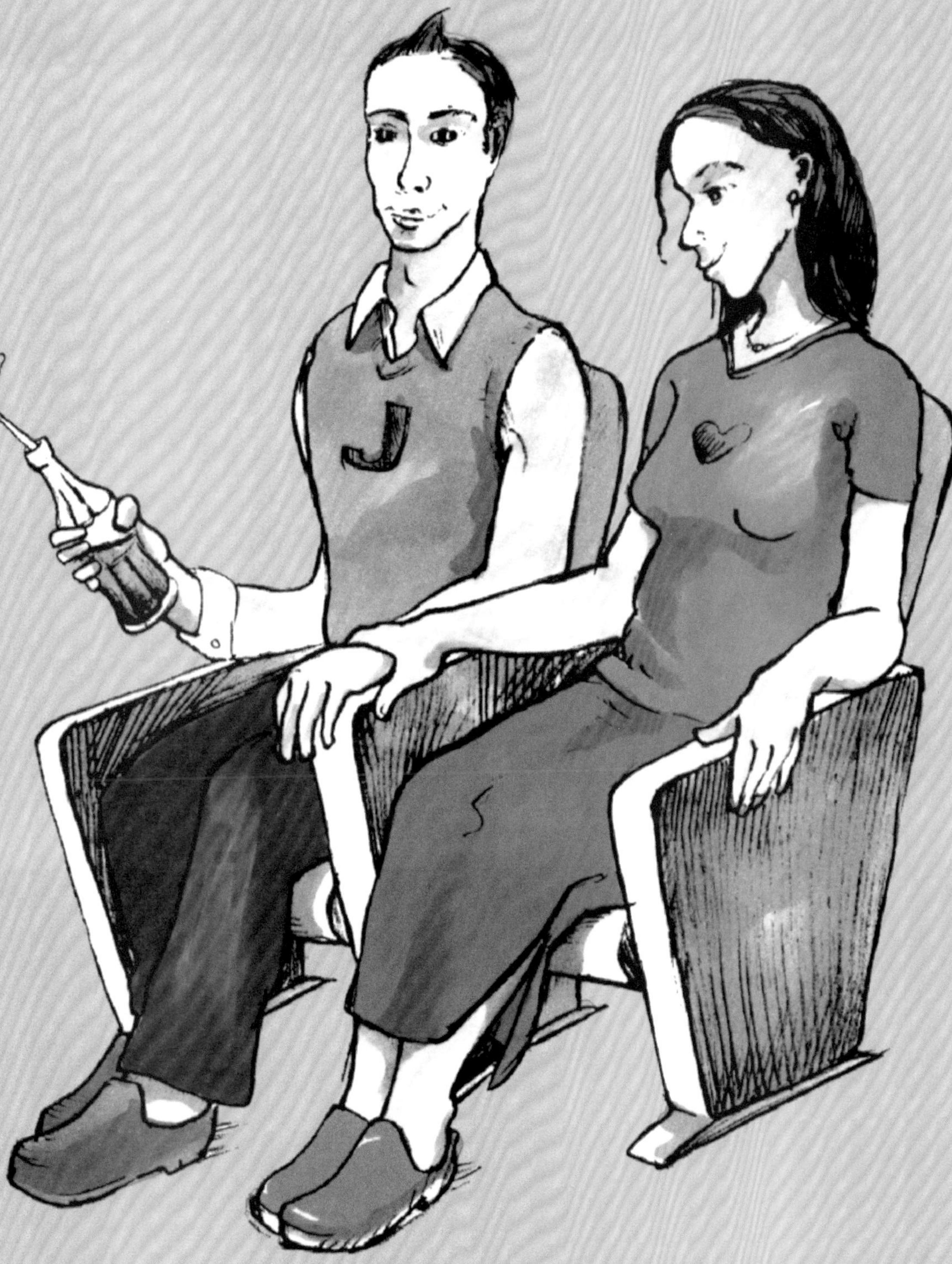

Thema: Händchen halten als Geste der Liebe

Übersicht über die Kopiervorlagen im Downloadmaterial:

4

4.1 Titelbild
4.2 Lesetext

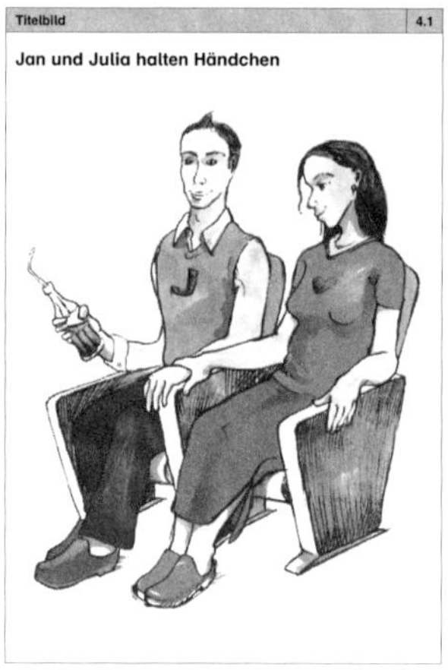
Titelbild 4.1

Jan und Julia halten Händchen

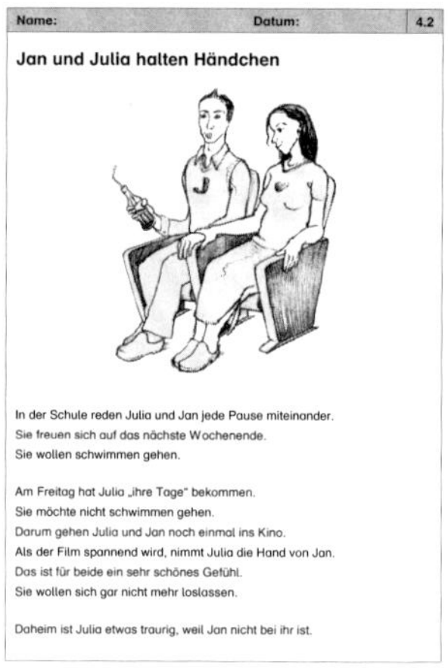
Name: Datum: 4.2

Jan und Julia halten Händchen

In der Schule reden Julia und Jan jede Pause miteinander.
Sie freuen sich auf das nächste Wochenende.
Sie wollen schwimmen gehen.

Am Freitag hat Julia „ihre Tage" bekommen.
Sie möchte nicht schwimmen gehen.
Darum gehen Julia und Jan noch einmal ins Kino.
Als der Film spannend wird, nimmt Julia die Hand von Jan.
Das ist für beide ein sehr schönes Gefühl.
Sie wollen sich gar nicht mehr loslassen.

Daheim ist Julia etwas traurig, weil Jan nicht bei ihr ist.

Thema: Händchen halten als Geste der Liebe

Benötigte Kopiervorlagen: 4.1–4.2

Phasen	Geplanter Unterrichtsverlauf	Medien
Einstieg	– Einstiegsritual (siehe Seite 22)	
Praxisteil	– Leise Musik im Hintergrund. Jeder Schüler untersucht seine Hand, schaut sich die Linien und Furchen der Hand, die Form der Finger und Nägel, die Größe der Hand an. – In Partnerarbeit schauen sich die Schüler ihre Hände an, vergleichen sie und fahren sie mit verschiedenen Materialien, wie Tennisball, Stift, Igelball oder Stein nach und cremen sie evtl. ein. – Die Schüler beschreiben, was ihnen an ihrer Hand und der Hand des Partners aufgefallen ist.	ruhige Musik Creme, Tennisball, Igel-/ Massageball, Stein
Text-begegnung	– Bildinterpretation – Lesen des Textes – Rollenspiel – Schüler überlegen sich Aussagen dazu, wie schön Liebe ist, z. B. „Liebe ist so schön wie ein wunderschöner Traum, aus dem man nicht mehr aufwachen will", „Liebe ist, wenn ich ständig an den anderen denken muss", „Liebe ist, wenn ich gestreichelt werde und das gerne mag".	KV 4.1, 4.2, Schildkappe, Armband
Praxisteil	Schüler erstellen eine Collage zum Thema Liebe mit Bildmaterial aus Prospekten und Broschüren. (evtl. Aufteilung in Jungen- und Mädchengruppe).	Plakat, Bildmaterial
Spiel	– Händedrücken" (siehe unten) **oder** – „Gordischer Knoten" (siehe unten) **oder** – „Heimliche Handpost" (siehe Seite 50)	
Ausklang	– Handpeelingmassage (siehe Seite 50) – Ausklangritual (siehe Seite 23)	Öl, Meersalz, Papierhand-tücher

Ergänzungen zum Unterrichtsverlauf

Erläuterung zum Spiel „Händedrücken":
Die Schüler sitzen im Stuhlkreis und sollen jeweils ihrem Nachbarn die Hand geben. Der Lehrer fängt an, mit einer Hand die Hand eines Nachbarn zu drücken. Dieser soll mit seiner anderen Hand die Hand seines anderen Nachbarn drücken, sodass der Händedruck einmal den ganzen Kreis durchläuft. Als Steigerung kann bei doppeltem Drücken derselben Hand ein Richtungswechsel durchgeführt werden. Das Spiel kann auch als Tischklopfspiel, ohne Händefassen, durchgeführt werden.
Kommentar: Das Spiel „Händedrücken" ist für Schüler mit eingeschränkter Reizleitung sehr schwierig.

Erläuterung zum Spiel „Gordischer Knoten":
Die Schüler sollen im Kreis stehen, mit geschlossenen Augen aufeinander zugehen und erst eine Hand, dann die andere in die Kreismitte strecken und dabei jeweils eine Hand eines Mitschülers ergreifen und festhalten. Jetzt dürfen alle Schüler ihre Augen aufmachen und sehen ein Wirrwarr von Händen. Nun gilt es, dieses Wirrwarr ohne das Lösen der Hände zu entflechten, sodass entweder wieder ein großer oder mehrere kleine Kreise entstehen.

4

Erläuterung zum Spiel „Heimliche Handpost“:
Ein Schüler verlässt den Raum. Die anderen Schüler stehen im Kreis und bestimmen einen Mitschüler, der die Post (Händedruck) abschickt. Der Schüler, der vor der Tür stand, betritt den Raum und stellt sich in die Mitte des Kreises. Der ausgewählte Schüler schickt die Post (den Händedruck) ab und sagt dies dem Schüler in der Mitte. Dieser muss die Post abfangen, bevor sie beim Absender wieder ankommt. Dazu tippt er denjenigen an, bei dem der Händedruck gerade gelandet ist.

Handpeelingmassage
Die Schüler tun sich zu Paaren zusammen. Der eine Schüler reicht seinem Partner die Hand, in diese wird Öl und Meersalz gegeben. Der Partner massiert erst eine und dann die andere Hand. Danach werden die Rollen gewechselt. (Papier-)Handtücher auf dem Schoß können als Tropfschutz dienen.

Anmerkungen zur Unterrichtseinheit

Anfangs bereitet das Händemassieren und -untersuchen, wie auch das Weiterleiten des Händedrucks manchen Schülern Schwierigkeiten, weil sie körperlichen Kontakt mit ihren Mitschülern vermeiden. Meist macht es ihnen aber dann doch recht viel Freude.
Die Übungen können daher auch ohne gegenseitige Berührung durchgeführt werden bzw. in Übungsaufgaben verpackt werden.

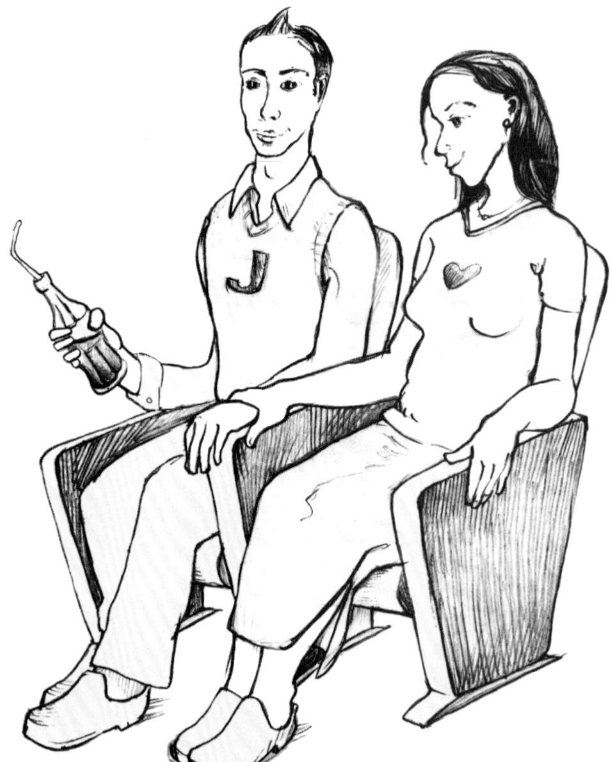

5. Unterrichtseinheit:

Julia hat keine Zeit für Jan

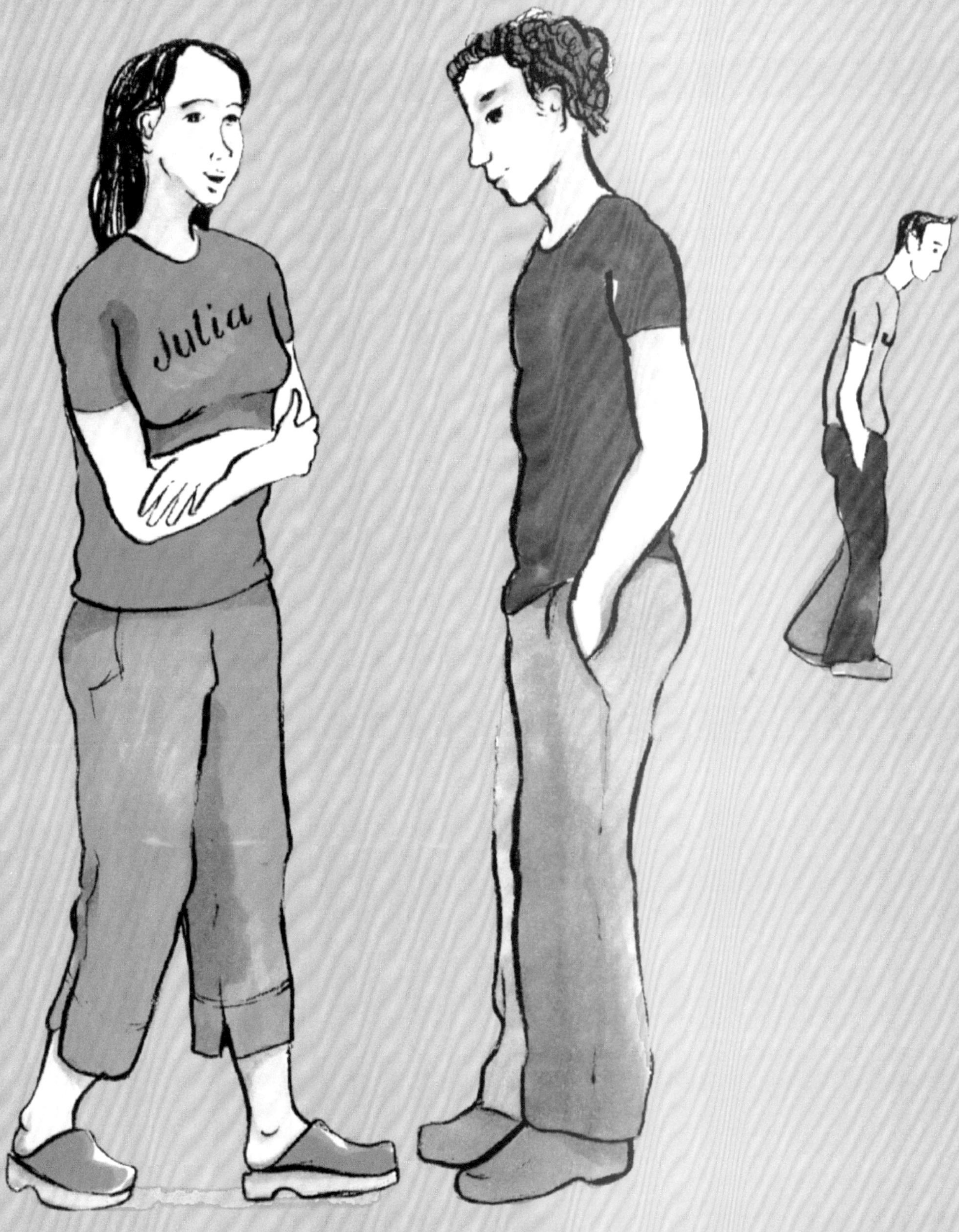

Thema: Gefühle (Eifersucht)

Übersicht über die Kopiervorlagen im Downloadmaterial:

5.1 Titelbild
5.2 Lesetext
5.3 Bildvorlage: Smileys
5.4 Arbeitsblatt: Gute und schlechte Gefühle
5.5 Bildvorlage: Gefühlememory (Bildkarten)
5.6 Bildvorlage: Gefühlememory (Wortkarten)
5.7 Arbeitsblatt: Gefühletagebuch

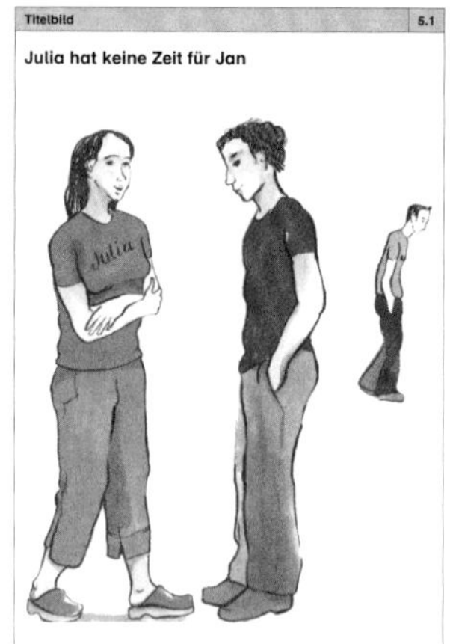
Titelbild 5.1
Julia hat keine Zeit für Jan

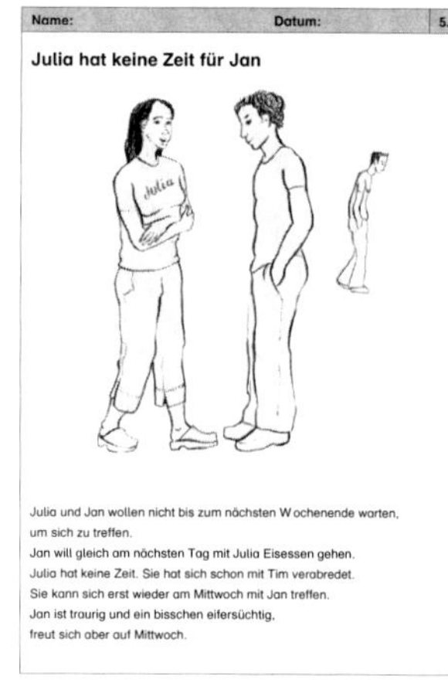
Name: Datum: 5.2
Julia hat keine Zeit für Jan
Julia und Jan wollen nicht bis zum nächsten Wochenende warten, um sich zu treffen.
Jan will gleich am nächsten Tag mit Julia Eisessen gehen.
Julia hat keine Zeit. Sie hat sich schon mit Tim verabredet.
Sie kann sich erst wieder am Mittwoch mit Jan treffen.
Jan ist traurig und ein bisschen eifersüchtig,
freut sich aber auf Mittwoch.

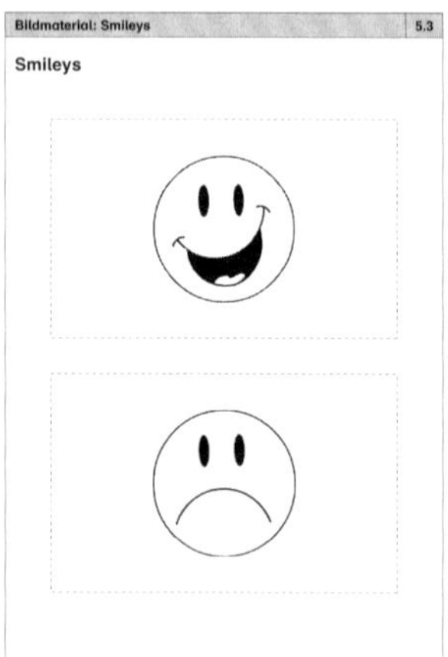
Bildmaterial: Smileys 5.3
Smileys

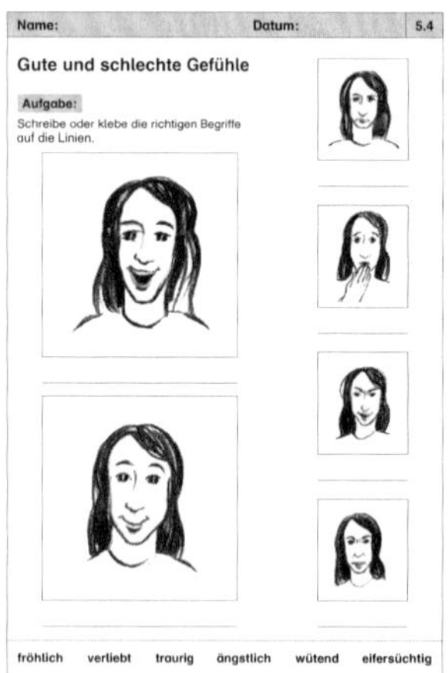
Name: Datum: 5.4
Gute und schlechte Gefühle
Aufgabe:
Schreibe oder klebe die richtigen Begriffe auf die Linien.
fröhlich verliebt traurig ängstlich wütend eifersüchtig

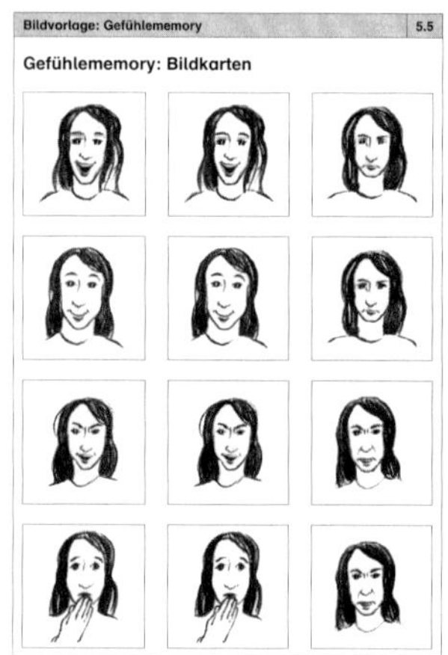
Bildvorlage: Gefühlememory 5.5
Gefühlememory: Bildkarten

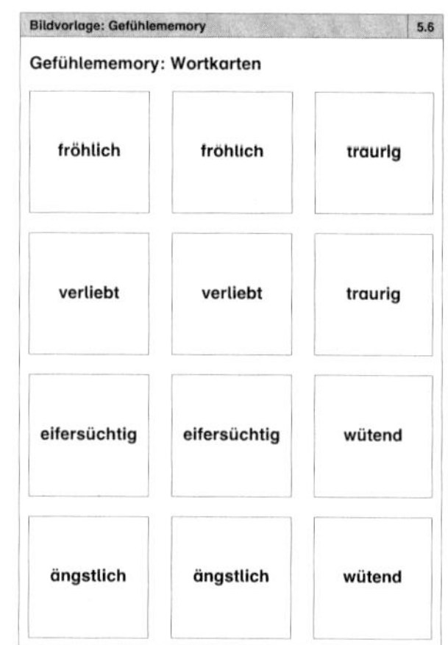
Bildvorlage: Gefühlememory 5.6
Gefühlememory: Wortkarten

fröhlich	fröhlich	traurig
verliebt	verliebt	traurig
eifersüchtig	eifersüchtig	wütend
ängstlich	ängstlich	wütend

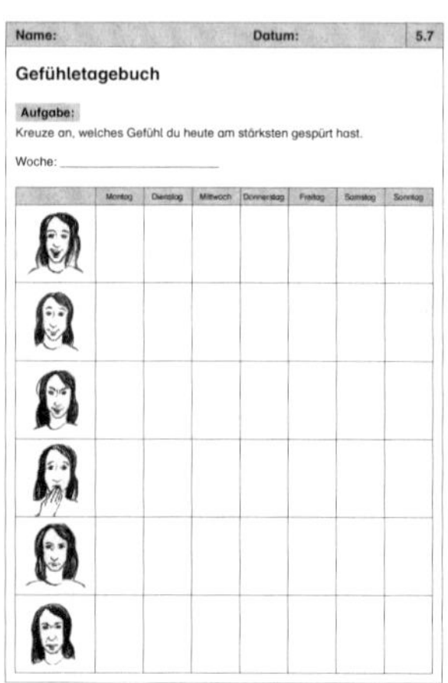
Name: Datum: 5.7
Gefühletagebuch
Aufgabe:
Kreuze an, welches Gefühl du heute am stärksten gespürt hast.
Woche:

Thema: Gefühle (Eifersucht)

Benötigte Kopiervorlagen: 5.1–5.7

Phasen	Geplanter Unterrichtsverlauf	Medien
Einstieg	– Einstiegsritual (siehe Seite 22)	
Praxisteil	– Schüler überlegen sich unterschiedliche Gefühle, schreiben sie auf und hängen die Begriffe an die Tafel. – „Pantomime der Gefühle“ (siehe Seite 54).	
Theorieteil	– Schüler sortieren die Gefühle unter den lachenden und den weinenden Smiley, um diese als angenehme und unangenehme Gefühle einzuordnen; evtl. können noch Bilder aus Bilderbüchern oder dem Internet hinzugezogen werden. **oder** – Musikbeispiele zur Interpretation unterschiedlicher Gefühle. **oder** – Fotos oder Kunstwerke betrachten oder selbst Bilder malen, um unterschiedliche Gefühle auszudrücken. **oder** – Nachahmen von Gefühlen mithilfe eines Spiegels.	Karten, KV 5.3, evtl. Bilderbücher/ Internet, Musikbeispiele, Wasserfarben, Fotos, Kunstwerke, Spiegel
Textbegegnung	– Bildinterpretation – Lesen des Textes – Rollenspiel – Schüler sollen anschließend überlegen, ob sie schon einmal eifersüchtig waren.	KV 5.1, 5.2, Schildkappe, Armband
Sicherung	– Schüler bearbeiten das Arbeitsblatt 5.4.	KV 5.4
Praxisteil	– Schüler teilen sich in drei Gruppen ein. „Gefühlememory“ (siehe Seite 54) *Anmerkung*: Für das Memory können zur Differenzierung entweder zweimal die Bildkarten der KV 5.5 kopiert werden, dann sucht man Bild-Bild-Pärchen, oder man kopiert einmal Bild- und einmal Wortkarten, dann sucht man passende Bild-Wort-Pärchen. **oder** – „Szenenspiel“ (siehe Seite 54) **oder** – „Schatzwächter“ (siehe Seite 54) **oder** – Eigene Gefühle interpretieren beim Aufeinandertreffen mit unterschiedlichen Typen. – Schüler werden in das Führen eines Gefühletagebuches eingewiesen.	 KV 5.5, 5.6 Augenbinde KV 5.7
Ausklang	Als „Gutes Gefühl“ bekommt jeder Schüler einen Schokoladenriegel o.Ä. – Ausklangritual (siehe Seite 23)	Schokoladenriegel

5

Ergänzungen zum Unterrichtsverlauf

Erläuterung zur „Pantomime“:
Jeweils ein Schüler bekommt ein Gefühl auf einer Wort-/Bildkarte oder ins Ohr geflüstert und soll dieses vorspielen. Die Mitschüler sollen erraten, welches Gefühl gerade vorgemacht wird.

Erläuterung zum Spiel „Gefühlememory“:
Jede Wort-Bildkarte zu einem Gefühl ist doppelt vorhanden. Die Schüler bekommen eine Wort-Bildkarte. Sie bewegen sich im Raum und sollen nur durch mimisches Darstellen ihren Partner, der die gleiche Gefühlskarte besitzt, wiederfinden.

Erläuterung zum Spiel „Schatzwächter“:
Die Schüler stehen in einem Kreis. Ein Schüler mit Augenbinde ist der Schatzwächter und steht in der Mitte des Kreises. Zu seinen Füßen liegt ein Schatz, den er bewachen muss. Er darf seine Hände aber nicht auf den Schatz legen. Seine Mitschüler versuchen, den Schatz zu stehlen.
Kommentar: Durch das Spiel „Schatzwächter“ werden sehr unterschiedliche Gefühle bei den Schülern ausgelöst, die reflektiert werden sollten.

Ideen für das Szenenspiel:
- Du bist Carolin. Du gehst mit deinem Freund zum Einkaufen. Er pfeift fortwährend anderen Mädchen hinterher. Wie verhältst du dich?
- Du bist Hubert. Du gehst mit deiner Freundin in die Disco. Deine Freundin tanzt ständig mit anderen Jungen. Was machst du?
- Du bist Anita. Du gehst mit deinem Freund ins Kino. Er nimmt noch eine Freundin mit und hält deine, wie auch ihre Hand. Wie gehst du mit der Situation um?

Anmerkungen zur Unterrichtseinheit

In vielen Stufen und Klassen wurde das Thema Gefühle sicherlich schon durchgenommen. In diesem Fall stellt die Unterrichtsstunde lediglich eine Wiederholung der Gefühle dar, die unterschiedlich ausführlich behandelt werden können. Schwerpunkt der Einheit ist die Eifersucht als Gefühl, welches häufig mit der Liebe in Zusammenhang steht.

Die Schüler können Gefühle meist nur sehr unkonkret wiedergeben, wie z. B. mit „gut“ und „schlecht“. Sie brauchen teilweise Hilfestellung, die auch durch pantomimisches Spiel der Lehrkraft gegeben werden kann. Auch um Gefühle nachahmen zu können, benötigen manche Schüler Anleitung und Beispiele. Viele Schüler finden sich dann aber ganz gut in ihre Rollen ein. Das Wort „Eifersucht“ ist manchen Schülern nicht geläufig, obwohl sie es selbst schon erfahren haben.

6. Unterrichtseinheit:

Jan und Julia küssen sich

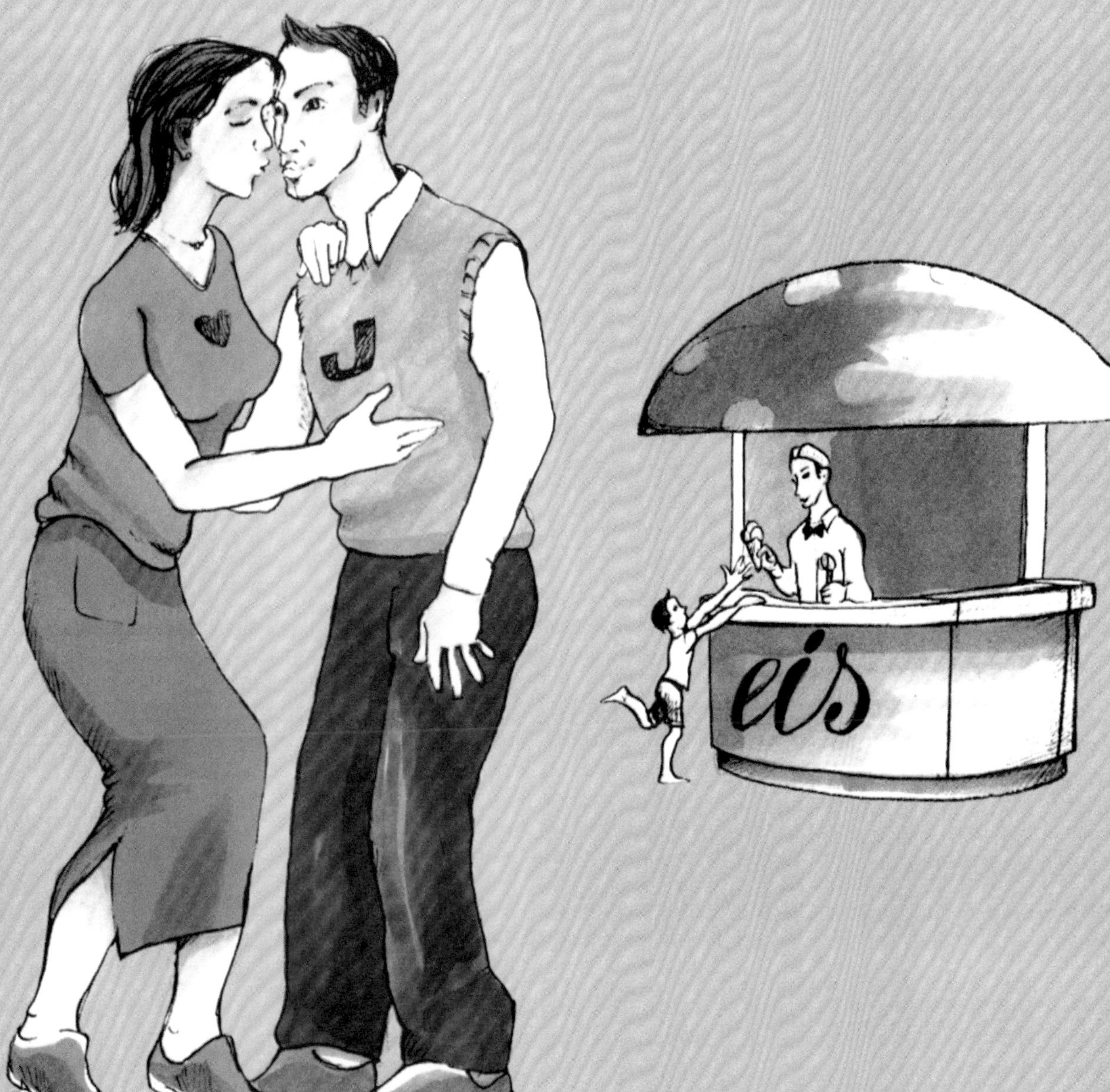

Thema: Wen küsse ich gerne?

Übersicht über die Kopiervorlagen im Downloadmaterial:

6.1 Titelbild
6.2 Lesetext
6.3 Arbeitsblatt: Ich küsse gerne …

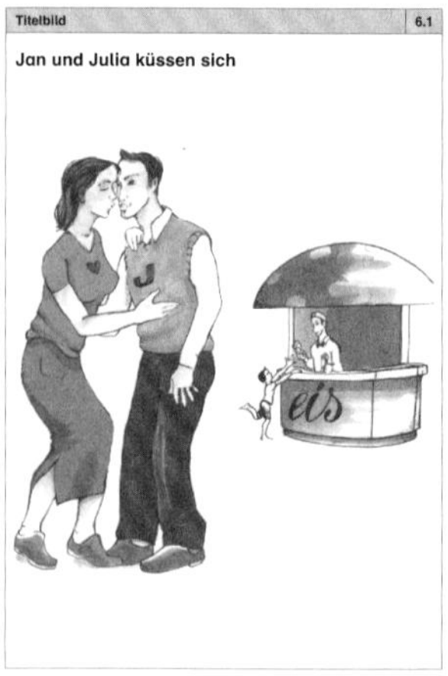
Titelbild | 6.1

Jan und Julia küssen sich

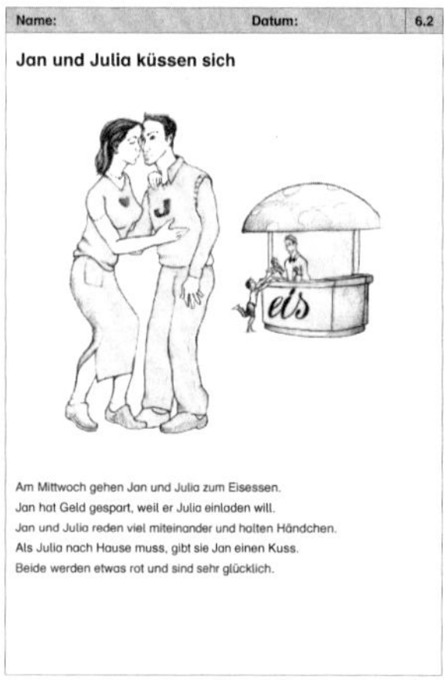
Name: | Datum: | 6.2

Jan und Julia küssen sich

Am Mittwoch gehen Jan und Julia zum Eisessen.
Jan hat Geld gespart, weil er Julia einladen will.
Jan und Julia reden viel miteinander und halten Händchen.
Als Julia nach Hause muss, gibt sie Jan einen Kuss.
Beide werden etwas rot und sind sehr glücklich.

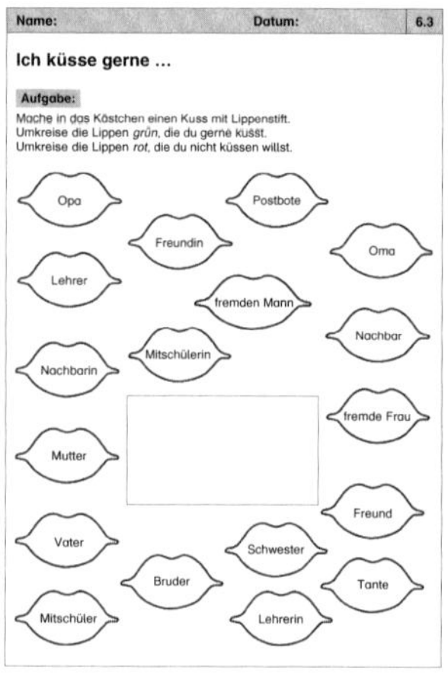
Name: | Datum: | 6.3

Ich küsse gerne …

Aufgabe:
Mache in das Kästchen einen Kuss mit Lippenstift.
Umkreise die Lippen *grün*, die du gerne küsst.
Umkreise die Lippen *rot*, die du nicht küssen willst.

Thema: Wen küsse ich gerne?

Benötigte Kopiervorlagen: 6.1–6.3

Phasen	Geplanter Unterrichtsverlauf	Medien
Einstieg	– Einstiegsritual (siehe Seite 22)	
Praxisteil	– Sensibilisierung der Lippen: Schüler bekommen nacheinander verschiedene Materialien und dürfen diese über die Lippen streichen, zwischen die Lippen nehmen und somit die Sensibilität der Lippen erfahren.	Marshmallows, Eiswürfel, Tasse Tee, Zwieback
Text-begegnung	– Bildinterpretation – Lesen des Textes – evtl. Rollenspiel	KV 6.1, 6.2, Schildkappe, Armband
Gesprächs-impuls	Fragen von der Lehrkraft: – „Wie kann man zu einem Kuss bzw. zum Küssen noch sagen?“ – „Wen hast du alles schon einmal geküsst?“ – „Wen küsst du am liebsten?“ – „Was war dein erster ‚richtiger‘ Kuss?“ – „Ist Küssen gefährlich?“ – „Kann man vom Küssen Kinder bekommen?“ – „Sind alle Küsse gleich?“ – „Was ist ein Zungenkuss?“ – „Was ist ein Knutschfleck?“ (evtl. am Arm ausprobieren)	
Spiel	– „Ratespiel“ (siehe unten) **oder** – Schüler bearbeiten das Arbeitsblatt 6.3.	KV 6.3, Lippenstift
Praxisteil	– Alle Schüler setzen sich in den Kreis. Mit dem Mund wird ein Blatt Papier oder ein Strohhalm weitergegeben.	Papier oder Strohhalm
Ausklang	– Schüler singen das Lied „Rote Lippen soll man küssen“ (siehe unten). – Ausklangritual (siehe Seite 23)	Lied

Ergänzungen zum Unterrichtsverlauf

Erläuterung zum „Ratespiel“:
Die Schüler bekommen ein Blatt und einen Lippenstift. Sie machen einen Kussabdruck in die Mitte des Blattes und merken sich diesen. Dann werden die Blätter eingesammelt. Die Schüler sollen nun erraten, wem welcher Kussmund gehört und beschreiben, woran sie ihren eigenen erkennen.
Kommentar: Nicht alle Schüler, vor allem die Jungen, möchten ihre Lippen mit Lippenstift anmalen. Das Ratespiel ist aber meist sehr motivierend, sodass spätestens bei einem zweiten Durchlauf gerne alle Schüler mitmachen.

Kommentar zum Spiel des Praxisteils: Das Weitergeben des Blattes mit dem Mund sollte von Seiten des Lehrers sehr überlegt und auf die Klasse abgestimmt eingesetzt werden, da es manchen Schülern sehr unangenehm ist, auf diese Art mit ihren Mitschülern in Kommunikation zu treten. Eine abgeschwächte Form dieser Übung stellt der Einsatz des Strohhalms dar.

Lied: Zum Abschluss kann man passend zum Thema den Oldie „Rote Lippen soll man küssen“ singen. Den Text findet man in älteren Songbooks oder im Internet (Stichwortsuche).

Literaturhinweise, Bezugsquellen für weitere Medien

Kostenlose Arbeitsmaterialien: Firmen wie z. B. Nivea und Loréal verschicken teilweise Probepackungen zu Kosmetikartikeln.

7. Unterrichtseinheit:

Jan und Julia sind zärtlich zueinander

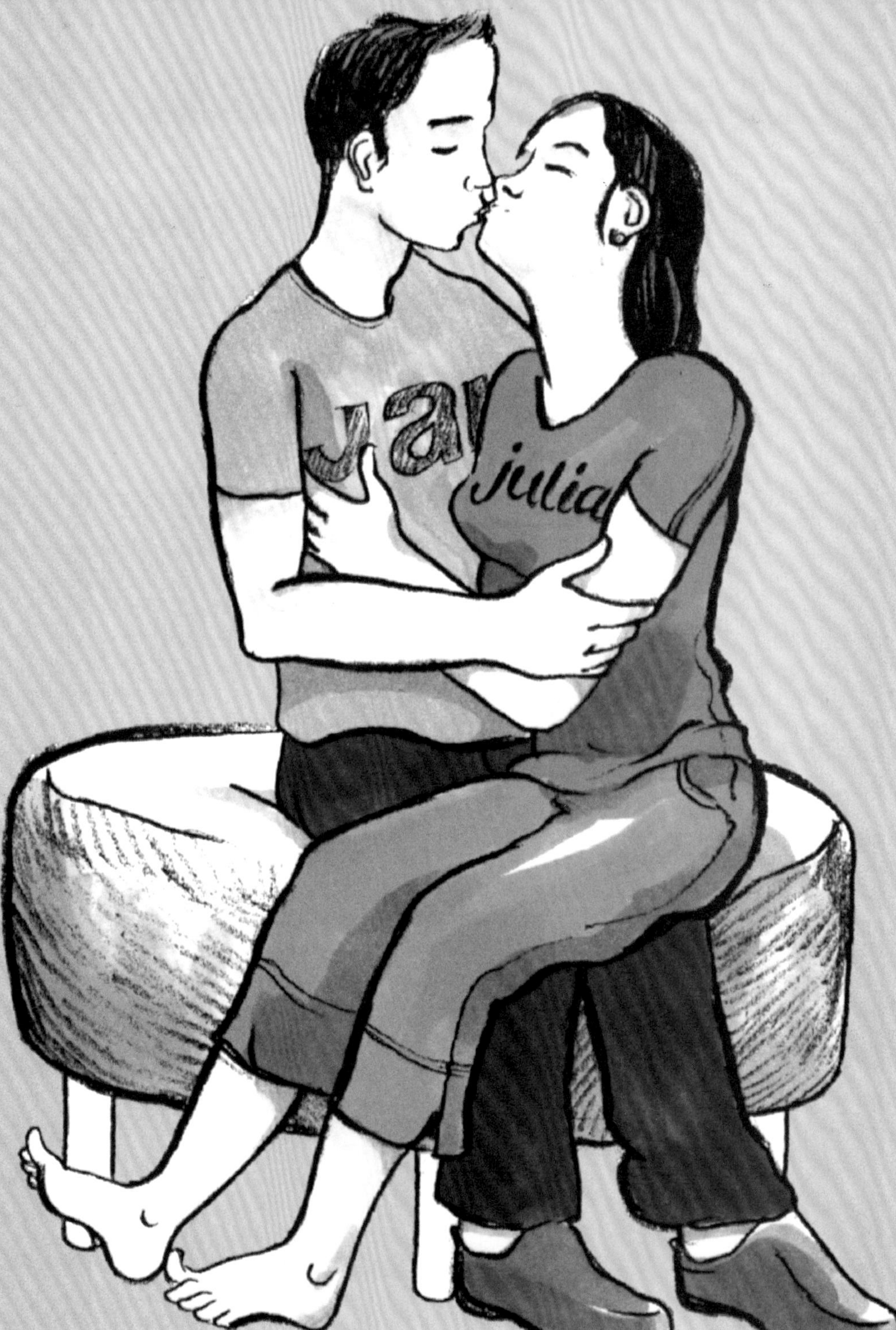

1. Thema: Mein Traumpartner

2. Thema: Sagen und zeigen, dass ich den anderen mag

Übersicht über die Kopiervorlagen im Downloadmaterial:

7.1 Titelbild
7.2 Lesetext
7.3 Arbeitsblatt: Mein Traummann
7.4 Arbeitsblatt: Meine Traumfrau
7.5 Bildvorlage: Würfelbilder

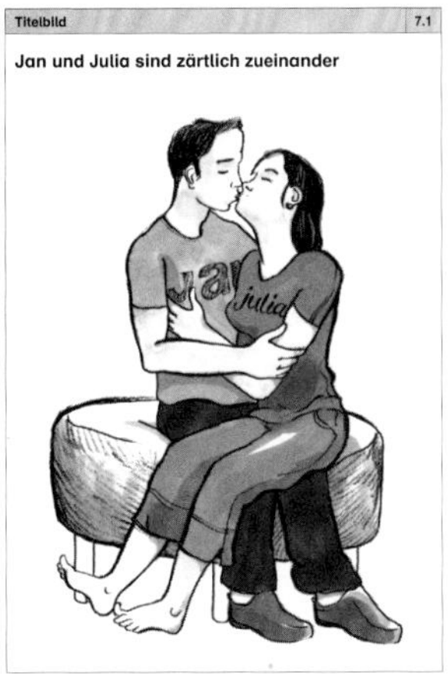

Titelbild 7.1

Jan und Julia sind zärtlich zueinander

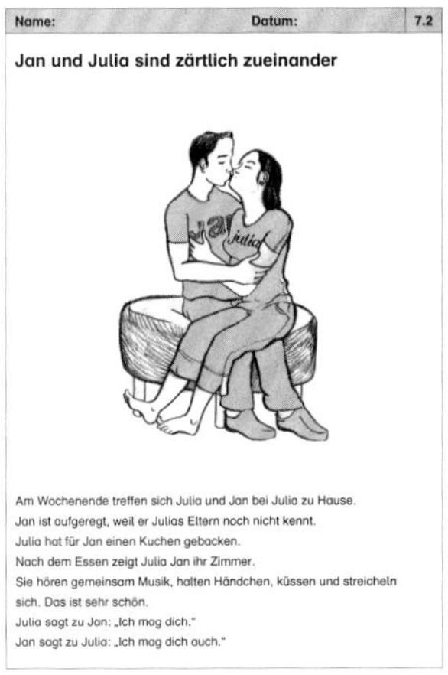

Name: Datum: 7.2

Jan und Julia sind zärtlich zueinander

Am Wochenende treffen sich Julia und Jan bei Julia zu Hause.
Jan ist aufgeregt, weil er Julias Eltern noch nicht kennt.
Julia hat für Jan einen Kuchen gebacken.
Nach dem Essen zeigt Julia Jan ihr Zimmer.
Sie hören gemeinsam Musik, halten Händchen, küssen und streicheln sich. Das ist sehr schön.
Julia sagt zu Jan: „Ich mag dich."
Jan sagt zu Julia: „Ich mag dich auch."

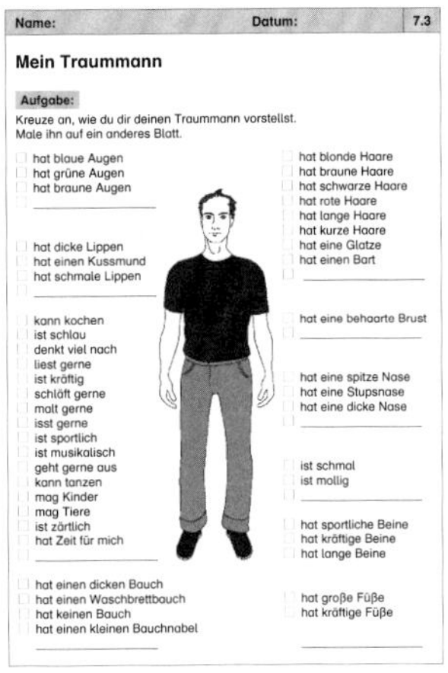

Name: Datum: 7.3

Mein Traummann

Aufgabe:
Kreuze an, wie du dir deinen Traummann vorstellst.
Male ihn auf ein anderes Blatt.

- hat blaue Augen
- hat grüne Augen
- hat braune Augen
- ______
- hat dicke Lippen
- hat einen Kussmund
- hat schmale Lippen
- ______
- kann kochen
- ist schlau
- denkt viel nach
- liest gerne
- ist kräftig
- schläft gerne
- malt gerne
- isst gerne
- ist sportlich
- ist musikalisch
- geht gerne aus
- kann tanzen
- mag Kinder
- mag Tiere
- ist zärtlich
- hat Zeit für mich
- ______
- hat einen dicken Bauch
- hat einen Waschbrettbauch
- hat keinen Bauch
- hat einen kleinen Bauchnabel
- ______
- hat blonde Haare
- hat braune Haare
- hat schwarze Haare
- hat rote Haare
- hat lange Haare
- hat kurze Haare
- hat eine Glatze
- hat einen Bart
- ______
- hat eine behaarte Brust
- ______
- hat eine spitze Nase
- hat eine Stupsnase
- hat eine dicke Nase
- ______
- ist schmal
- ist mollig
- ______
- hat sportliche Beine
- hat kräftige Beine
- hat lange Beine
- hat große Füße
- hat kräftige Füße
- ______

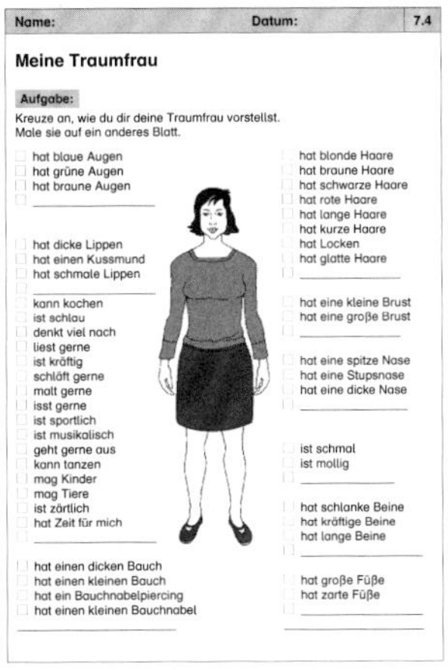

Name: Datum: 7.4

Meine Traumfrau

Aufgabe:
Kreuze an, wie du dir deine Traumfrau vorstellst.
Male sie auf ein anderes Blatt.

- hat blaue Augen
- hat grüne Augen
- hat braune Augen
- ______
- hat dicke Lippen
- hat einen Kussmund
- hat schmale Lippen
- ______
- kann kochen
- ist schlau
- denkt viel nach
- liest gerne
- ist kräftig
- schläft gerne
- malt gerne
- isst gerne
- ist sportlich
- ist musikalisch
- geht gerne aus
- kann tanzen
- mag Kinder
- mag Tiere
- ist zärtlich
- hat Zeit für mich
- ______
- hat einen dicken Bauch
- hat einen kleinen Bauch
- hat ein Bauchnabelpiercing
- hat einen kleinen Bauchnabel
- ______
- hat blonde Haare
- hat braune Haare
- hat schwarze Haare
- hat rote Haare
- hat lange Haare
- hat kurze Haare
- hat Locken
- hat glatte Haare
- ______
- hat eine kleine Brust
- hat eine große Brust
- ______
- hat eine spitze Nase
- hat eine Stupsnase
- hat eine dicke Nase
- ______
- ist schmal
- ist mollig
- ______
- hat schlanke Beine
- hat kräftige Beine
- hat lange Beine
- ______
- hat große Füße
- hat zarte Füße
- ______

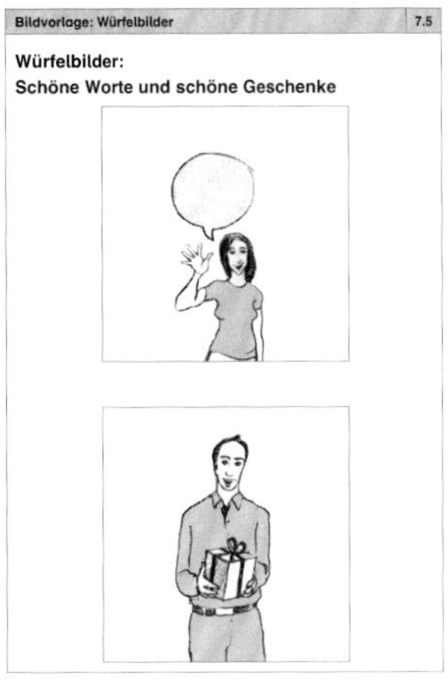

Bildvorlage: Würfelbilder 7.5

Würfelbilder:
Schöne Worte und schöne Geschenke

1. Thema: Mein Traumpartner

Benötigte Kopiervorlagen: 7.1–7.4

Phasen	Geplanter Unterrichtsverlauf	Medien
Einstieg	– Einstiegsritual (siehe Seite 22)	
Praxisteil	– „Wettermassage" (siehe unten) mit Rollenwechsel	
Textbegegnung	– Bildinterpretation – Lesen des Textes	KV 7.1, 7.2
Theorieteil	– Kontaktanzeigen aus der Zeitung lesen oder Text „Mein Traumpartner/Meine Traumpartnerin" (siehe unten) vorlesen. – Schüler überlegen sich, wie ihr Traumpartner aussehen könnte und welche Charaktereigenschaften er haben soll. – Antworten werden an die Tafel geschrieben.	Kontaktanzeigen aus der Zeitung
Praxisteil	– Schüler bearbeiten das Arbeitsblatt 7.3 bzw. 7.4.	KV 7.3, 7.4
Sicherung	– In der Mitte des Raums liegen ausgeschnittene Personenteile und die erarbeiteten Eigenschaftsbegriffe. Schüler dürfen sich (in Gruppen- oder Einzelarbeit) aus den Teilen eine/n eigene/n Traumfrau/Traummann zusammenkleben bzw. malen und einzelne Eigenschaften dazu schreiben. **oder** – Schreiben einer Kontaktanzeige.	Zeitschriften
Ausklang	– Filmausschnitt zum Küssen (siehe Seite 61). – Ausklangritual (siehe Seite 23)	

Ergänzungen zum Unterrichtsverlauf

Erläuterungen zur „Wettermassage":
Die Schüler suchen sich paarweise im Raum einen Platz (auch im Stuhlkreis möglich oder als Sitzreihe). Einer der Schüler beugt seinen Oberkörper nach vorn, der andere massiert seinen Vordermann nach der Anweisung der Lehrkraft, die in etwa folgendermaßen lauten kann:
In der Früh geht die Sonne langsam auf (die Hände streichen ausgehend vom Becken über den ganzen Rücken). Es wird richtig warm (schnelles Streichen über den Rücken, sodass dieser schön warm wird). Plötzlich ziehen Wolken auf (die Hände werden am Rand aufgesetzt und fahren quer darüber). Da beginnt es zu tröpfeln (die Finger einzeln nacheinander auf den Rücken trommeln lassen), es regnet und hagelt (fester klopfen, mit Fäusten leicht trommeln). Doch der Hagel hört bald wieder auf, es regnet, es tröpfelt. Nach und nach ziehen die Wolken weg und die Sonne kommt zum Vorschein, sodass es wieder richtig warm wird.

Text „Mein Traumpartner":
Ich wünsche mir einen Jungen zum Anlehnen, vielleicht mit grünen Augen und braunen Haaren. Er soll klug sein. Er soll Zeit für mich haben und gerne mit mir etwas unternehmen. Er soll humorvoll sein und ein guter Gesprächspartner. Ich möchte mit ihm ins Kino und in die Disco gehen und so die Nacht zum Tag machen. Ich wünsche mir einen treuen und zuverlässigen Freund, mit dem ich durch dick und dünn gehen kann.

Text „Meine Traumpartnerin":
Ich wünsche mir ein gut aussehendes Mädchen in meinem Alter. Sie soll vielseitig interessiert sein und gerne Sport treiben. Tiere soll sie mindestens genauso gerne mögen wie ich. Sie soll gut kochen können und sich ganz besonders, wenn ich krank bin, um mich kümmern. Ich wünsche mir eine ehrliche Freundin, der ich vertrauen kann.

Kommentar: Meist haben die Schüler recht konkrete Vorstellungen, wie ihr Traumpartner bzw. ihre Traumpartnerin auszusehen hat.

Literaturhinweise, Bezugsquellen für weitere Medien

Es kann eine Kussszene aus einem Liebesfilm, einer Soap-Opera oder dem Internet gezeigt werden.

2. Thema: Sagen und zeigen, dass ich den anderen mag

Benötigte Kopiervorlagen: 6.2, 7.2, 7.5

Phasen	Geplanter Unterrichtsverlauf	Medien
Einstieg	– Einstiegsritual (siehe Seite 22)	
Theorieteil	– Lehrkraft wiederholt mit den Schülern, welches kleine Geschenk Jan Julia gemacht hat (Einladung zum Eis; 6. Unterrichtseinheit) und welches Geschenk Julia Jan gemacht hat (Kuchen; 7. Unterrichtseinheit). – Kartenabfrage oder Mindmap: Die Schüler überlegen sich mögliche Geschenke für den Freund oder die Freundin. Sie schreiben jeweils eine Idee auf einen Zettel und hängen diesen an die Tafel. – Schüler überlegen sich, ob alle Geschenkideen sinnvoll sind und hängen die weniger sinnvollen bzw. zu teuren Geschenkideen ab. – Lehrkraft bekräftigt, dass es nicht wichtig ist, dem Partner riesige Geschenke zu machen, sondern dass eine kleine evtl. selbst gebastelte Anerkennung und ein liebes Wort oft schöner sind als ein großes Geschenk.	Lesetexte der 6. und 7. Unterrichtseinheiten (KV 6.2, 7.2) Zettel oder KV 20.1
Übung	– „Blind führen“ (siehe Seite 62) mit Rollenwechsel. – Lehrkraft weist darauf hin, dass zu einer guten Beziehung das gegenseitige Vertrauen gehört.	Augenbinden
Theorieteil	– Schüler überlegen sich mögliche Sätze, die dem Freund oder der Freundin als Liebesbekundung gesagt werden können. Sie schreiben jeweils eine Idee auf einen Zettel und hängen diesen an die Tafel. – Schüler überlegen sich wieder, ob alle Sätze sinnvoll sind und hängen die weniger sinnvollen Sätze ab.	Zettel
Übung	– „Würfeln“ (siehe Seite 62) **oder** – Vertrauensübung „Sich fallen lassen“ (siehe Seite 62) **oder** – Vertrauensübung „Getragen werden“ (siehe Seite 62)	KV 7.5
Ausklang	– Lehrkraft liest Geschichte „Der Geburtstag“ aus dem Buch „Gefühle sind wie Farben“ (siehe Seite 62) vor. – Es erfolgt eine gemeinsame Nachbesprechung. – Ausklangritual (siehe Seite 23)	Buch

Ergänzungen zum Unterrichtsverlauf

Erläuterung zum Spiel „Blind führen“:
Die Schüler dürfen sich einen Partner suchen. Einer der beiden bekommt eine Augenbinde, die er anzieht. Der andere soll seinen blinden Partner vorsichtig führen, der „Blinde“ soll versuchen, seinem führenden Partner zu vertrauen.

Erläuterung zum Spiel „Würfeln“:
Ein großer (Schaumstoff-)Würfel, auf dem auf einer Seite statt der Zahl ein Bild mit einem Geschenk und auf der anderen Seite eine Person mit Sprechblase aufgeklebt ist (siehe KV 7.7), wird von den Schülern geworfen. Wenn die Schüler das Bild „Geschenk“ würfeln, sollen sie sich ein Geschenk überlegen, das sie ihrem Freund/ihrer Freundin schenken würden. Bei der Person mit der Sprechblase sollen die Schüler sich überlegen, was sie Nettes zu ihrem Freund/ihrer Freundin sagen würden. Wenn die Schüler eine Zahl würfeln, geben sie den Würfel im Kreis weiter.
Kommentar: Das Würfelspiel kann durch die bestehenden Antworten an der Tafel unterstützt werden.

Erläuterung zur Vertrauensübung „Sich fallen lassen“:
Die Schüler stehen in einem engen Kreis. Ein Schüler stellt sich in die Kreismitte und macht sich ganz steif. Er lässt sich nach hinten oder vorne fallen. Seine Mitschüler fangen ihn sanft auf und schubsen ihn vorsichtig weiter. Wichtig ist, dass der Schüler in der Mitte tatsächlich seinen Mitschülern vertraut und sich ganz steif macht.
Steigerung: Ein Schüler lässt sich vorwärts aus dem Stand mit geschlossenen Augen von einem Tisch auf die waagerecht ausgestreckten Arme seiner Mitschüler fallen, die unter ihm in Gassenaufstellung stehen.
Kommentar: Die Vertrauensübung sollte gut auf die Klasse abgestimmt werden. Der Einbezug von körperbehinderten Schülern muss mitbedacht werden.

Erläuterung zur Vertrauensübung „Getragen werden“:
Ein Schüler lässt sich freiwillig von den Mitschülern in einer Decke oder auf deren Händen durch den Raum tragen. Es sollte dabei auf Ruhe und eine angenehme Stimmung geachtet werden. Der Schüler darf anschließend sein Befinden artikulieren.

Anmerkungen zur Unterrichtseinheit

Die Lehrkraft sollte bei den Ideensammlungen bzw. bei der Auswertung teilweise lenkend eingreifen und den Schülern ein realistisches Bild vermitteln.

Literaturhinweise, Bezugsquellen für weitere Medien

Aliki: Gefühle sind wie Farben. Weinheim/Basel 1994, S. 26f.
Kommentar: Die Geschichte „Der Geburtstag“ aus dem Buch „Gefühle sind wie Farben“ handelt von angepasstem und unangepasstem Verhalten einiger Kinder bei einem Kindergeburtstag. Im Mittelpunkt der Geschichte steht die Gefühlslage und die Anerkennung eines Kindes, das ein Geschenk selbst gebastelt hat.

8. Unterrichtseinheit:

Ich mag das nicht!

8

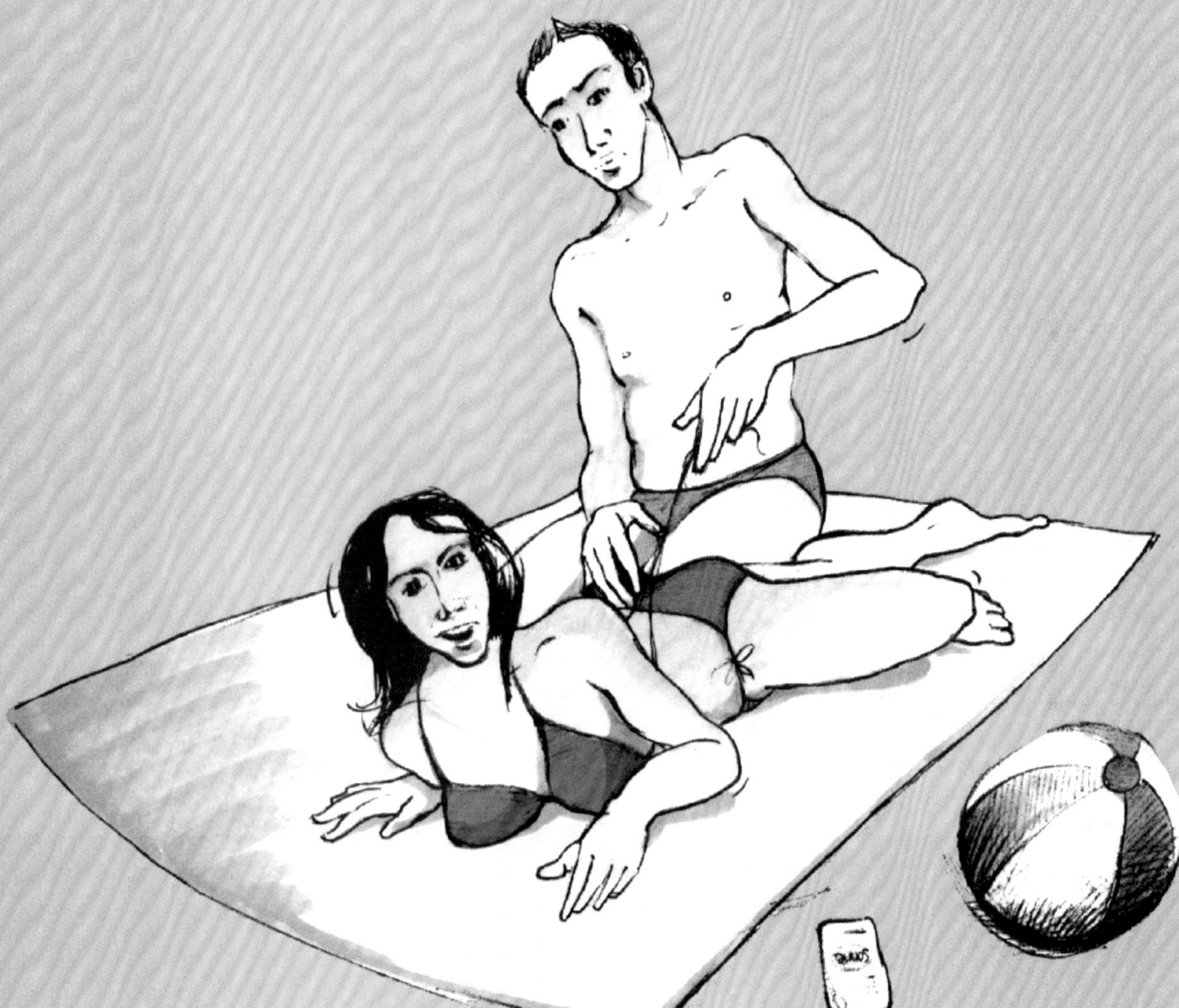

Thema: Wünsche äußern und Wünsche anderer respektieren

Übersicht über die Kopiervorlagen im Downloadmaterial:

8

8.1 Titelbild
8.2 Lesetext
8.3 Arbeitsblatt: NEIN!

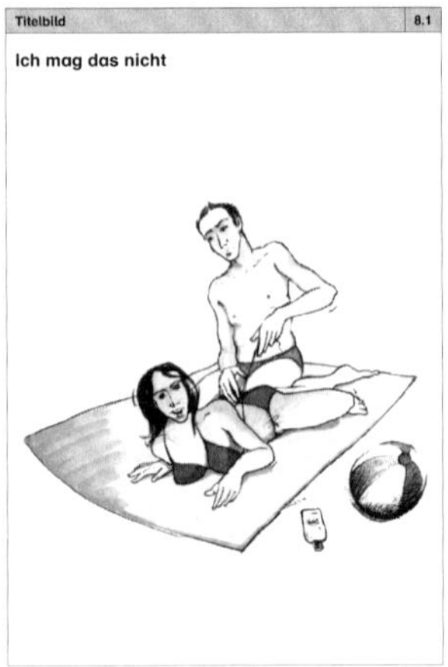

Titelbild | 8.1

Ich mag das nicht

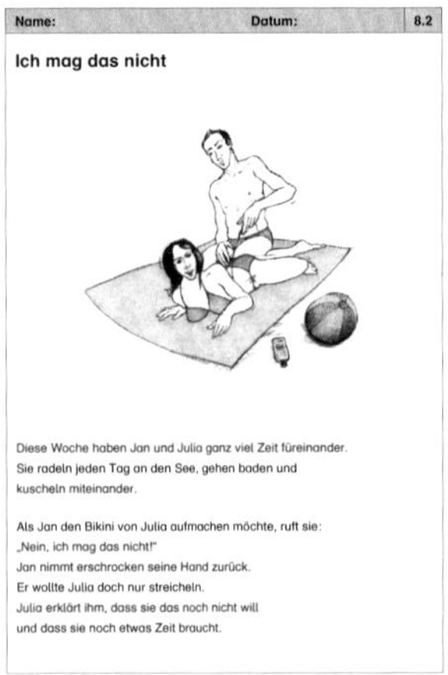

Name: Datum: | 8.2

Ich mag das nicht

Diese Woche haben Jan und Julia ganz viel Zeit füreinander.
Sie radeln jeden Tag an den See, gehen baden und kuscheln miteinander.

Als Jan den Bikini von Julia aufmachen möchte, ruft sie:
„Nein, ich mag das nicht!"
Jan nimmt erschrocken seine Hand zurück.
Er wollte Julia doch nur streicheln.
Julia erklärt ihm, dass sie das noch nicht will
und dass sie noch etwas Zeit braucht.

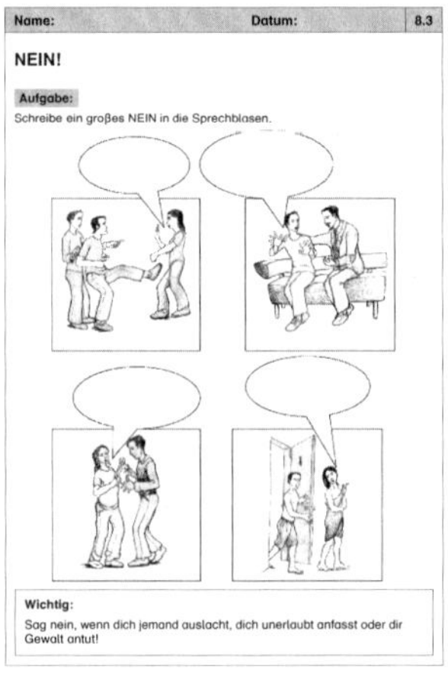

Name: Datum: | 8.3

NEIN!

Aufgabe:
Schreibe ein großes NEIN in die Sprechblasen.

Wichtig:
Sag nein, wenn dich jemand auslacht, dich unerlaubt anfasst oder dir Gewalt antut!

Wissenswerte Anmerkungen zu sexueller Gewalt:
Sexuelle Gewalt bei Menschen mit Behinderung ist keine Seltenheit. Laut einer Untersuchung, die in den Niederlanden bei Menschen mit einer geistigen Behinderung durchgeführt wurde, wurden 1,2 % aller Untersuchten Opfer sexuellen Missbrauchs. Bei 1,3 % besteht der Verdacht auf sexuellen Missbrauch. Vier Fünftel der Opfer sind weiblichen Geschlechts. Die Täter sind vorwiegend männlich (vgl. Van Berlo zitiert nach Bosch S. 148). Eine (wenn eigentlich auch verbotene) Sterilisation scheint die Opferrate noch negativ zu beeinflussen.
Literatur: Bosch, Erik: Sexualität und Beziehungen bei Menschen mit einer geistigen Behinderung. Tübingen. [2]2006.

Thema: Wünsche äußern und Wünsche anderer respektieren

Benötigte Kopiervorlagen: 8.1–8.4

Phasen	Geplanter Unterrichtsverlauf	Medien
Einstieg	– Einstiegsritual (siehe Seite 22) – Wiederholung der unterschiedlichen Gefühle	
Praxisteil	– „Die Burg" (siehe unten) und Nachbesprechung **oder** – „Halt!" (siehe unten) und Nachbesprechung	
Text-begegnung	– Bildinterpretation – Lesen des Textes – Gesprächsimpulse: • „Warum mag Julia das nicht?" • „Was meint sie damit, dass sie noch Zeit braucht?" • „Hat Jan etwas falsch gemacht?" • „Was kann Jan jetzt machen?" • „Wie reagiert Jan?" • „Wie würdest du an Jans, wie an Julias Stelle reagieren?" – Schüler überlegen sich, welche Berührungen sie nicht mögen und welche sie gerne mögen und von welchen Personen sie gerne und von welchen nicht gerne berührt werden.	KV 8.1, 8.2
Theorieteil	– Lehrkraft liest die Geschichte „Jenny sagt Nein" vor (siehe Literaturhinweise, Seite 66). Interpretation der Geschichte. **oder** – Schüler bearbeiten das Arbeitsblatt 8.3.	Geschichte KV 8.3
Praxisteil	– „Nein-Schreien" (siehe Seite 66); Lehrkraft erklärt Spiel. Schüler überlegen, wie sie einem anderen sagen können, dass sie etwas nicht wollen. **oder** – „Gummizelle" (siehe Seite 66)	Trillerpfeife
Ausklang	– Ausklangritual (siehe Seite 23)	

Ergänzungen zum Unterrichtsverlauf

Erläuterung zum Spiel „Die Burg":
Alle Schüler bis auf einen bilden einen Kreis in der Raummitte (Burg). Der einzelne Schüler muss sich von außen einen „Zaubertürgriff" – eine Handlung (streicheln, zwicken, schlagen, küssen, stupsen, u.ä.) – überlegen und so bei einem „Tor" der Burg Einlass erbeten. Der Schüler, der einen Torpfosten bildet, sagt, wenn die Berührung angenehm ist: „Das war fein, du darfst rein!" Die beiden Schüler tauschen die Plätze. Wenn die Berührung unangenehm ist, sagt der Schüler: „Nein, nein, nein, lass das sein, du darfst nicht rein!" und schickt den Schüler von außen weiter um die Burg herum zu einem neuen Tor.
Kommentar: Das Spiel „Die Burg" funktioniert unterschiedlich gut, da es darauf ankommt, inwieweit die Schüler bereit sind mitzuspielen und tatsächlich schöne Gefühle als solche zulassen. Manche Schüler sind aber sehr kreativ und überlegen sich unterschiedliche Eintrittsweisen.

Erläuterung zum Spiel „Halt":
Die Schüler stehen sich in zwei Reihen gegenüber. Jeder hat seinen fest zugeordneten Partner. Die Schüler der einen Reihe laufen los. Jeder Schüler der anderen Reihe ruft „Halt!", wenn er meint, dass sein Partner nahe genug bei ihm ist und er eine geringere Distanz nicht mehr als angenehm empfindet. Der zweite Partner bleibt stehen. Anschließend erfolgt ein Rollentausch.
Kommentar: Beim Spiel „Halt!" müssen die Schüler nicht so sehr aus sich herausgehen und erfahren trotzdem, dass sie ihre persönliche Distanz haben und dass jeder seine individuelle Distanz braucht.

Erläuterung zum Spiel „Nein-Schreien":
Die Hälfte der Schüler steht in einer Linie, die andere gegenüber. Der Lehrer kann das Spiel folgendermaßen einführen: „Stell dir vor, dein Partner auf der Wandseite will dich küssen, obwohl du das gar nicht magst. Wie sagst du es dem anderen? Ihr dürft es sagen oder den anderen auch anschreien, der Partner auf der Wandseite gibt erst dann auf, wenn ich pfeife." Später Seitenwechsel beziehungsweise Rollentausch mit anderer Thesenstellung, z. B. grabschen, streicheln, auf den Po hauen, ...
Eine abgeschwächte Variante wäre, dass die Schüler sich Gedanken über Situationen machen, in denen sie sich nicht wohl gefühlt haben. Die Schüler sollen sich dann im Raum bewegen und z. B. „Nein", „Lass das" oder „Hau ab" schreien und stampfen oder gegen die Wand treten.
Nach dem Spiel sollten sich die Schüler in Kreisaufstellung die Hand geben und sich vergewissern, dass alles nur ein Spiel war.
Kommentar: Das Spiel „Nein-Schreien" steigert den Lärmpegel in der Klasse enorm, wird aber von den Schülern gerne gespielt. Manche Schüler müssen allerdings aus der Reserve gelockt werden. Wichtig ist, dass kein unterschwelliger Streit aufkommt, der in diesem Rahmen offiziell ausgelebt werden darf.

Erläuterung zum Spiel „Gummizelle":
Dieses Spiel soll vor allem das Durchsetzungsvermögen schulen. Es kann mit 3–4 Matten in der Turnhalle gespielt werden, welche von den Schülern in einer geschlossenen Form gehalten werden, oder im Klassenzimmer, wobei die Schüler sich ganz eng, Schulter an Schulter, stellen müssen. Ein Schüler versucht, von innen nach außen zu kommen, die Mitschüler versuchen, ihn durch ihren engen Zusammenschluss daran zu hindern. Im Klassenzimmer, wenn die Schüler den Wall darstellen, kann auch von außen nach innen vorgegangen werden, wobei die Schüler, soweit es ihnen gelingt in den Kreis zu kommen, das Gefühl der Enge und Beklemmtheit intensiver erfahren.
Kommentar: Beim Spiel „Gummizelle" müssen sich die Schüler sehr anstrengen, um in oder aus dem Kreis zu gelangen. Besonders beklemmend ist das Eingeschlossensein im Kreis. Den Schülern kann somit erfahrbar gemacht werden, dass sie das nicht mögen, bzw. es kann die Notwendigkeit aufgezeigt werden, dass sie sich dann befreien sollen und können. Als „Schlüssel" kann z. B. vereinbart werden, dass bei einem Schrei wie „Nein" sich der Kreis öffnet und der Schüler aus seiner unangenehmen Situation befreit wird.

Anmerkungen zur Unterrichtseinheit

Das sogenannte „Nein-Sagen" ist ein wichtiger Bereich der Sexualerziehung, um zum einen sich selbst, seinen und den Wünschen anderer mit Respekt zu begegnen und zum anderen, um sexueller Gewalt vorzubeugen. Diese Unterrichtseinheit sollte vor allem bei jüngeren Schülern ausführlicher behandelt werden. Ergänzend kann das Thema „gute und schlechte Geheimnisse" erarbeitet werden. Auf dem Markt gibt es viel Literatur, mit der diese Unterrichtseinheit ergänzt werden kann.

Insbesondere bei dieser Unterrichtseinheit sollten alle Spiele mit den Schülern nachbesprochen und die Gefühle herausgearbeitet werden.

Literaturhinweise, Bezugsquellen für weitere Medien

- Wolters, D./Braun, G.: Das große und das kleine NEIN. Mühlheim 1991.
  Inhalt der Geschichte:
  Ein NEIN sitzt auf einer Bank und isst Schokolade. Unterschiedliche Personen kommen vorbei und setzen sich auf die Bank oder essen von der Schokolade, obwohl das NEIN immer sagt, dass es das nicht möchte. Es sagt dies aber so leise, dass es nicht gehört wird, bis es schließlich zu sehr belästigt wird, aufsteht und wirklich zu brüllen anfängt. So wird das kleine NEIN zum großen NEIN, das von allen gehört und respektiert wird.
- Aktion Jugendschutz (ajs): Griffel, R.: Jenny sagt „Nein". Stuttgart 1999, 12 Seiten.
  Günstig zu beziehen über die Landesarbeitsstelle Baden-Württemberg, Staffelbergstr. 44, 70184 Stuttgart, Tel.: 0711/23737-0. Auch weitere Medien sind hier kostengünstig zu erwerben.
  Inhalt der Geschichte:
  Anhand ihrer Katze erfährt Jenny, dass jeder sowohl Streicheleinheiten wie auch seinen Freiraum braucht. Als Freunde der Familie kommen, merkt Jenny, dass es schwierig sein kann, sich selbst diesen Freiraum zu verschaffen, wenn die anderen einem nicht distanziert genug begegnen. Jenny macht gerne Ausflüge mit ihrem Cousin, der sich allmählich an sie heranmachen möchte. Er versucht, sie zu überzeugen, dass dies ihr gemeinsames Geheimnis bleiben soll. Jenny wirft ihn aber raus.

- Wolters, D./Braun, G.: Melanie und Tante Knuddel. Köln 2006.
  Inhalt der Geschichte:
  Melanie will nicht immer von ihrer Tante geknuddelt werden und dieses Mal sagt sie ihr das ganz deutlich. Durch diese Geschichte sollen Kinder ermutigt werden, ihre Gefühle zu äußern. (ab 5 Jahren)
- Braun, G.: Ich sag Nein: Arbeitsmaterialien gegen den sexuellen Missbrauch an Mädchen und Jungen. Arbeitsmaterialien für Kindergarten und Grundschule. Mühlheim 1999.
- Wildwasser e. V.: Anna ist richtig wichtig. Ein Bilder- und Vorlesebuch für Mädchen über sexuelle Gewalt. Köln 2007.
- Gerdtz, M.: Auch wir dürfen NEIN sagen! Sexueller Missbrauch von Kindern mit einer geistigen Behinderung. Eine Handreichung zur Prävention. Heidelberg 2005.
- Blattmann, S./Hansen, G.: Ich bin doch keine Zuckermaus. Neinsagegeschichten und Lieder. Köln 1994.
- Pro Familia: Mein Körper gehört mir! 2009.
- Nelson, M./Hessel, J.: Gut, dass ich es gesagt habe. 1993.
- Wachten, O.: Heimlich ist mir unheimlich. Köln 1993.

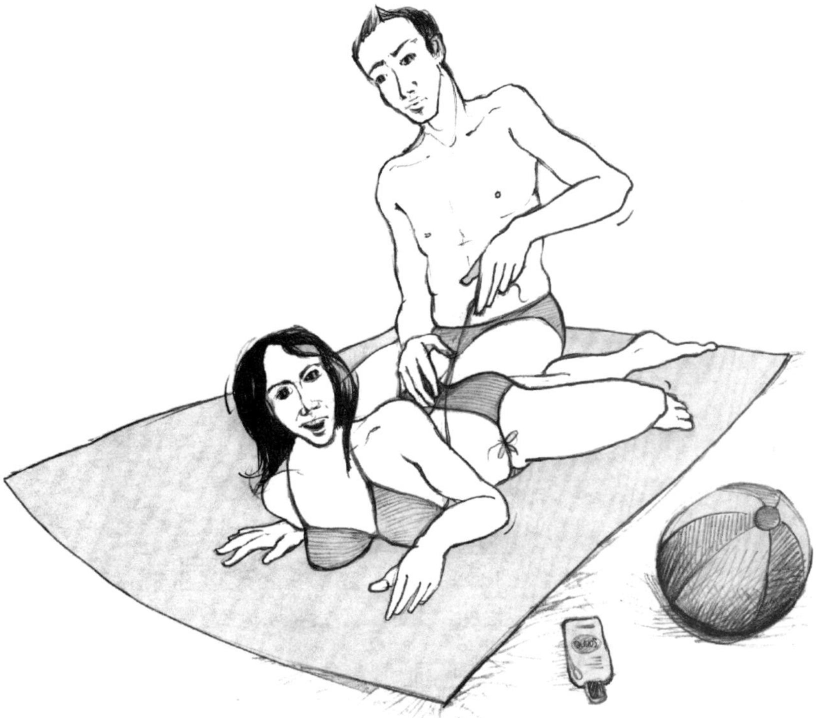

9 9. Unterrichtseinheit:

Jan befriedigt sich selbst

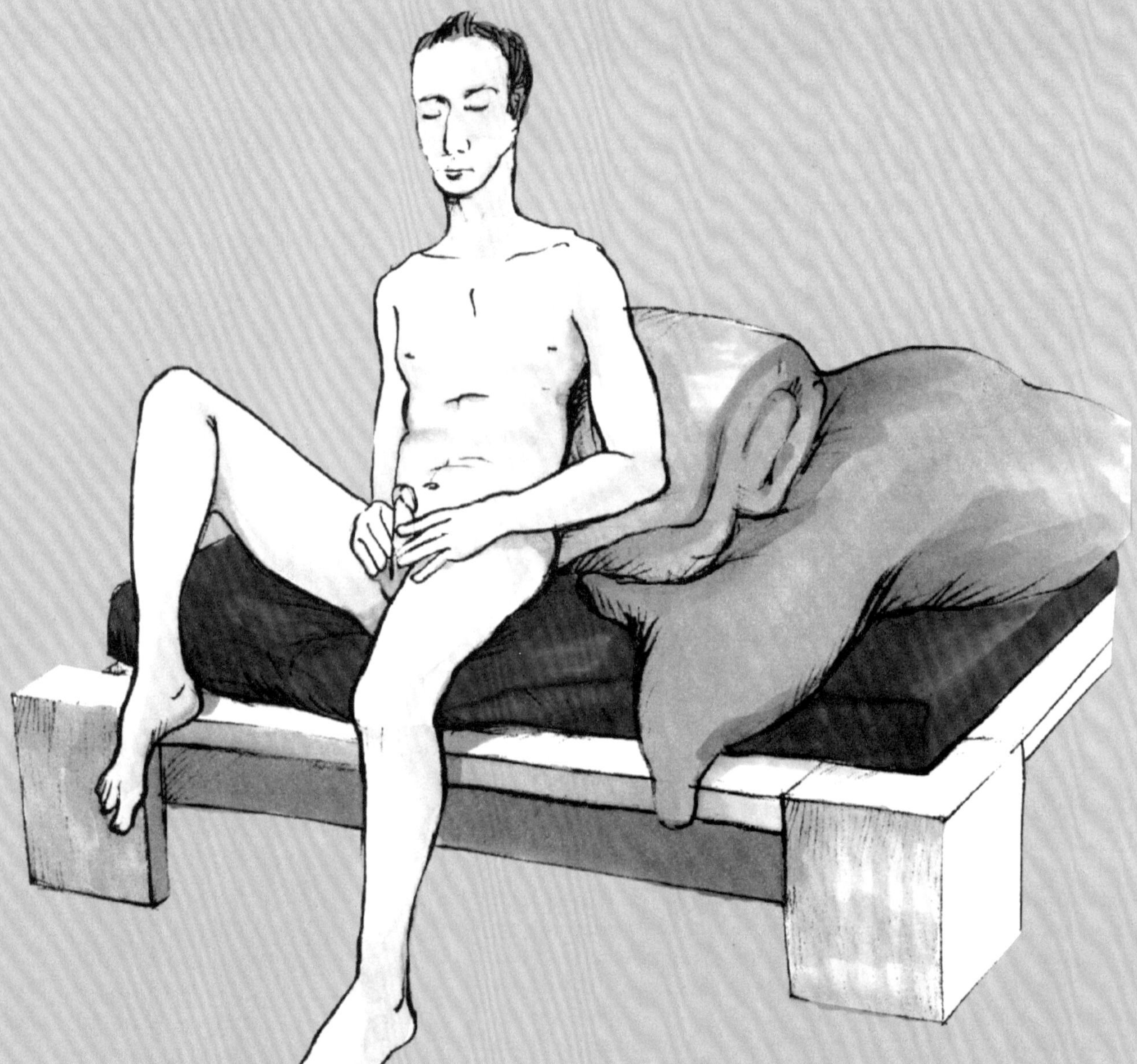

1. Thema: Geschlechtsmerkmale des Mannes
2. Thema: Selbstbefriedigung
3. Thema: Körperwahrnehmung und Körperumriss

Übersicht über die Kopiervorlagen im Downloadmaterial:

9

9.1 Titelbild
9.2 Lesetext
9.3 Arbeitsblatt: Die Geschlechtsmerkmale des Mannes
9.4 Arbeitsblatt: Die Geschlechtsmerkmale des Mannes
9.5 Arbeitsblatt: Erklärung zu den männlichen Geschlechtsmerkmalen
9.6 Arbeitsblatt: Jan befriedigt sich selbst
9.7 Arbeitsblatt: Jan befriedigt sich selbst (Bilder)

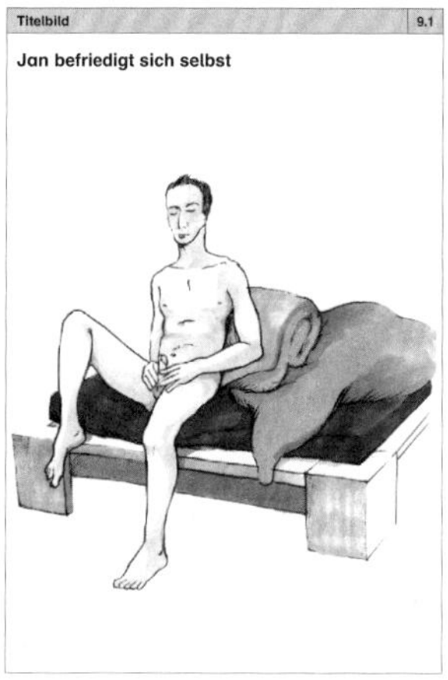
Titelbild | 9.1

Jan befriedigt sich selbst

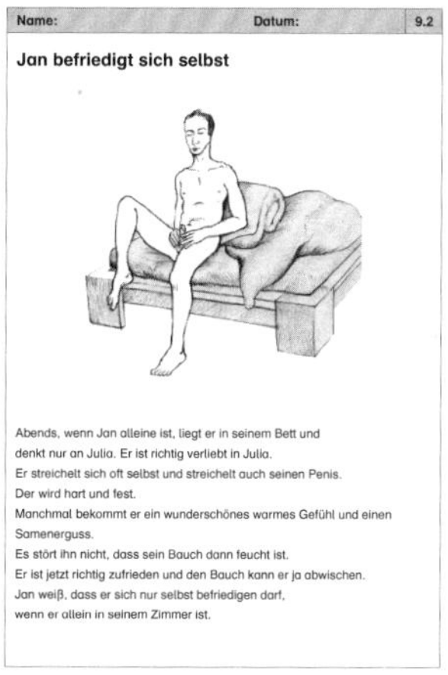
Name: | Datum: | 9.2

Jan befriedigt sich selbst

Abends, wenn Jan alleine ist, liegt er in seinem Bett und denkt nur an Julia. Er ist richtig verliebt in Julia.
Er streichelt sich oft selbst und streichelt auch seinen Penis.
Der wird hart und fest.
Manchmal bekommt er ein wunderschönes warmes Gefühl und einen Samenerguss.
Es stört ihn nicht, dass sein Bauch dann feucht ist.
Er ist jetzt richtig zufrieden und den Bauch kann er ja abwischen.
Jan weiß, dass er sich nur selbst befriedigen darf,
wenn er allein in seinem Zimmer ist.

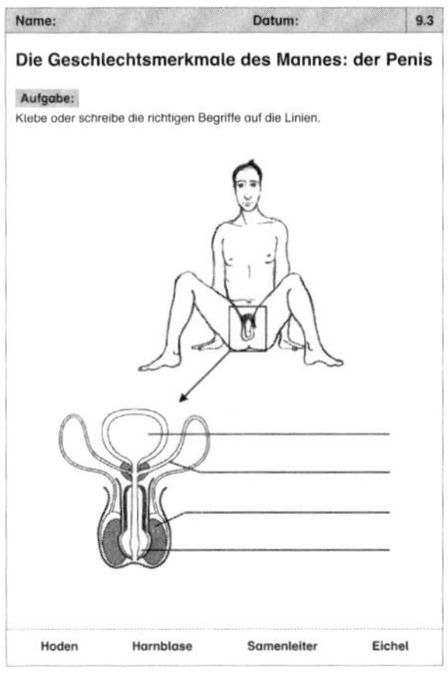
Name: | Datum: | 9.3

Die Geschlechtsmerkmale des Mannes: der Penis

Aufgabe:
Klebe oder schreibe die richtigen Begriffe auf die Linien.

Hoden | Harnblase | Samenleiter | Eichel

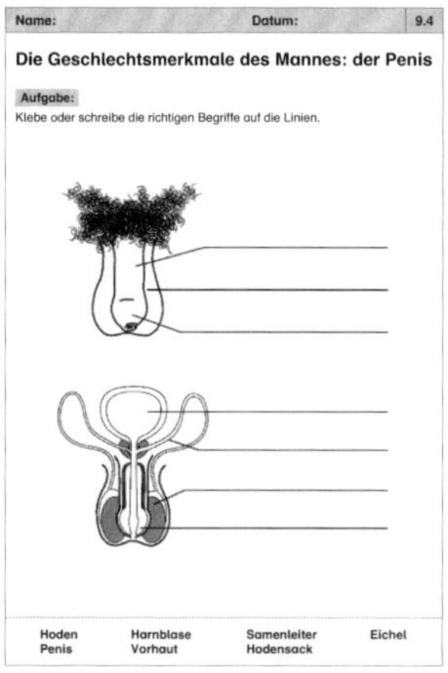
Name: | Datum: | 9.4

Die Geschlechtsmerkmale des Mannes: der Penis

Aufgabe:
Klebe oder schreibe die richtigen Begriffe auf die Linien.

Hoden | Harnblase | Samenleiter | Eichel
Penis | Vorhaut | Hodensack

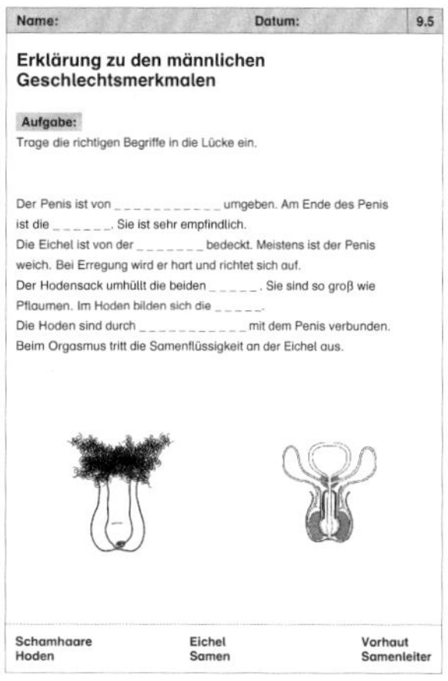
Name: | Datum: | 9.5

Erklärung zu den männlichen Geschlechtsmerkmalen

Aufgabe:
Trage die richtigen Begriffe in die Lücke ein.

Der Penis ist von _____________ umgeben. Am Ende des Penis ist die _______. Sie ist sehr empfindlich.
Die Eichel ist von der _________ bedeckt. Meistens ist der Penis weich. Bei Erregung wird er hart und richtet sich auf.
Der Hodensack umhüllt die beiden ______. Sie sind so groß wie Pflaumen. Im Hoden bilden sich die ______.
Die Hoden sind durch _____________ mit dem Penis verbunden.
Beim Orgasmus tritt die Samenflüssigkeit an der Eichel aus.

Schamhaare | Eichel | Vorhaut
Hoden | Samen | Samenleiter

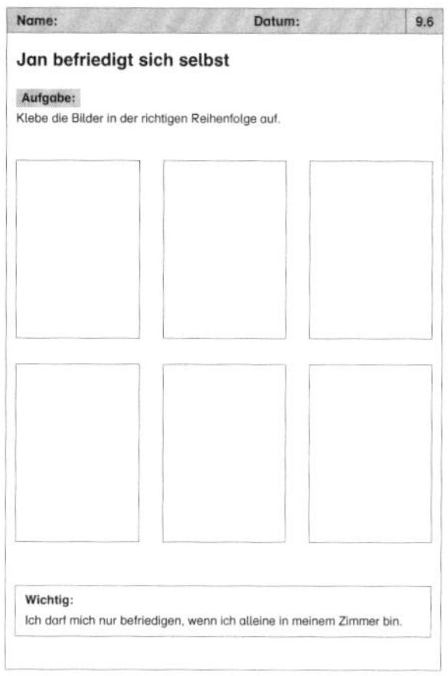
Name: | Datum: | 9.6

Jan befriedigt sich selbst

Aufgabe:
Klebe die Bilder in der richtigen Reihenfolge auf.

Wichtig:
Ich darf mich nur befriedigen, wenn ich alleine in meinem Zimmer bin.

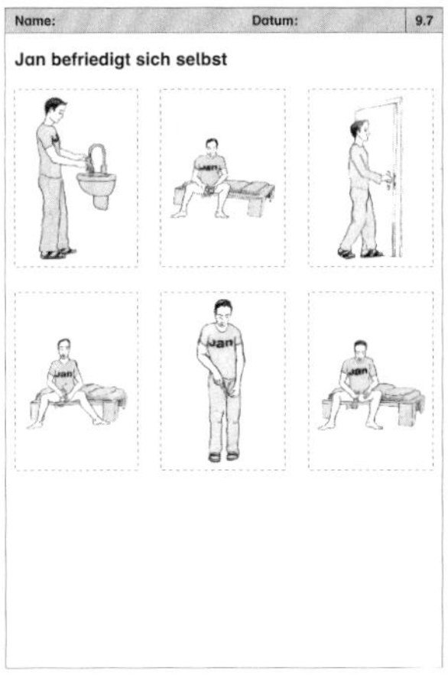
Name: | Datum: | 9.7

Jan befriedigt sich selbst

9

1. Thema: Geschlechtsmerkmale des Mannes

Die nachfolgende Einheit ist zumindest in Abschnitten in getrenntgeschlechtlichen Gruppen empfehlenswert. Allerdings sollen beide Geschlechter über die Geschlechtsorgane des anderen Bescheid wissen.

Benötigte Kopiervorlagen: 9.3–9.5, 20.5, 20.6

Phasen	Geplanter Unterrichtsverlauf	Medien
Einstieg	– Einstiegsritual (siehe Seite 22)	
Theorieteil	– Schüler betrachten das Bild eines Penis (Außenansicht) und benennen die Teile. Schüler einigen sich auf jeweils einen Begriff für die Geschlechtsteile. – Schüler betrachten das Bild eines Penis (Querschnitt) und benennen die Teile. Schüler einigen sich auf jeweils einen Begriff für die Geschlechtsteile.	KV 20.5 KV 20.6
Praxisteil	– Jeder Schüler formt aus Knetmasse einen Penis in Lebensgröße.	Knetmasse
Sicherung	– Schüler benennen die Teile des Penis (außen und innen). – Schüler bearbeiten die Arbeitsblätter 9.3 und 9.4. *Anmerkung:* Stärkeren Schülern kann das Arbeitsblatt 9.5 zur Differenzierung und Festigung angeboten werden.	KV 9.3–9.5
Übung	– „Getragen werden" (siehe unten)	Decke
Ausklang	– Ausklangritual (siehe Seite 23)	

Ergänzungen zum Unterrichtsverlauf

Erläuterung zur Übung „Getragen werden":
Ein Schüler legt sich auf eine Decke, schließt die Augen und wird dann von seinen Mitschülern durch den Raum getragen. Es sollte dabei auf Ruhe und eine angenehme Stimmung geachtet werden. Nach der Übung darf der Schüler sein Befinden artikulieren.
Kommentar: Die Übung soll das Gruppengefüge und das Vertrauen zu den Mitschülern stärken.

Anmerkung zur Arbeit mit Knetmasse:
Pro Schüler werden 300–500 g Knetmasse benötigt. Daher empfiehlt es sich, diese selbst herzustellen. Gekaufte Knetmasse sollte auf die Heizung oder in die Sonne gelegt werden, damit sie gut zu bearbeiten ist, sonst verlieren die Schüler schnell die Lust am Modellieren.

2. Thema: Selbstbefriedigung

Benötigte Kopiervorlagen: 9.1–9.2, 9.6–9.7

Phasen	Geplanter Unterrichtsverlauf	Medien
Einstieg	– Einstiegsritual (siehe Seite 22)	
Text-begegnung	– Lesen des Textes – Bildinterpretation	KV 9.1, 9.2
Gesprächs-impuls	– Gesprächsimpulse zum Thema Selbstbefriedigung: • „Was macht Jan in der Geschichte?" • „Meinst du, das ist schön?" • „Ist Selbstbefriedigung gefährlich?" • „Ist Selbstbefriedigung verboten?" • „Darf ich mich immer und überall befriedigen?" • „Wie können sich Männer selbst befriedigen?" • „Was ist ein Samenerguss?" – Die Bilder des Arbeitsblattes 9.7 können bereits an dieser Stelle als Hilfestellung angeboten werden. – Schüler dürfen am Holzpenis zeigen, wie Selbstbefriedigung geht.	KV 9.7 Holzpenis
Praxisteil	– Schüler bearbeiten die Arbeitsblätter 9.6 und 9.7.	KV 9.6, 9.7
Theorieteil	– Wiederholung der Begriffe der inneren Organe (evtl. mit Torso) und der Geschlechtsorgane. – Schüler und Lehrkraft zeigen besonders sensible Stellen des Körpers und des Penis.	Torso, Penismodell
Praxisteil	– „Montagsmaler" (siehe unten)	
Ausklang	– Ausklangritual (siehe Seite 23)	

Ergänzungen zum Unterrichtsverlauf

Erläuterung zum Spiel „Montagsmaler":
Ein Schüler überlegt sich ein Geschlechtsorgan oder einen Teil eines Geschlechtsorgans und malt es an die Tafel. Die anderen Schüler müssen erraten, was er gezeichnet hat.
Kommentar: Das Spiel „Montagsmaler" soll nicht nur als Wiederholung eingesetzt werden, sondern stellt auch einen Versuch dar, derbe Schmierereien in den Griff zu bekommen.

Anmerkungen zur Unterrichtseinheit

In dieser Stunde empfiehlt es sich, erst die Geschichte zu lesen, bevor das Bild gezeigt wird, um die Schüler langsam an die Thematik heranzuführen. Gekicher und das eine oder andere gerötete Gesicht gehören dazu. Die Jungen reagieren eher spontan auf die Geschichte und vor allem auf das Bild und äußern ihre Erfahrungen. Gegebenenfalls wird angeraten, den Begriff „Orgasmus" nicht zu erwähnen und es bei dem Begriff „Höhepunkt" zu belassen, um einige Schüler nicht zu überfordern. Das Erzählen gegenüber der andersgeschlechtlichen Gruppe fällt den Schülern meist schwer und muss daher nicht unbedingt gefordert werden.
Selbstbefriedigung stellt eine Möglichkeit dar, seine Sexualität auszuleben. Im Rahmen der Sexualerziehung soll auch Sozialerziehung geleistet werden. Hierzu soll den Schülern ein angstfreies und auf althergebrachte Argumente verzichtendes Ausleben ihrer Sexualität vermittelt werden. Sie sollen erfahren, dass Selbstbefriedigung nicht gefährlich ist, sondern einen ganz natürlichen Entwicklungsschritt darstellt. Außerdem sollen die Schüler erfahren, welche Orte für die Selbstbefriedigung geeignet bzw. nicht geeignet sind.
Es kann darauf hingewiesen werden, z. B. bei Jugendlichen mit einer Körperbehinderung, dass ein Höhepunkt auch an anderen Körperstellen erlebt werden kann.

9

3. Thema: Körperwahrnehmung und Körperumriss

Diese Einheit kann mit getrenntgeschlechtlichen oder gleichgeschlechtlichen Gruppen nach der 10. Unterrichtssequenz durchgeführt werden (siehe Seite 73 ff.).

Benötigte Kopiervorlagen: 20.5, 20.7, 20.9

Phasen	Geplanter Unterrichtsverlauf	Medien
Einstieg	– Einstiegsritual (siehe Seite 22) – Aktualisierung des in der letzten Stunde Gelernten.	
Praxisteil	– Übung zur Körperwahrnehmung: In Partnerarbeit sollen die Schüler den Körperumriss des Partners umlaufen, umkrabbeln, mit Massagebällen umfahren. – Schüler fertigen Körperumrisszeichnungen an und schneiden diese aus. – Benennung der Teile der Geschlechtsorgane (mithilfe des Anschauungsmaterials der letzten Stunde).	Musik, Massagebälle
Sicherung	– Schüler erhalten zwei Großkopien der inneren und äußeren Geschlechtsorgane und kleben diese auf die Körperumrisszeichnung (innere Geschlechtsorgane fest aufkleben, äußere zum Aufklappen). Die Figuren können im Klassenzimmer aufgehängt werden.	20.5, 20.7, 20.9 (vergrößert)
Übung	– „Eingefroren im Schnee“ (siehe unten)	Decken
Ausklang	– Ausklangritual (siehe Seite 23)	

Ergänzungen zum Unterrichtsverlauf

Erläuterung zur Übung „Eingefroren im Schnee“:
Aufteilung der Klasse in zwei Gruppen. Gruppe A verlässt den Raum. Die Schüler von Gruppe B hüllen sich in Decken. Sie sind im Schnee eingefroren. Gruppe A betritt den Raum. Ihre Aufgabe ist es, ihre Mitschüler vorsichtig vom Schnee zu befreien und sie durch Körperberührung aufzuwärmen. Anschließend erfolgt ein Rollentausch.

Anmerkungen zur Unterrichtseinheit

Das Zeichnen der Körperumrisse nimmt viel Zeit in Anspruch. Schüler mit einer Körperbehinderung benötigen Hilfe beim Erstellen. Wenn nicht genug Platz im Klassenzimmer ist, um alle Zeichnungen aufzuhängen, können die schönsten Zeichnungen gekürt und aufgehängt werden. Durch die lebensgroße Darstellung der Geschlechtsmerkmale fällt es den Schülern oft leichter, einen Bezug zu sich selbst herzustellen. Auf die weiblichen Figuren sollte auch die Brust gemalt oder geklebt werden.

10. Unterrichtseinheit:

Julia befriedigt sich selbst

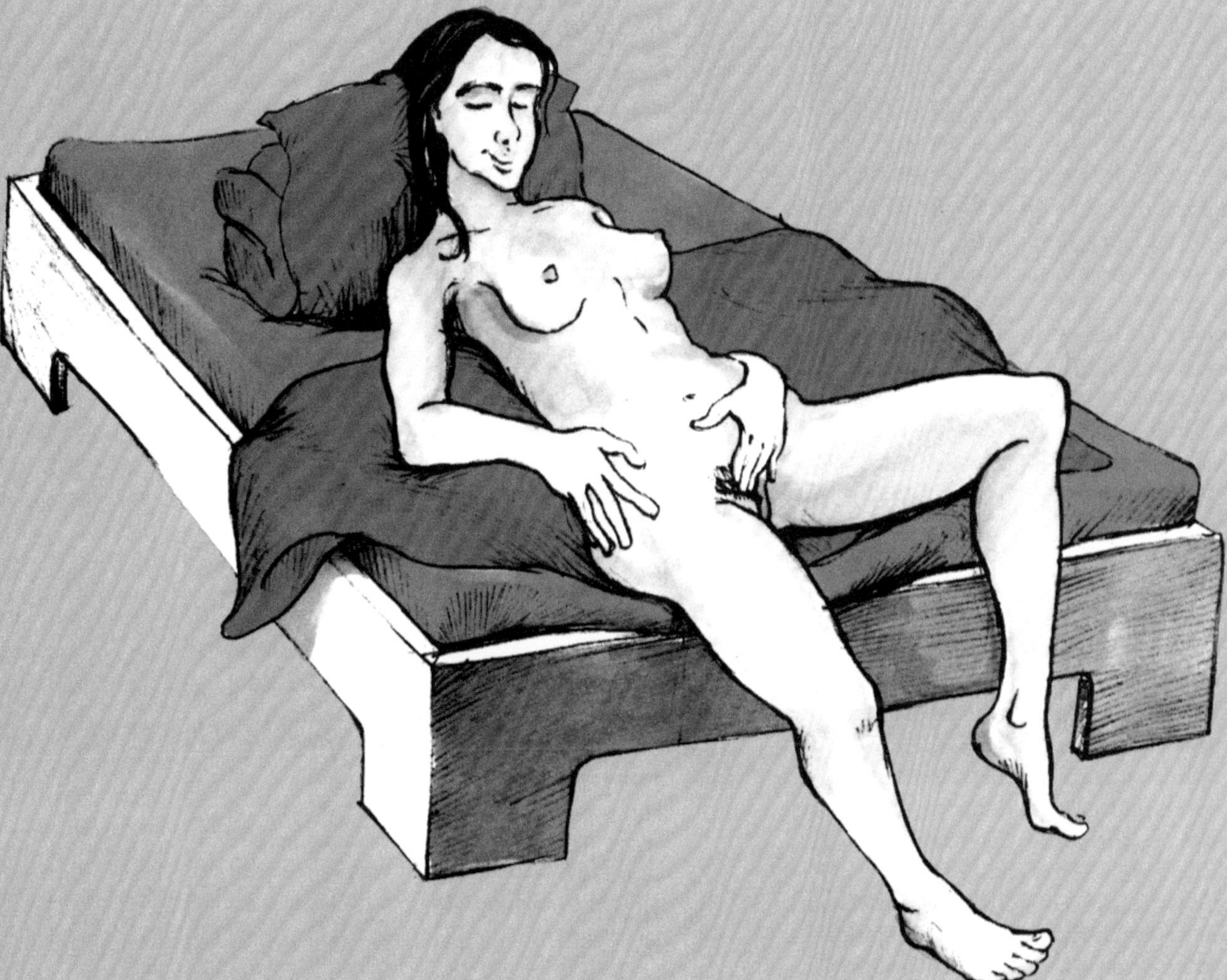

1. Thema: Geschlechtsmerkmale der Frau

2. Thema: Selbstbefriedigung

3. Thema: Körperwahrnehmung und Körperumriss

Übersicht über die Kopiervorlagen im Downloadmaterial:

10

10.1 Titelbild
10.2 Lesetext
10.3 Arbeitsblatt: Geschlechtsmerkmale der Frau
10.4 Arbeitsblatt: Geschlechtsmerkmale der Frau
10.5 Arbeitsblatt: Erklärung zu den weiblichen Geschlechtsmerkmalen
10.6. Arbeitsblatt: Julia befriedigt sich selbst
10.7 Arbeitsblatt: Julia befriedigt sich selbst (Bilder)

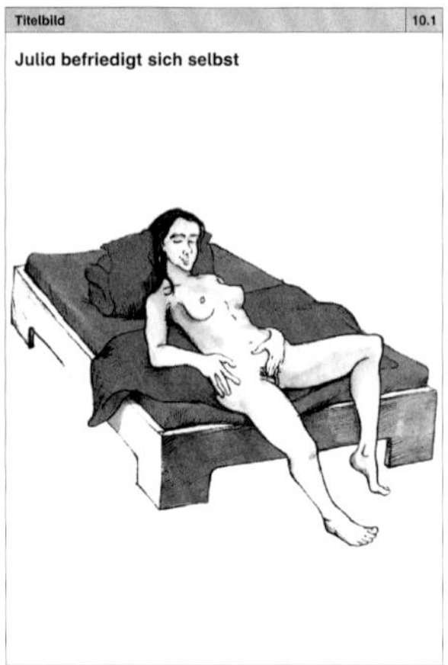
Titelbild 10.1
Julia befriedigt sich selbst

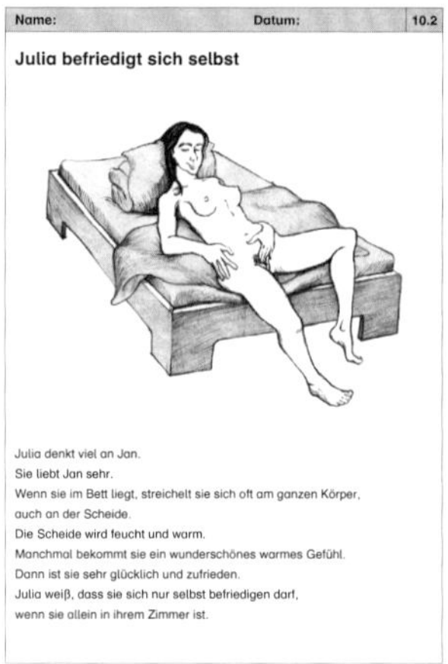
Name: Datum: 10.2
Julia befriedigt sich selbst

Julia denkt viel an Jan.
Sie liebt Jan sehr.
Wenn sie im Bett liegt, streichelt sie sich oft am ganzen Körper,
auch an der Scheide.
Die Scheide wird feucht und warm.
Manchmal bekommt sie ein wunderschönes warmes Gefühl.
Dann ist sie sehr glücklich und zufrieden.
Julia weiß, dass sie sich nur selbst befriedigen darf,
wenn sie allein in ihrem Zimmer ist.

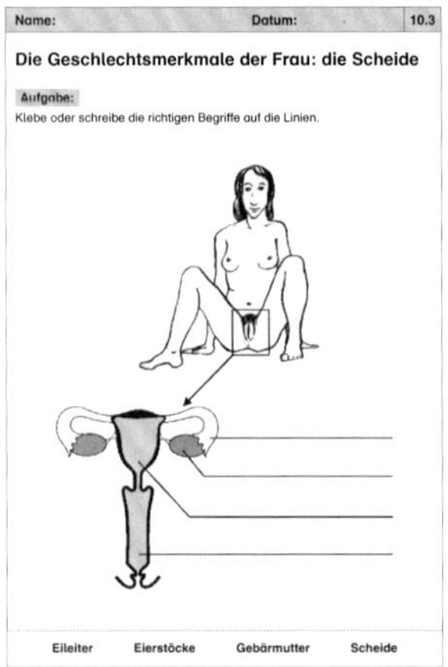
Name: Datum: 10.3
Die Geschlechtsmerkmale der Frau: die Scheide
Aufgabe:
Klebe oder schreibe die richtigen Begriffe auf die Linien.
Eileiter Eierstöcke Gebärmutter Scheide

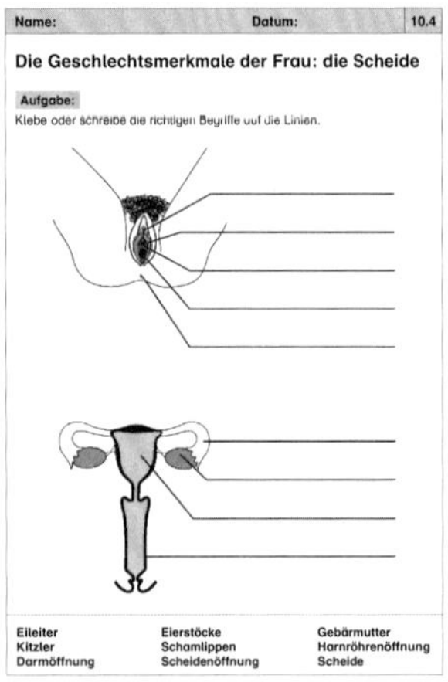
Name: Datum: 10.4
Die Geschlechtsmerkmale der Frau: die Scheide
Aufgabe:
Klebe oder schreibe die richtigen Begriffe auf die Linien.
Eileiter Eierstöcke Gebärmutter
Kitzler Schamlippen Harnröhrenöffnung
Darmöffnung Scheidenöffnung Scheide

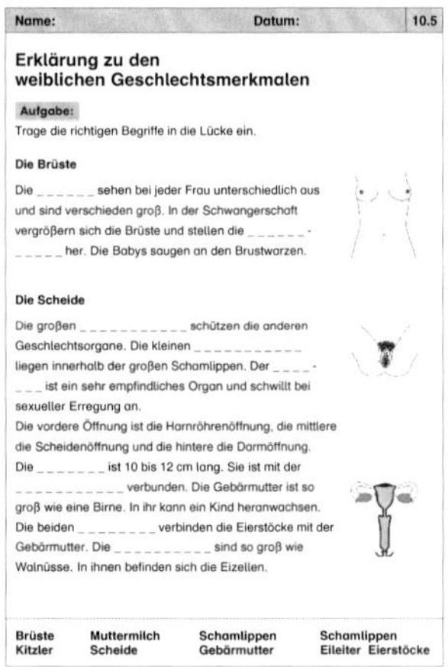
Name: Datum: 10.5
Erklärung zu den weiblichen Geschlechtsmerkmalen
Aufgabe:
Trage die richtigen Begriffe in die Lücke ein.

Die Brüste
Die ______ sehen bei jeder Frau unterschiedlich aus und sind verschieden groß. In der Schwangerschaft vergrößern sich die Brüste und stellen die ______-_____ her. Die Babys saugen an den Brustwarzen.

Die Scheide
Die großen ___________ schützen die anderen Geschlechtsorgane. Die kleinen ___________ liegen innerhalb der großen Schamlippen. Der ____-___ ist ein sehr empfindliches Organ und schwillt bei sexueller Erregung an.
Die vordere Öffnung ist die Harnröhrenöffnung, die mittlere die Scheidenöffnung und die hintere die Darmöffnung.
Die _______ ist 10 bis 12 cm lang. Sie ist mit der ___________ verbunden. Die Gebärmutter ist so groß wie eine Birne. In ihr kann ein Kind heranwachsen.
Die beiden ________ verbinden die Eierstöcke mit der Gebärmutter. Die __________ sind so groß wie Walnüsse. In ihnen befinden sich die Eizellen.

Brüste Muttermilch Schamlippen Schamlippen
Kitzler Scheide Gebärmutter Eileiter Eierstöcke

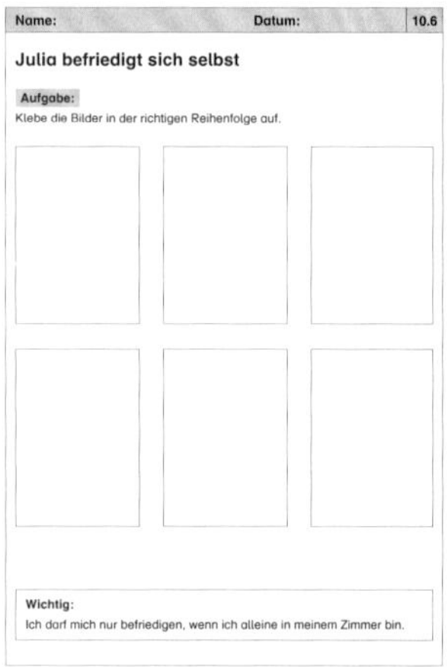
Name: Datum: 10.6
Julia befriedigt sich selbst
Aufgabe:
Klebe die Bilder in der richtigen Reihenfolge auf.
Wichtig:
Ich darf mich nur befriedigen, wenn ich alleine in meinem Zimmer bin.

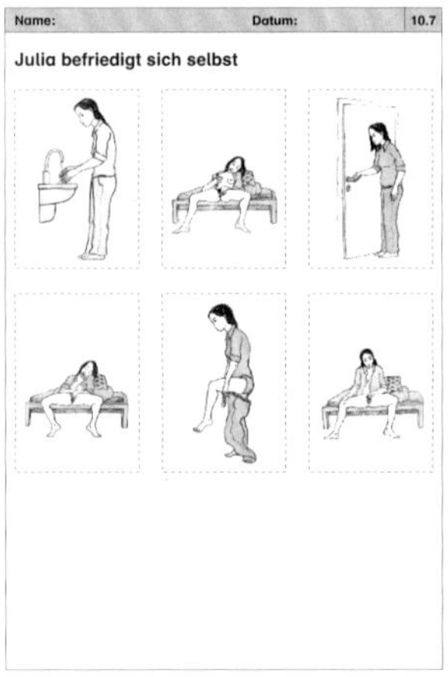
Name: Datum: 10.7
Julia befriedigt sich selbst

Cathrin Ehlers: Sexualerziehung bei Jugendlichen mit körperlicher und geistiger Behinderung

1. Thema: Geschlechtsmerkmale der Frau

Benötigte Kopiervorlagen: 10.3–10.5, 20.7–20.10

Phasen	Geplanter Unterrichtsverlauf	Medien
Einstieg	– Einstiegsritual (siehe Seite 22)	
Theorieteil	– Schülerinnen betrachten das Bild einer Scheide und einer Brust (Außenansicht) und benennen die Teile. Sie einigen sich auf jeweils einen Begriff für die Geschlechtsteile. – Schülerinnen betrachten das Bild einer Scheide (Querschnitt) sowie einer Brust (Querschnitt) und benennen die Teile. Schülerinnen einigen sich auf jeweils einen Begriff für die Geschlechtsteile.	KV 20.7, 20.9 KV 20.9, 20.10
Praxisteil	– Jede Schülerin formt aus Knetmasse eine Scheide mit Scheidenöffnung in Lebensgröße.	Knetmasse
Sicherung	– Schülerinnen benennen die Teile der Scheide. – Schülerinnen bearbeiten die Arbeitsblätter 10.3 und 10.4. *Anmerkung:* Stärkeren Schülerinnen kann das Arbeitsblatt 10.5 zur Differenzierung und Festigung angeboten werden.	KV 10.3–10.5
Übung	– „Getragen werden“ (siehe unten)	Decke
Ausklang	– Ausklangritual (siehe Seite 23)	

Ergänzungen zum Unterrichtsverlauf

Erläuterung zur Übung „Getragen werden“:
Eine Schülerin legt sich auf eine Decke, schließt die Augen und wird dann von ihren Mitschülerinnen durch den Raum getragen.
Kommentar: Die Übung soll das Gruppengefüge und das Vertrauen zu den Mitschülern stärken.

Anmerkung zur Arbeit mit Knetmasse:
Pro Schüler werden 300–500g Knetmasse benötigt. Daher empfiehlt es sich, diese selbst herzustellen. Gekaufte Knetmasse sollte auf die Heizung oder in die Sonne gelegt werden, damit sie gut zu bearbeiten ist, sonst verlieren die Schüler schnell die Lust am Modellieren.

2. Thema: Selbstbefriedigung

Benötigte Kopiervorlagen: 10.1–10.2, 10.6–10.7

Phasen	Geplanter Unterrichtsverlauf	Medien
Einstieg	– Einstiegsritual (siehe Seite 22)	
Text-begegnung	– Lesen des Textes – Bildinterpretation	KV 10.1, 10.2
Gesprächs-impuls	– Gesprächsimpulse zum Thema Selbstbefriedigung: • „Was macht Julia in der Geschichte?“ • „Meinst du, das ist schön?“ • „Ist Selbstbefriedigung gefährlich?“ • „Ist Selbstbefriedigung verboten?“ • „Darf ich mich immer und überall befriedigen?“ • „Wie können sich Frauen selbst befriedigen?“ Die Bilder des Arbeitsblattes 10.7 können bereits an dieser Stelle als Hilfestellung angeboten werden. – Schülerinnen dürfen am Scheidenmodell zeigen, wie Selbstbefriedigung geht.	Scheidenmodell KV 10.7
Praxisteil	– Schülerinnen bearbeiten die Arbeitsblätter 10.6 und 10.7.	KV 10.6, 10.7
Theorieteil	– Wiederholung der Begriffe der inneren Organe (evtl. mit Torso) und der Geschlechtsorgane. – Schülerinnen und Lehrkraft zeigen besonders sensible Stellen des Körpers und der Scheide.	Torso, Scheidenmodell
Praxisteil	– „Montagsmaler“ (siehe unten)	
Ausklang	– Ausklangritual (siehe Seite 23)	

Ergänzungen zum Unterrichtsverlauf

Erläuterung zum Spiel „Montagsmaler“:
Ein Schüler überlegt sich ein Geschlechtsorgan oder einen Teil eines Geschlechtsorgans und malt es an die Tafel. Die anderen Schüler müssen erraten, was er gezeichnet hat.
Kommentar: Das Spiel „Montagsmaler“ soll nicht nur als Wiederholung eingesetzt werden, sondern stellt auch einen Versuch dar, derbe Schmierereien in den Griff zu bekommen.

Anmerkungen zur Unterrichtseinheit

In dieser Stunde empfiehlt es sich, erst die Geschichte zu lesen, bevor das Bild gezeigt wird, um die Schüler langsam an die Thematik heranzuführen. Gekicher und das eine oder andere gerötete Gesicht gehören dazu. Gegebenenfalls wird angeraten, den Begriff „Orgasmus“ nicht zu erwähnen und es bei dem Begriff „Höhepunkt“ zu belassen, um einige Schülerinnen nicht zu überfordern. Das Erzählen gegenüber der andersgeschlechtlichen Gruppe fällt den Schülerinnen meist schwer und muss daher nicht unbedingt gefordert werden. Es kann darauf hingewiesen werden, z. B. bei Jugendlichen mit einer Körperbehinderung, dass ein Höhepunkt auch an anderen Körperstellen erlebt werden kann.
Selbstbefriedigung stellt eine Möglichkeit dar, seine Sexualität auszuleben. Im Rahmen der Sexualerziehung soll auch Sozialerziehung geleistet werden. Hierzu soll den Schülern ein angstfreies und auf althergebrachte Argumente verzichtendes Ausleben ihrer Sexualität vermittelt werden. Sie sollen erfahren, dass Selbstbefriedigung nicht gefährlich ist, sondern einen ganz natürlichen Entwicklungsschritt darstellt. Außerdem sollen die Schülerinnen erfahren, welche Orte für die Selbstbefriedigung geeignet bzw. nicht geeignet sind.

11. Unterrichtseinheit:

Jan und Julia machen Petting

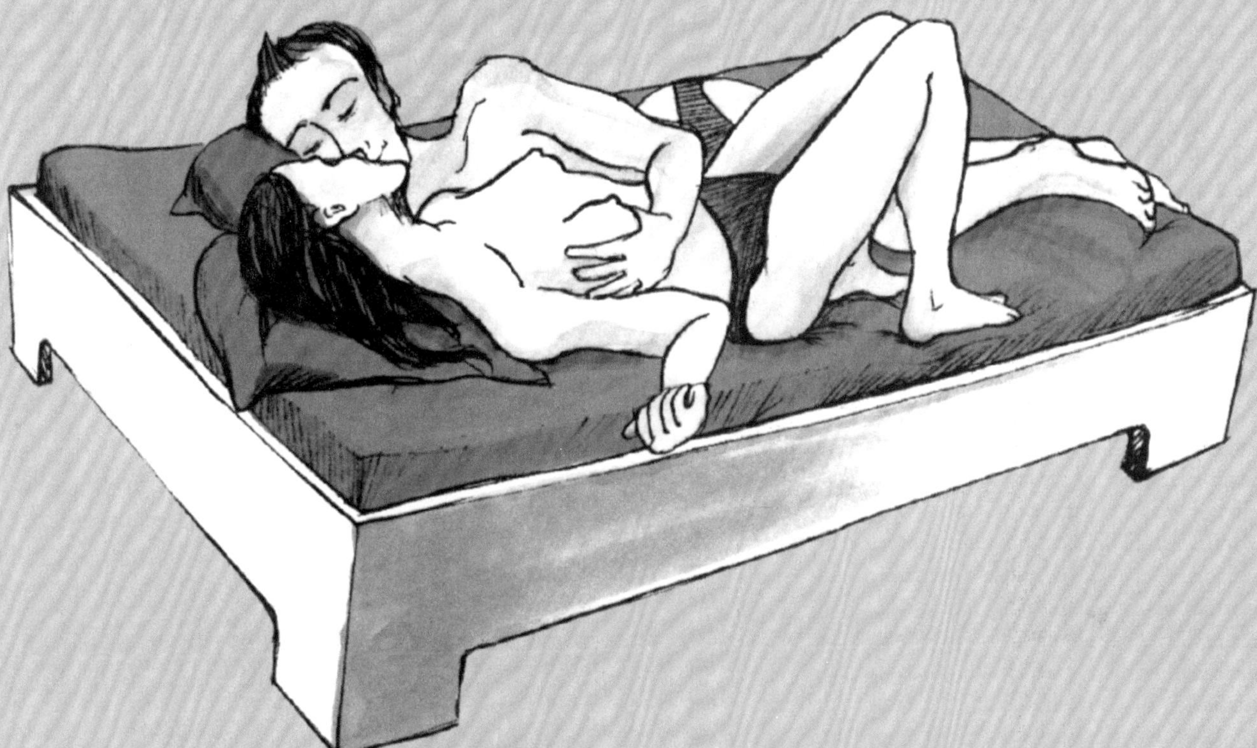

1. Thema: Erogene Zonen – schöne Gefühle
2. Thema: Einen Liebesbrief schreiben

11

Übersicht über die Kopiervorlagen im Downloadmaterial:

11.1 Titelbild
11.2 Lesetext
11.3 Arbeitsblatt: Schöne Gefühle – Frau
11.4 Arbeitsblatt: Schöne Gefühle – Mann
11.5 Arbeitsblatt: Schöne Gefühle – Jan und Julia

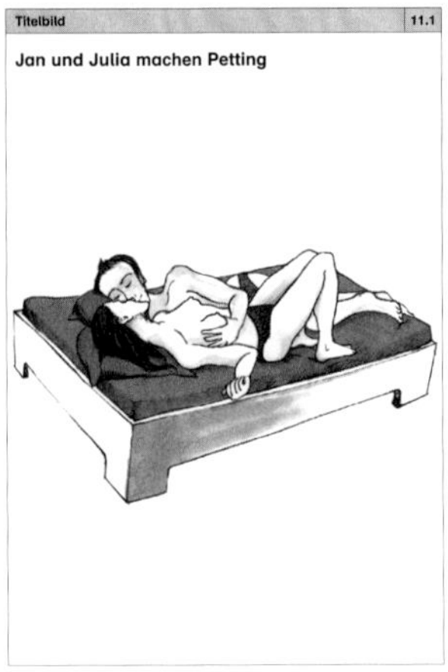
Titelbild 11.1

Jan und Julia machen Petting

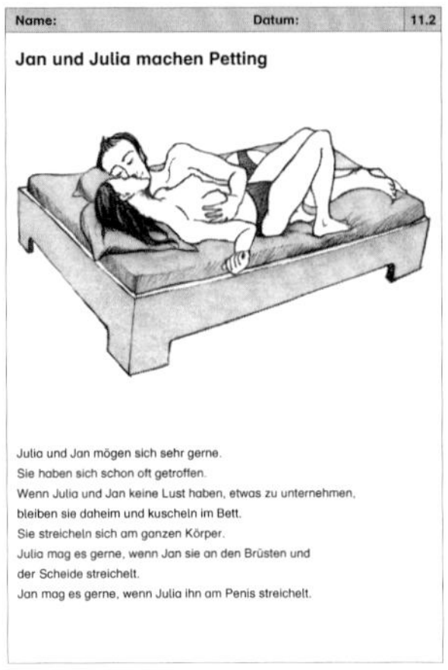
Name: Datum: 11.2

Jan und Julia machen Petting

Julia und Jan mögen sich sehr gerne.
Sie haben sich schon oft getroffen.
Wenn Julia und Jan keine Lust haben, etwas zu unternehmen,
bleiben sie daheim und kuscheln im Bett.
Sie streicheln sich am ganzen Körper.
Julia mag es gerne, wenn Jan sie an den Brüsten und
der Scheide streichelt.
Jan mag es gerne, wenn Julia ihn am Penis streichelt.

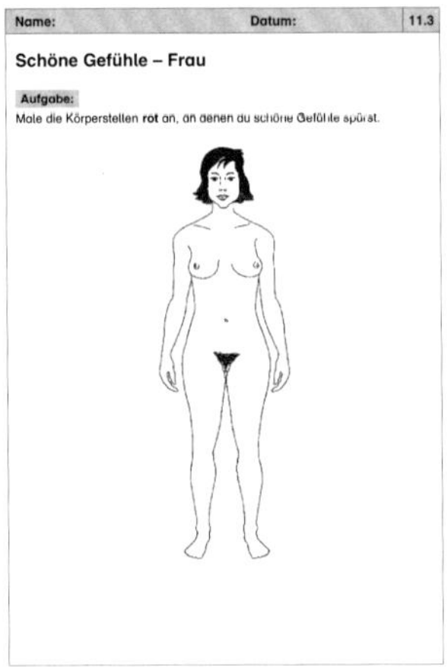
Name: Datum: 11.3

Schöne Gefühle – Frau

Aufgabe:
Male die Körperstellen **rot** an, an denen du schöne Gefühle spürst.

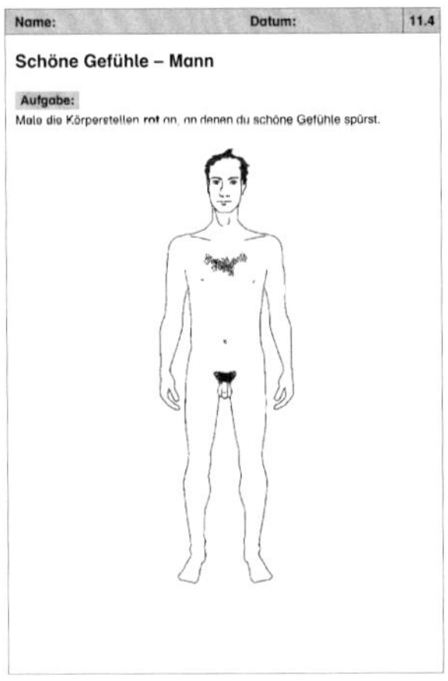
Name: Datum: 11.4

Schöne Gefühle – Mann

Aufgabe:
Male die Körperstellen **rot** an, an denen du schöne Gefühle spürst.

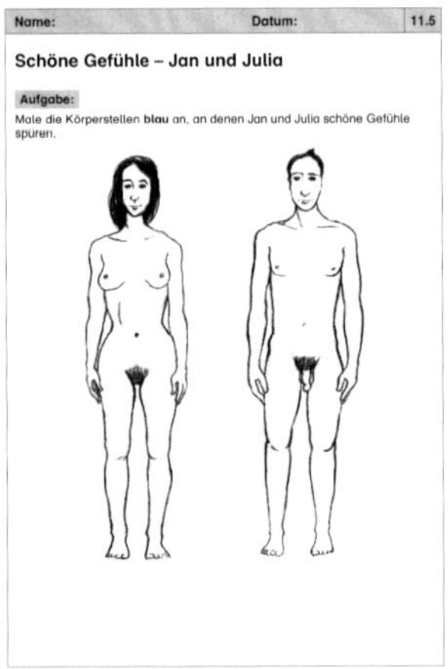
Name: Datum: 11.5

Schöne Gefühle – Jan und Julia

Aufgabe:
Male die Körperstellen **blau** an, an denen Jan und Julia schöne Gefühle spüren.

1. Thema: Erogene Zonen – schöne Gefühle

Benötigte Kopiervorlagen: 11.1–11.5

Phasen	Geplanter Unterrichtsverlauf	Medien
Einstieg	– Einstiegsritual (siehe Seite 22)	
Praxisteil	– „Fantasiereise" (siehe unten) **oder** – „Gesichtmassage" (siehe Seite 80), evtl. auch in zwei Kleingruppen aufgeteilt oder in einem Ruheraum.	Meeresrauschen/ Oceandrum, Federn
Theorieteil	– Schüler erzählen, wie es ihnen erging. – Schüler überlegen sich besonders sensible Stellen ihres Körpers. – Schüler heften Wäscheklammern an sensible Stellen ihres Körpers.	Wäscheklammern
Praxisteil	– Schüler bearbeiten die Arbeitsblätter 11.3 und 11.4 (*Anmerkung*: Die Mädchen bearbeiten 11.3, die Jungen 11.4). **oder** – Das Arbeitsblatt wird auf Folie kopiert und jeder Schüler erhält eine Folie.	KV 11.3, 11.4 evtl. Folien
Textbegegnung	– Bildinterpretation – Lesen des Textes	KV 11.1, 11.2
Praxisteil	– Schüler bearbeiten das Arbeitsblatt 11.5. – Wenn die Schüler auf der Folie ihre sensiblen Körperstellen eingetragen haben, kann nun jede Folie auf das Arbeitsblatt gelegt und somit verglichen werden. Ansonsten werden die Arbeitsblätter nebeneinander gelegt. Ggf. Verbindung zur Unterrichtsreihe herstellen.	KV 11.5
Ausklang	– Partnerarbeit: Schüler streicheln sich mit unterschiedlichen Materialien am Arm. – Ausklangritual (siehe Seite 23)	ruhige Musik, Tuch, Feder, Bürste, Pinsel, usw.

Ergänzungen zum Unterrichtsverlauf

Text zur „Fantasiereise":

Mache es dir bequem. Du sollst genügend Platz haben, ohne einen anderen zu stören. Ich möchte mit dir jetzt eine Fantasiereise durchführen. Das funktioniert nur, wenn du richtig mitmachst und ruhig liegen bleibst.

Schließe deine Augen. Lass dich von der Matratze tragen. Höre nun deinem Atem zu, dem Einatmen und Ausatmen und wieder Einatmen und Ausatmen. Achte auf deinen Atem und entspanne dich. Du merkst, wie sich alles in dir warm und wohlig anfühlt:

(Musik von Meeresrauschen anschalten bzw. Oceandrum)

– Jetzt stell dir vor, du bist am Meer.
  Die Wellen kommen und gehen wieder. Wie dein Atem.
  Alles ist ruhig um dich. Du hörst nur dich, deinen Atem und die Wellen. Es ist ein sehr schöner Ort. Du fühlst dich richtig wohl.
– Du spürst den Sand unter dir, der sich genau deinem Körper anpasst. Der Sand ist angenehm warm. Er umgibt dich von allen Seiten. Du bist richtig eingebettet in den Sand.
– Du spürst, dass dich ein ganz lieber Mensch anfängt, an den Armen zu streicheln.
  Erst der linke Arm und dann der rechte Arm. Alles kribbelt. Es ist schön.

- Du spürst, wie du am Rücken gestreichelt wirst. Hoch und runter und wieder hoch und runter. Dein ganzer Rücken kribbelt.
- Es ist schön, im Gesicht und am Hals gestreichelt zu werden. Über die Augen, Nase, Mund bis zum Kinn am ganzen Hals entlang. Und über die Haare.
- Du wirst am Bauch bis hinunter zu den Füßen gestreichelt. Erst der linke Fuß, die Ferse und der ganze Fuß. Dann der rechte Fuß, die Ferse und dann der ganze Fuß.
- Du spürst das Streicheln an den Beinen, vorne und hinten, vom Fuß weg bis ganz hoch. Erst am linken Bein, dann am rechten Bein. Es ist sehr schön.
- Am Bauch und an der Brust kribbelt es ganz besonders schön. Der ganze Körper ist leicht und schwebt. Alles kribbelt. Du genießt es in vollen Zügen.
- Dann spürst du wieder den Sand unter dir und das Streicheln wird schwächer und hört allmählich auf. Du hörst wieder das Meer. Es kommt und geht, wie dein Atem. Dein Atem kommt und geht. Das Meer verschwindet langsam vor deinen Augen. Du fühlst dich sehr wohl. Du genießt die Ruhe um dich und wachst langsam auf. Du spürst deine Klassenkameraden um dich herum. Du reckst und streckst dich. Und bist wieder ganz wach.

Erläuterung zur „Gesichtsmassage":
Die Schüler suchen sich einen Partner und jeweils einer legt sich mit dem Rücken auf den Boden, wobei zumindest der Kopf mit einem Kissen unterlegt werden sollte. Eine ruhige Musik wird eingeschaltet.
Entweder versuchen die Schüler, sich aus eigenen Ideen heraus gegenseitig zu massieren und zu streicheln, oder der Lehrer gibt Anleitung:

Du wirst jetzt ganz ruhig, hörst nur noch die Musik und bist ganz zufrieden. Du achtest ein wenig auf meine Stimme, hörst die ruhige Musik und genießt die Massage.

Die Schüler erhalten nun Anleitung, dass sie den Partner zuerst mit der Feder über die Stirn und am Gesichtsrand streicheln sollen und nach und nach auch den Hals, die Augen, Nase, Ohren und die Lippen. Wenn sie möchten, können sie ihrem Partner auch mit ihren Fingern nochmals die Stirn massieren und durch unterschiedliche Kraftdosierung unterschiedliche Empfindungen hervorrufen.
Die Gesichtsmassage kann durch eine kleine Spielvariante erweitert werden, indem die Schüler, die den Partner massiert haben, diesen mit geschlossenen Augen durch Abtasten des Gesichtes wiedererkennen müssen. Hierbei wird u.a. das gegenseitige Vertrauen wieder auf die Probe gestellt.

2. Thema: Einen Liebesbrief schreiben

Phasen	Geplanter Unterrichtsverlauf	Medien
Einstieg	– Einstiegsritual (siehe Seite 22)	
Praxisteil	– „Meditationsgeschichte" (siehe unten): Die Schüler verteilen sich im Raum oder setzen sich bequem auf ihren Stuhl. Die Lehrkraft zeigt ein Bild vom Meer und lässt Musik mit Meeresrauschen laufen und liest die Geschichte vor. – Schüler versuchen, ruhig zu werden.	Meeresbild, Meeresrauschen (CD)
Theorieteil	– Besprechung der Geschichte: Schüler überlegen sich, was sie schreiben würden, wenn sie an Jans Stelle wären. Die Schüler schreiben ihre Ideen auf Karten und hängen diese an die Tafel. – Die Schüler erhalten eine Postkarte. Jeder Schüler darf sich einige Sätze aussuchen und auf die Postkarte schreiben.	Postkarten
Praxisteil	– Vorlesen der Postkarten und evtl. Aufhängen im Klassenzimmer.	
Ausklang	– Ausklangritual (siehe Seite 23)	

Ergänzungen zum Unterrichtsverlauf

Text zur „Meditationsgeschichte":

Es ist Sommer. Jan möchte mit seinen Eltern in den Urlaub fahren. Er freut sich sehr auf den Urlaub, auf das Meer, auf den Strand, auf die vielen netten Leute. Die Koffer sind gepackt. Sie stehen schon im Hausflur.

Julia ist bei Jan zu Besuch. Sie sitzen zusammen auf Jans Bett. Sie haben sich ganz eng aneinander gekuschelt. Beide sind traurig. Zwei Wochen können sie sich nun nicht sehen. Ob sie das wohl aushalten? Jan drückt Julia noch fester an sich, als ob er sie gar nicht mehr loslassen will. Er ist den Tränen nahe.

„Dein Vater ruft! – Zeit zum Abschiednehmen", sagt Julia. Jans Herz wird ganz schwer, er kann kaum etwas sagen. Auch Julia kann nichts mehr sagen, sie ist sehr traurig. Zum letzten Mal drückt Jan Julia und gibt ihr einen ganz langen und schönen Abschiedskuss.

Im Auto dreht sich Jan noch einmal um. Traurig steht Julia am Straßenrand. Das Auto fährt los. Jan winkt und winkt und winkt, bis Julia nicht mehr zu sehen ist. Gedankenverloren sieht Jan aus dem Fenster. Felder, Wiesen und Häuser ziehen an ihm vorbei.

Nach einer langen Fahrt sind Jan und seine Eltern endlich am Meer angekommen. Jan möchte gleich ans Wasser.

Alleine geht er zum Strand. Die Sonne geht gerade unter. Die Wellen schlagen sachte an den Strand. Jan blickt aufs Meer und denkt an Julia. Sein Herz wird ganz schwer, er könnte fast Weinen vor lauter Sehnsucht.

Jan denkt: „Jetzt weiß ich erst, wie lieb ich dich habe, Julia!" Er fragt sich, ob es Julia auch so geht wie ihm und ob sie ihn wohl auch so vermisst wie er sie. Da hat Jan eine Idee: Er möchte Julia eine Karte schreiben, damit sie weiß, wie sehr er sie liebt.

Literaturhinweise, Bezugsquellen für weitere Medien

Kostenlose Postkarten sind über die BZgA oder www.gib-aids-keine-chance.de zu beziehen.

12. Unterrichtseinheit:

12 Jan lernt, mit einem Kondom umzugehen

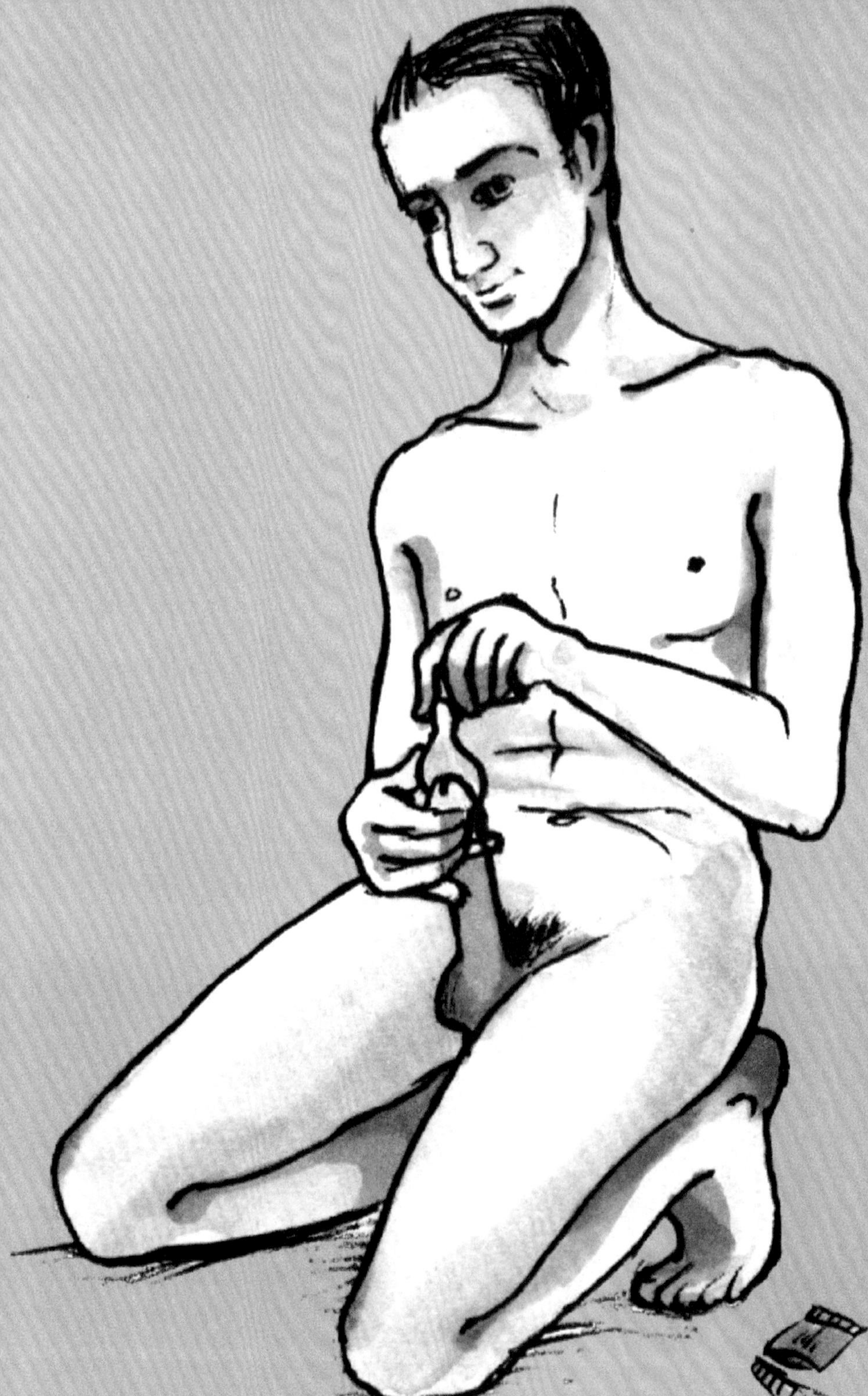

Thema: Das Kondom, ein Verhütungsmittel für den Mann

Übersicht über die Kopiervorlagen im Downloadmaterial:

12.1 Titelbild
12.2 Lesetext
12.3 Bildvorlage: Ein Kondom benutzen (Bilder 1–2)
12.4 Bildvorlage: Ein Kondom benutzen (Bilder 3–4)
12.5 Bildvorlage: Ein Kondom benutzen (Bilder 5–6)
12.6 Arbeitsblatt: So benutze ich ein Kondom
12.7 Arbeitsblatt: So benutze ich ein Kondom (Bilder)

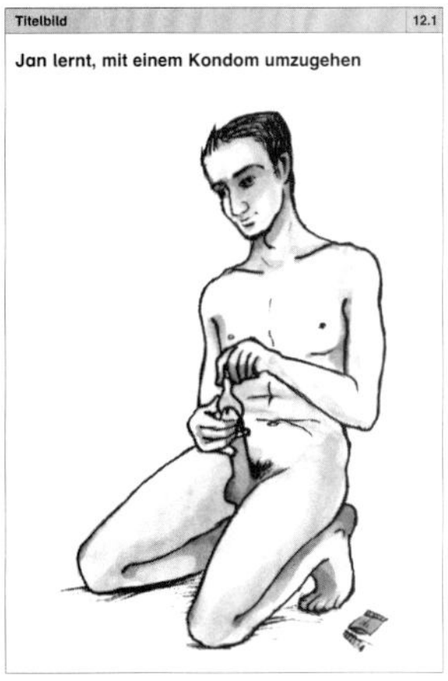

Titelbild | 12.1

Jan lernt, mit einem Kondom umzugehen

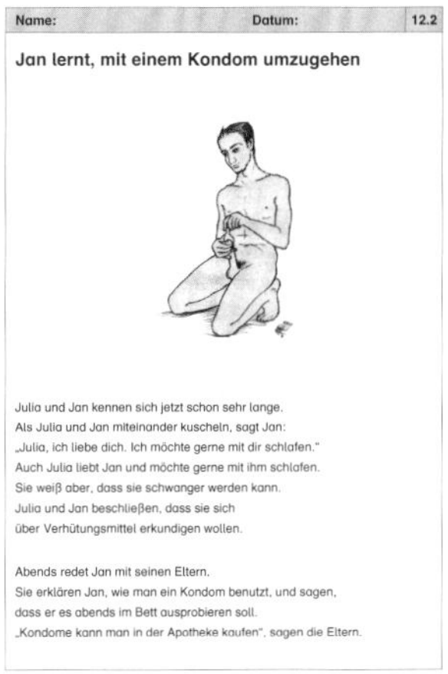

Name: Datum: | 12.2

Jan lernt, mit einem Kondom umzugehen

Julia und Jan kennen sich jetzt schon sehr lange.
Als Julia und Jan miteinander kuscheln, sagt Jan:
„Julia, ich liebe dich. Ich möchte gerne mit dir schlafen."
Auch Julia liebt Jan und möchte gerne mit ihm schlafen.
Sie weiß aber, dass sie schwanger werden kann.
Julia und Jan beschließen, dass sie sich
über Verhütungsmittel erkundigen wollen.

Abends redet Jan mit seinen Eltern.
Sie erklären Jan, wie man ein Kondom benutzt, und sagen,
dass er es abends im Bett ausprobieren soll.
„Kondome kann man in der Apotheke kaufen", sagen die Eltern.

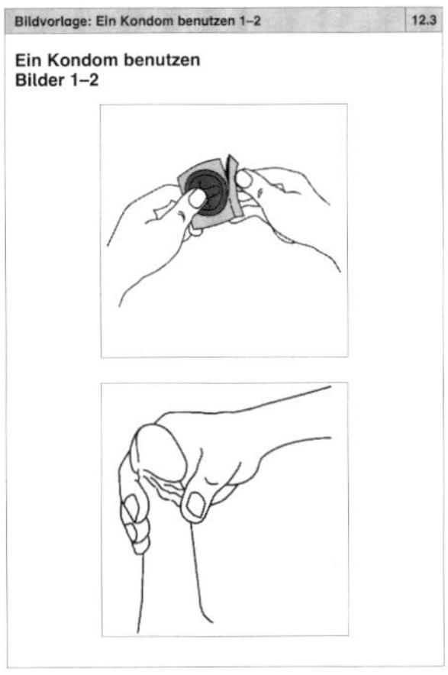

Bildvorlage: Ein Kondom benutzen 1–2 | 12.3

Ein Kondom benutzen
Bilder 1–2

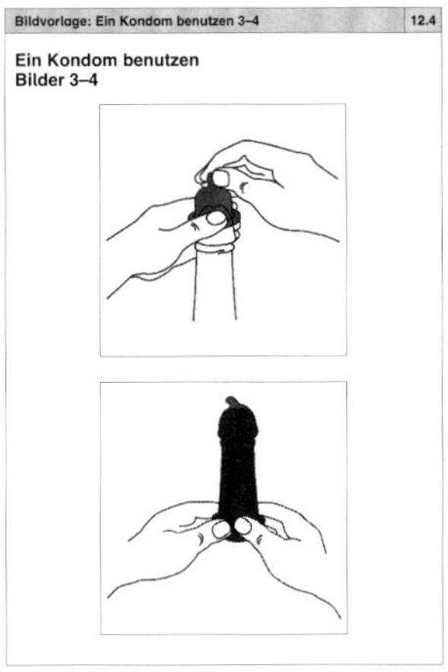

Bildvorlage: Ein Kondom benutzen 3–4 | 12.4

Ein Kondom benutzen
Bilder 3–4

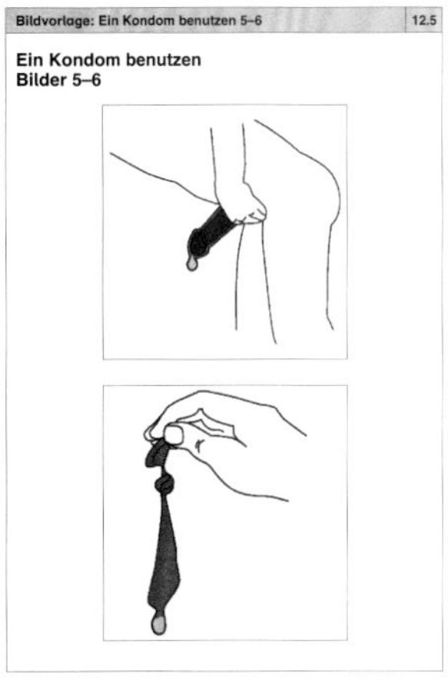

Bildvorlage: Ein Kondom benutzen 5–6 | 12.5

Ein Kondom benutzen
Bilder 5–6

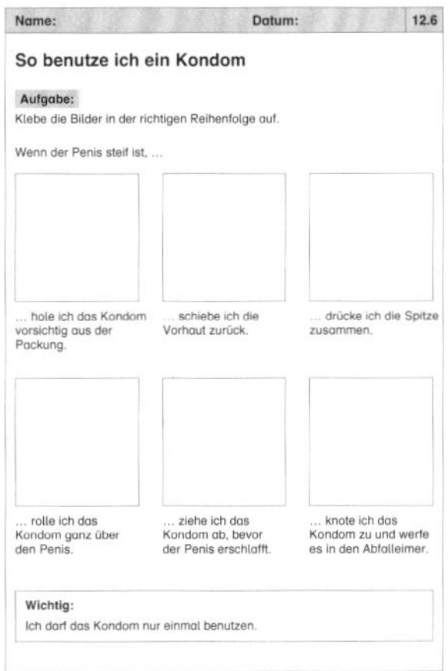

Name: Datum: | 12.6

So benutze ich ein Kondom

Aufgabe:
Klebe die Bilder in der richtigen Reihenfolge auf.

Wenn der Penis steif ist, …

… hole ich das Kondom vorsichtig aus der Packung.
… schiebe ich die Vorhaut zurück.
… drücke ich die Spitze zusammen.
… rolle ich das Kondom ganz über den Penis.
… ziehe ich das Kondom ab, bevor der Penis erschlafft.
… knote ich das Kondom zu und werfe es in den Abfalleimer.

Wichtig:
Ich darf das Kondom nur einmal benutzen.

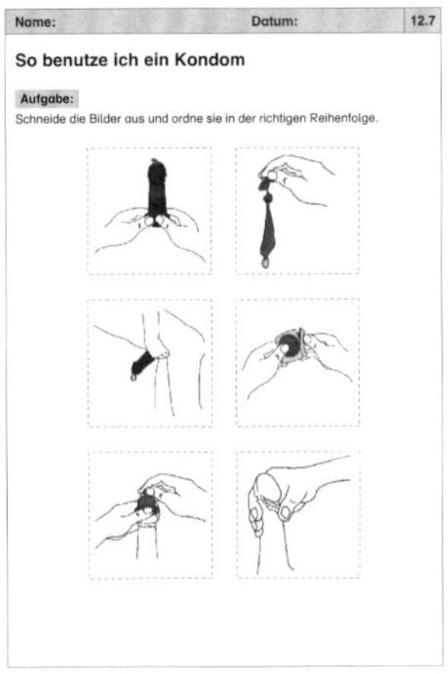

Name: Datum: | 12.7

So benutze ich ein Kondom

Aufgabe:
Schneide die Bilder aus und ordne sie in der richtigen Reihenfolge.

Thema: Das Kondom, ein Verhütungsmittel für den Mann

12 *Benötigte Kopiervorlagen: 12.1–12.7*

Phasen	Geplanter Unterrichtsverlauf	Medien
Einstieg	– Einstiegsritual (siehe Seite 22)	
Text-begegnung	– Lesen des Textes – Bildinterpretation – Erläuterung des Begriffs „Verhütung".	KV 12.1, 12.2
Theorieteil	– Lehrkraft zeigt verschiedene Arten von Kondompackungen. Andere Wörter für Kondom werden genannt, z. B. Pariser, Gummi, Präservativ, Überzieher. – Schüler vergleichen Kondompackungen und suchen das Verfallsdatum. Lehrkraft weist darauf hin, dass ein Kondom noch haltbar sein sollte, wenn es verwendet wird und dass Kondome nicht mit Fettcreme oder Öl in Berührung kommen dürfen. – Lehrkraft weist darauf hin, dass Kondome nicht nur vor einer ungewollten Schwangerschaft, sondern auch vor der Übertragung von Krankheiten schützen; evtl. erfolgt zusätzlich die Erarbeitung von Vor- und Nachteilen. – Lehrkraft zeigt den Umgang mit einem Kondom an einem Holzpenis (oder einer Banane). Es sollte unbedingt auf die richtige Abrollrichtung hingewiesen werden. – Bilder der Kopiervorlagen 12.3–12.5 hängen an der Tafel. Schüler bringen die Bilder in die richtige Reihenfolge.	unterschiedliche Kondom-packungen Holzpenis/ Banane, Kondom KV 12.3–12.5
Praxisteil	– In Dreiergruppen mit jeweils einem Holzpenis (oder einer Banane, die an der Spitze ein Stück abgeschnitten ist, um die Vorhaut zu symbolisieren), Bildmaterial der Kopiervorlagen 12.3–12.5 und Kondomen: Der erste Schüler ordnet das Bildmaterial in der richtigen Reihenfolge. Der zweite kontrolliert den dritten Schüler, der das Kondom überrollt und wieder abstreift.	Holzpenis/ Banane, Kondom KV 12.3–12.5
Sicherung	– Schüler bearbeiten die Arbeitsblätter 12.6 und 12.7; evtl. Bildfolge aus Prospekten der Pro Familie oder der dfs entnehmen (siehe Seite 85)	KV 12.6, 12.7
Ausklang	– Kondome mit Wasser befüllen oder aufblasen, um die Stabilität zu verdeutlichen **oder** – Folien der dfs zur Herstellung von Kondomen bearbeiten **oder** – Creme auf Kondom auftragen und Veränderungen im Laufe der Woche beobachten – Ausklangritual (siehe Seite 23)	Kondome Folien der dfs (siehe Seite 85) Creme

Ergänzungen zum Unterrichtsverlauf

Erinnerungshilfe:
Termin bei einem Frauenarzt ausmachen. Elternbrief schreiben.

Anmerkungen zur Unterrichtseinheit

Eine Schwierigkeit bei der Einordnung des Themas Verhütung in die Unterrichtsreihe besteht darin, dass es zum einen wichtig ist, vor dem Geschlechtsverkehr über Verhütungsmittel gesprochen zu haben, dass die Schüler zum anderen oftmals nur vage Vorstellungen davon haben, was Ge-

schlechtsverkehr genau bedeutet, und sie die Verhütung daher vielleicht noch nicht in einen direkten Zusammenhang bringen können.
Das Eingehen auf die Verhütungsmittel Kondom und Pille ist sinnvoll, da dies die gängigsten Verhütungsmethoden sind. Das Thema „sexuell übertragbare Krankheiten/Aids“ wird in einer weiteren Unterrichtseinheit (siehe Seite 108 ff.) genauer besprochen.

Ein Schwerpunkt der Einheit liegt darin, dass sich die Schüler bewusst werden, dass es aufgrund einer Vielzahl von Gründen, wie der Beständigkeit der Partnerschaft, der momentanen Lebensumstände, dem Alter, dem finanziellen Aspekt und den Anforderungen, die eine Elternschaft mit sich bringt, wichtig ist, einer ungewollten Schwangerschaft vorzubeugen. Außerdem sollen die Schüler erfahren, dass sie sich durch ein Kondom vor sexuell übertragbaren Krankheiten schützen können. Auch die Schülerinnen werden bei dieser Unterrichtseinheit nicht ausgeschlossen, da sie ihrem Partner später eventuell helfen können, beziehungsweise sich davon überzeugen können, dass der Partner das Kondom richtig übergerollt hat.
Den Jungen der Klasse kann evtl. ein Kondom mit nach Hause gegeben werden, damit sie das Überziehen ausprobieren können.
An dieser Stelle sollte sensibel mit Schülern umgegangen werden, die aufgrund ihrer körperlichen Behinderung Schwierigkeiten haben, ein Kondom zu benutzen bzw. es überzuziehen.

Bei sehr handlungsfähigen Klassen kann auch eine Arbeitsphase vorgeschaltet werden, in der die Schüler in Gruppen unterschiedliche Verhütungsmethoden kennenlernen und diese dann vor dem Klassenverband, evtl. unter Zuhilfenahme einer Collage referieren (Literaturhinweise etc. siehe unten).

Auf emotionaler Ebene tauchen bei dieser Unterrichtseinheit sicherlich widersprüchliche Gefühle auf. Zum einen ist es ein ungewohntes Vorhaben, in der Schule das Überrollen eines Kondoms zu üben, welches in die Privatsphäre gehört, und zum anderen werden Gefühle wie Neugierde oder eventuell Ekel geweckt, vor allem bei den Mädchen. Im Ganzen wird den Schülern aber diese handlungsorientierte Einheit bestimmt zusagen, bei der natürlich auch viel gekichert und gelacht werden wird und darf.

Literaturhinweise, Bezugsquellen für weitere Medien

- Kostenlose Broschüren der Pro Familia (www.profamilia.de):
  - Empfängnisregelung – Womit?
  - Das Kondom
  - Die Pille
  - Die Spirale
  - Sterilisation
  - viele weitere Broschüren, z. B. zur Empfängnisverhütung
- Prospekte, Holzpenis, Kondome, Folien:
  - Deutsche Latex Forschung (dfs)
    Zwischen den Wassern 12
    27356 Rotenburg/Wümme
    www.deutsche-latex.de
  - London Rubber Company GmbH
    Postfach 343
    Am Woltershof 46
    41066 Mönchengladbach. Tel.: 02161/63466
- Broschüren und weitere Medien der Bundeszentrale für gesundheitliche Aufklärung (www.bzga.de):
  - Verhüten – null problemo? Welches Verhütungsmittel ist für mich das Beste? (Broschüre und CD-ROM)
  - Empfängnisverhütung. Methoden und Möglichkeiten
  - Sichergehen – Verhütung für Sie und Ihn
  - Verhüten – aber wie? (in unterschiedlichen Sprachen)
  - Love-Line: CD-ROM für Pädagoginnen, für Jugendliche und Eltern
- Broschüren, auch zum Downloaden:
  - Schering (www.pille.com): Gut zu wissen. Broschüre.
    Schering Deutschland GmbH
    Max-Dohrn-Straße 10
    10589 Berlin

13. Unterrichtseinheit:

13 Julia geht zur Frauenärztin

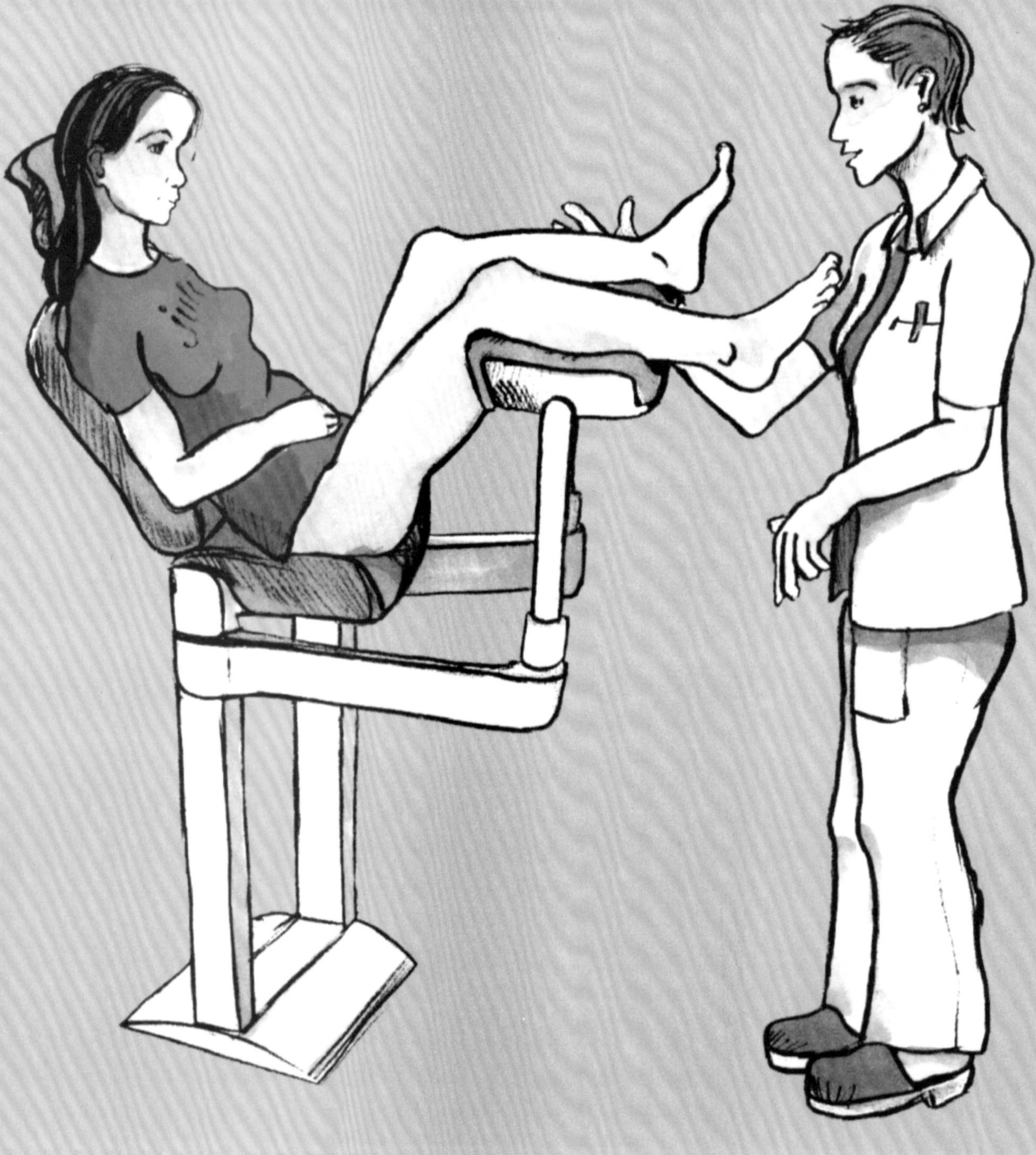

1. Thema: Die Pille, ein Verhütungsmittel für die Frau
2. Thema: Besuch beim Frauenarzt

Übersicht über die Kopiervorlagen im Downloadmaterial:

13

13.1 Titelbild
13.2 Lesetext

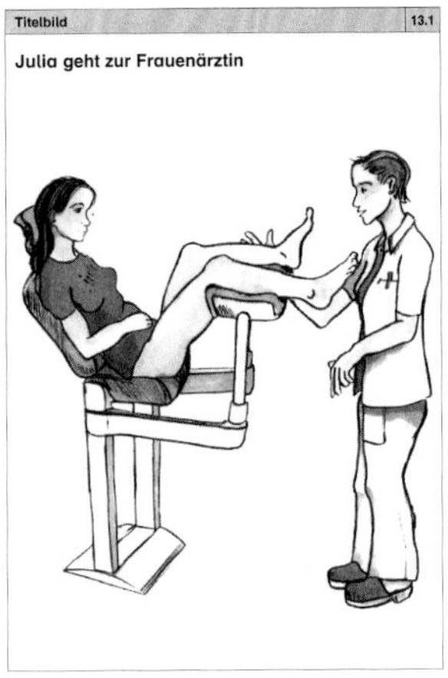
Titelbild 13.1

Julia geht zur Frauenärztin

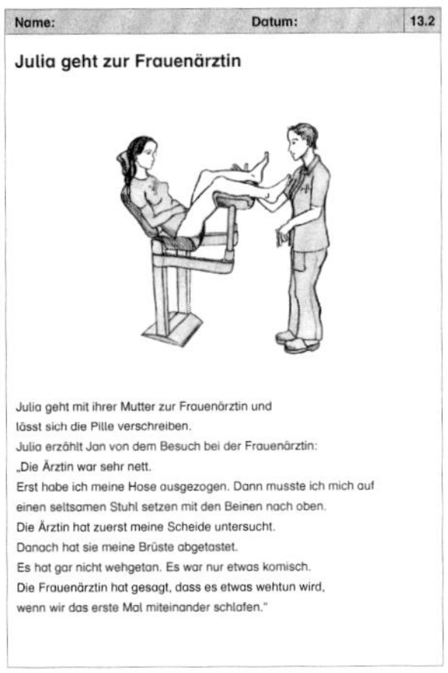
Name: Datum: 13.2

Julia geht zur Frauenärztin

Julia geht mit ihrer Mutter zur Frauenärztin und
lässt sich die Pille verschreiben.
Julia erzählt Jan von dem Besuch bei der Frauenärztin:
„Die Ärztin war sehr nett.
Erst habe ich meine Hose ausgezogen. Dann musste ich mich auf
einen seltsamen Stuhl setzen mit den Beinen nach oben.
Die Ärztin hat zuerst meine Scheide untersucht.
Danach hat sie meine Brüste abgetastet.
Es hat gar nicht wehgetan. Es war nur etwas komisch.
Die Frauenärztin hat gesagt, dass es etwas wehtun wird,
wenn wir das erste Mal miteinander schlafen."

13

1. Thema: Pille, ein Verhütungsmittel für die Frau
2. Thema: Besuch beim Frauenarzt

Benötigte Kopiervorlagen: 13.1–13.2

Phasen	Geplanter Unterrichtsverlauf	Medien
Einstieg	– Einstiegsritual (siehe Seite 22)	
Theorieteil	– Wiederholung des Inhaltes der letzten Einheit. – Vorwissen zu weiblichen Verhütungsmethoden erfragen. – Lehrkraft liest Ausschnitt des Lesetextes vor. – Lehrkraft zeigt unterschiedliche Pillenpackungen. Evtl. Erarbeitung der Vor- und Nachteile der Pille.	KV 13.2 Pillenpackungen
Praxisteil	– Jeder Schüler erhält eine Pillenplacebopackung (mit 21 Tabletten) und beschriftet diese. – Die Schüler sollen selbstständig daran denken, ihre Pille bei Schulbeginn einzunehmen.	Pillenplacebo-packung
Text-begegnung	– Bildinterpretation – Lesen des Textes	KV 13.1, 13.2
Praxisteil	– Lehrkraft zeigt weitere Bilder von Frauenarztstühlen. – Schüler dürfen sich in eine Sitzposition bringen, wie auf einem Frauenarztstuhl.	Bilder
Theorieteil	– Vorbereitung für den Unterrichtsgang zum Frauenarzt: • „Was ist ein Frauenarzt, eine Frauenärztin?“ • „Wer geht normalerweise zum Frauenarzt?“ • „Wie finde ich einen Frauenarzt?“ (evtl. im Telefonbuch, Internet oder den Gelben Seiten suchen und telefonisch einen Termin ausmachen, auf Stadtplan Weg ausfindig machen). • „Warum gehen Frauen zum Frauenarzt?“ • „Wann gehen Frauen zum Frauenarzt?“ (Routineuntersuchung einmal im halben Jahr, bei akutem Bedarf öfter) • „Dürfen auch Männer mit zum Frauenarzt gehen?“ – Schüler überlegen, was sie den Frauenarzt fragen möchten.	Telefonbuch Gelbe Seiten Internet
Ausklang	– Gespräch zur Vorbereitung des Besuchs beim Frauenarzt, evtl. kleines Rollenspiel dazu. – Ausklangritual (siehe Seite 23)	

Überlegungen zur Vorbereitung für den Besuch beim Frauenarzt

Diese Fragen könnten die Schüler dem Frauenarzt stellen:
- Was ist ein Ultraschall?
- Wie untersuchen sie?
- Muss ich auf den Untersuchungsstuhl?
- Wie lange dauert eine Untersuchung?
- Bieten sie Mädchensprechstunden an?
- Ist die Praxis behindertengerecht?
- Welche Verhütungsmittel verschreiben sie?
- Wie funktioniert eine Urinabgabe?

Die Schüler können ihre Fragen z. B. in KV 20.1 notieren.

Außerdem sollten folgende Begriffe besprochen werden:

- Empfang/Anmeldung
- Wartezimmer
- Untersuchungszimmer
- Umkleide
- Frauenarztstuhl
- Ultraschall
- Unterleibsuntersuchung
- Abstrich
- Brustuntersuchung

Auch sollte das Verhalten bei Unterrichtsbesuchen geklärt werden.

Anmerkungen zur Unterrichtseinheit

Die Pille ist nach wie vor das gängigste Verhütungsmittel, da es sehr sicher und leicht anzuwenden ist. Für manche Mädchen ist es schwierig, täglich an die Einnahme der Pille zu denken. Daher soll ihnen Hilfe angeboten werden. Vielleicht kann der sogenannte Knoten im Taschentuch oder eine andere Erinnerungsstütze dem Vergessen entgegenwirken und die Mädchen auf dem Weg in die Selbstständigkeit unterstützen. Zusätzlich zur Pille kann auch die 3-Monatsspritze oder das Hormonstäbchen besprochen werden. Letztendlich bleibt aber die Entscheidung für eine Verhütung und das entsprechende Verhütungsmittel bei den Eltern und dem Arzt.

Keines der hier aufgeführten Verhütungsmittel schützt vor sexuell übertragbaren Krankheiten wie Aids.

Den Schülern fällt es meist schwer, regelmäßig an die Einnahme der Placebopillen zu denken. Es kann als sinnvoll erachtet werden, dass auch Jungen die Placebos einnehmen, da sie merken sollen, wie schwierig es ist, täglich an die Einnahme eines Medikamentes zu denken und vielleicht können sie ihre Freundin an die Einnahme erinnern, wenn sie es schon einmal geübt haben.

Die Sitzposition im Klassenzimmer und beim Frauenarzt finden manche Schülerinnen unangenehm. Aber im Allgemeinen kann wahrscheinlich damit den Schülerinnen die größte Angst vor einem Frauenarztbesuch genommen werden.
Die Nachbereitung des Arztbesuches sollte in einer der nachfolgenden Stunden erfolgen.

Literaturhinweise, Bezugsquellen für weitere Medien

Kostenlose Arbeitsmaterialien siehe Unterrichtseinheit 12 (Seite 85)

14. Unterrichtseinheit:

14 Jan und Julia schlafen miteinander

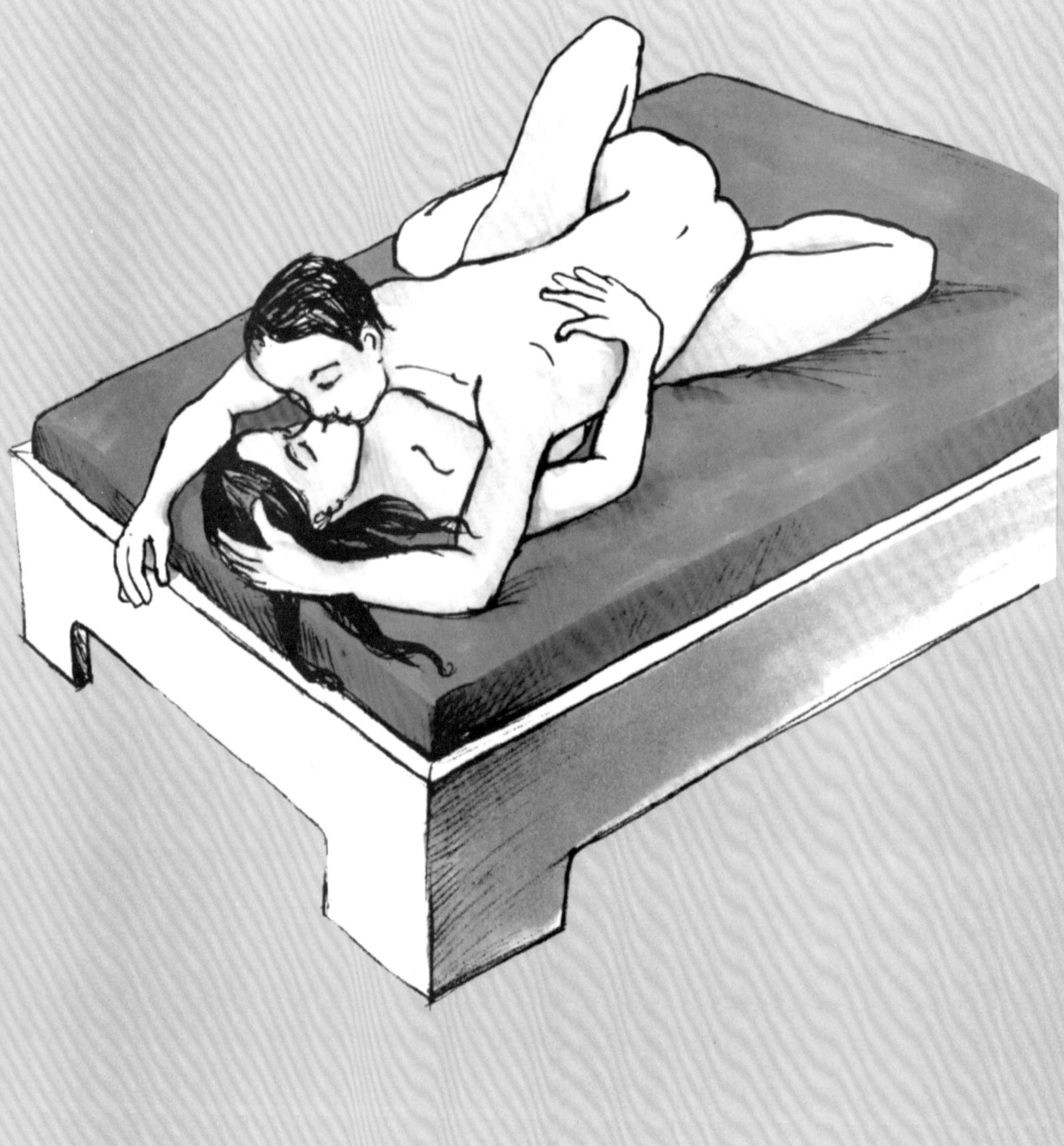

Thema: Geschlechtsverkehr

Übersicht über die Kopiervorlagen im Downloadmaterial:

14.1 Titelbild
14.2 Lesetext
14.3 Arbeitsblatt: Miteinander Schlafen 1
14.4 Arbeitsblatt: Miteinander Schlafen 2
14.5 Arbeitsblatt: Miteinander Schlafen 3
14.6 Arbeitsblatt: Miteinander Schlafen 4
14.7 Arbeitsblatt: Jan und Julia schlafen miteinander

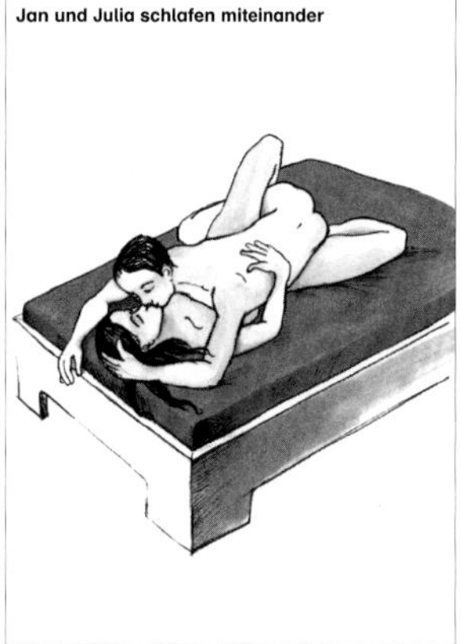
Titelbild 14.1

Jan und Julia schlafen miteinander

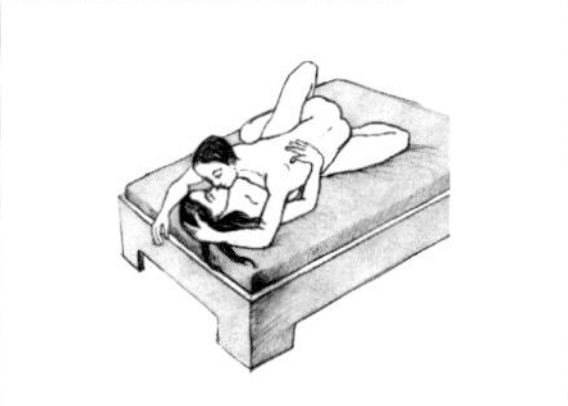
Name: Datum: 14.2

Jan und Julia schlafen miteinander

Jan und Julia können es kaum erwarten,
miteinander zu schlafen.
Beide sind sehr aufgeregt und haben auch etwas Angst.
Erst streicheln sie sich am ganzen Körper. Jan streichelt
Julias Scheide, bis die Scheide feucht und warm wird.
Julia streichelt Jans Penis, bis er steif wird.
Jan rollt sich ein Kondom über.
Ganz vorsichtig schiebt er seinen Penis in Julias Scheide.
Julia sagt: „Es ist schön, aber es tut mir auch etwas weh.
Können wir es ein anderes Mal noch einmal versuchen?"
Julia blutet ein bisschen. Jan ist einverstanden. Er weiß,
dass es den Mädchen beim „ersten Mal" etwas wehtun kann.

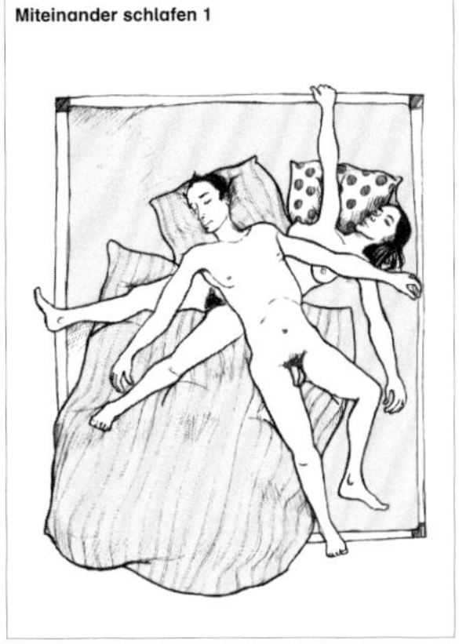
Name: Datum: 14.3

Miteinander schlafen 1

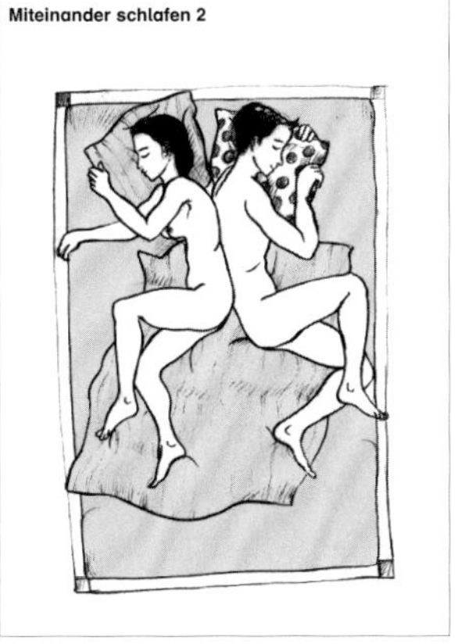
Name: Datum: 14.4

Miteinander schlafen 2

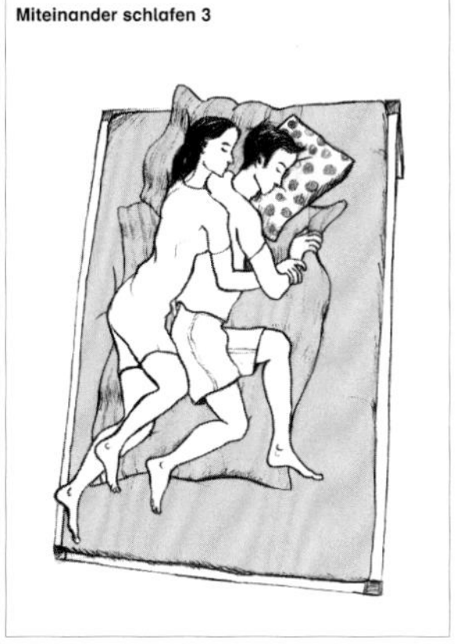
Name: Datum: 14.5

Miteinander schlafen 3

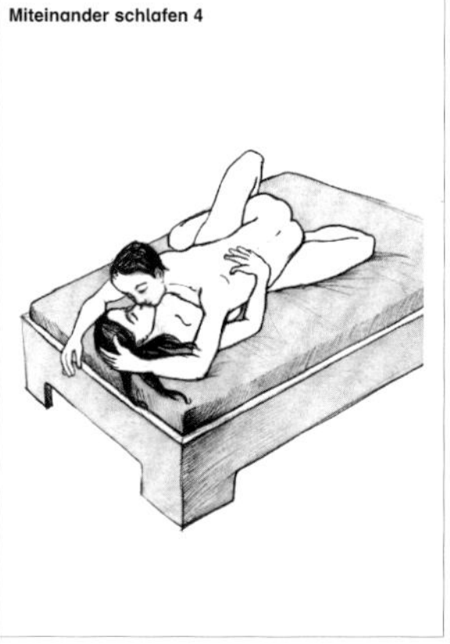
Name: Datum: 14.6

Miteinander schlafen 4

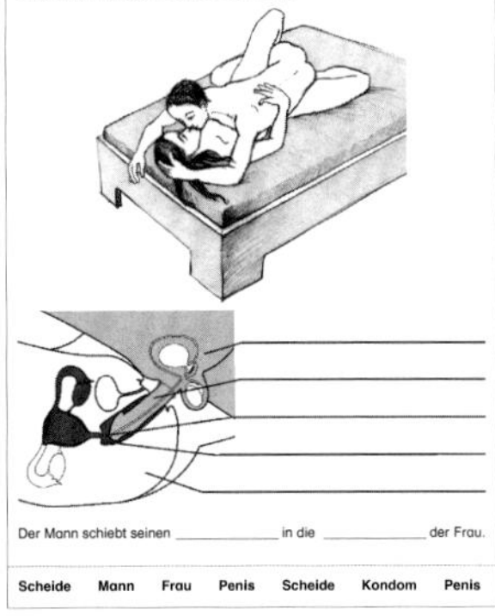
Name: Datum: 14.7

Jan und Julia schlafen miteinander

Aufgabe:
Schreibe die richtigen Begriffe auf die Linien.

Der Mann schiebt seinen ____________ in die ____________ der Frau.

Scheide Mann Frau Penis Scheide Kondom Penis

Thema: Geschlechtsverkehr

Benötigte Kopiervorlagen: 14.1–14.7, 20.1, 20.11

Phasen	Geplanter Unterrichtsverlauf	Medien
Einstieg	– Einstiegsritual (siehe Seite 22)	
Praxisteil	– Schüler erhalten in Gruppen Puzzleteile von einer der Kopiervorlagen 14.3–14.6 und sollen diese zu einem Bild zusammensetzen. – Schüler betrachten die Puzzle und überlegen, welches wohl den Geschlechtsakt zeigt. **oder** – Beschreibung des Geschlechtsaktes, so wie die Schüler es im Fernsehen gesehen haben oder wie sie es sich vorstellen. – Erarbeiten unterschiedlicher Begriffe für den Geschlechtsverkehr: Sex, Beischlaf, Poppen, Vögeln, Ficken, Bumsen, Nageln, Liebe machen etc. Sammeln der Begriffe auf einer Mindmap. – Einigung auf einen Begriff.	KV 14.3–14.6 (Puzzle auf verschiedenfarbiges Papier kopieren und in einzelne Teile schneiden) KV 20.1
Textbegegnung	– Bildinterpretation – Lesen des Textes – Nachbesprechung	KV 14.1, 14.2
Gesprächsimpuls	– Gesprächsimpulse: • „Haben Jan oder Julia etwas falsch gemacht?“ • „Findest du es gut, dass Julia Jan sagt, dass es ihr wehtut?“ • „Würdest du dich trauen, so etwas deinem Freund zu sagen?“ • „Wie würdest du an Jans Stelle reagieren?“ • „Was tut Julia weh? Wird ihr jetzt das Miteinanderschlafen immer wehtun?“ • „Kann Julia schwanger werden?“ (Erläuterung des Zusammenhangs von Geschlechtsverkehr und Verhütung, hier Pille und Kondom.) • „Wie lange musst du mit deinem Freund/deiner Freundin zusammen sein, damit ihr miteinander schlafen dürft?“	
Praxisteil	– Schüler rollen über ein Penisknetmassemodell ein Kondom. – Lehrkraft verweist darauf, dass das Kondom vor Berührung der Scheide übergerollt werden muss und dass der Penis nach dem Höhepunkt herausgezogen werden soll und dabei das Kondom gut festgehalten werden muss. – Dann wird der Geschlechtsakt anhand zweier Knetmassemodelle nachgestellt und die Bildvorlage 20.11 besprochen.	Knetmassemodelle, Kondome KV 20.11
Theorieteil	– Lehrkraft und Schüler bearbeiten gemeinsam das Arbeitsblatt 14.7 am Overheadprojektor. Anschließend bearbeiten die Schüler zur Festigung die Kopiervorlage als Arbeitsblatt in Einzelarbeit.	KV 14.7 als Arbeitsblätter und auf Folie
Sicherung	– Rückblende zum Puzzle. Schüler sollen nochmals begründen, weshalb nur eines der Bilder den Geschlechtsakt darstellt und daher richtig ist. **oder** – „Szenenspiel“ (siehe Seite 93)	fertige Puzzles
Ausklang	– Beispielgeschichte zu „Mein erstes Mal“ (siehe Seite 93) – Ausklangritual (siehe Seite 23)	Beispielgeschichte

Ergänzungen zum Unterrichtsverlauf

Ideen für das Szenenspiel:

1. Du bist Nina. Dein Freund möchte unbedingt mit dir schlafen. Du möchtest damit aber noch lieber warten. Wie sagst du es deinem Freund?
2. Du bist Klaus. Du möchtest mit deiner Freundin schlafen. Wie sagst du es ihr?
3. Du bist Anita. Du hast noch nie mit einem Jungen geschlafen und bist ganz nervös vor dem ersten Mal. Wie verhältst du dich?
4. Du bist Bernd. Du liegst mit deiner Freundin im Bett. Ihr wollt wieder einmal miteinander schlafen. Dein Penis wird aber nicht steif. Was machst du?
5. Du bist Petra. Du hast Deine Tage und möchtest daher nicht mit deinem Freund schlafen. Wie bringst du es ihm bei?
6. Du bist Susi. Dein Freund und du sind schon lange zusammen. Ihr schlaft auch häufig miteinander. Du hast aber vergessen, die Pille einzunehmen. Wie verhältst du dich?

Beispielgeschichte „Mein erstes Mal“:

Eigentlich bin ich ja alles andere als schüchtern. Ich flirte gerne und gehe gerne mit Mädchen aus. Aber so eine richtig feste Beziehung hatte ich irgendwie noch nie. Klar, dass ich schon Händchen gehalten habe und auch schon mal geküsst. Aber noch nie mehr. Ich wollte immer auf die Traumfrau warten. Ja, und so war es.
Ich habe vor drei Jahren *das* Mädchen kennengelernt. Sie ist meine Traumfrau schlechthin. Immer wenn ich in ihrer Nähe bin, bin ich überglücklich. Susi sieht nicht nur gut aus, finde ich zumindest, auch wenn das meine Freunde nicht meinen. Sie ist supernett und wir können so richtig gut miteinander reden. Aber es blieb natürlich nicht nur beim Reden. Wir waren viel unterwegs. Wir haben meine Freunde und ihre Freundinnen getroffen, haben aber auch alleine etwas unternommen. Susi küsst einfach super. Sie küsst nicht nur meinen Mund, wenn wir gemeinsam im Bett liegen, nein, sie küsst meinen ganzen Körper. Das ist ein unbeschreiblich schönes Gefühl. Ich streichle auch sehr gerne ihre zarte Haut. Wir haben viel gekuschelt und uns ganz eng umschlungen. Nur haben wir uns noch nicht getraut, miteinander zu schlafen, auch wenn wir uns schon um Verhütungsmittel gekümmert haben.

Aber letzten Freitag hatte ich sturmfreie Bude. Erst kochten wir gemeinsam und ließen uns dann alles gut schmecken. Wir redeten nicht viel, sondern sahen uns ganz lange an. Das Gefühl der wirklichen Liebe lag in der Luft. Ich wollte Susi unbedingt berühren und trug sie auf meinen Armen in mein Bett. Wir zogen uns langsam aus und küssten uns im Kerzenschein. Wir waren sehr zärtlich zueinander. Sie fragte mich, ob ich mit ihr schlafen wolle. Ich wollte. Ich streifte mir ein Kondom über. Ganz vorsichtig führte ich meinen Penis in ihre Scheide. Erst bewegte ich mich ganz langsam, dann immer schneller. Ich bekam einen Orgasmus. Das ist ein Gefühl, wie wenn man plötzlich davonschwebt. Dann wurden unsere Bewegungen weniger. Wir waren beide überglücklich. Es war wunderschön.

Anmerkungen zur Unterrichtseinheit

Das „Miteinander schlafen“ ist für die Schüler einer der spannendsten, für den Lehrer aber auch einer der schwierigsten Themenbereiche. Es ist wichtig, den Schülern dieses Thema detailliert und offen zu vermitteln, da häufig falsche Eindrücke z. B. durch Filme vorliegen und die Schüler oft nur vage Vorstellungen vom eigentlichen Geschehen beim Geschlechtsakt haben.
So fällt vielen Schülern die Begründung, weshalb nur ein Bild auf den Kopiervorlagen den Geschlechtsverkehr darstellt, schwerer, als man als Lehrkraft annehmen möchte. Teilweise interpretieren die Schüler, dass das von ihnen hergestellte Knetmassemodell auch bedeutet, dass sie mit dem anderen Schüler schlafen. Dem kann durch Veränderung der Modelle durch die Lehrkraft oder durch nur ein Vorzeigemodell entgegnet werden.

Ein Kriterium für den richtigen Zeitpunkt für das Miteinanderschlafen sollte eine feste liebevolle Beziehung, die Lust beider und die Vorsorge bzgl. Verhütung darstellen. Den Schülerinnen und Schülern sollte auf jeden Fall der Druck genommen werden, dass sie als unnormal gelten, wenn sie im Alter von 14 Jahren noch nicht mit einem Partner/einer Partnerin geschlafen haben.

Das Wissen über den Geschlechtsverkehr kann einen sensibleren Umgang mit dem Thema hervorrufen und sexueller Gewalt vorbeugen. Besonders bei Schülern mit einer geistigen Behinderung ist es wichtig, den Geschlechtsakt zu erläutern, da sie aufgrund ihrer kognitiven Struktur Gefahr laufen, die Konsequenzen, wie zum Beispiel eine ungewollte Schwangerschaft, nicht absehen zu können.

Schülern mit einer körperlichen Behinderung ist es vielleicht nicht möglich, Geschlechtsverkehr zu haben. Auf sie sollte sensibel eingegangen werden und evtl. alternative Möglichkeiten der partnerschaftlichen sexuellen Befriedigung bzw. der Einsatz von Hilfsmitteln besprochen werden.

Mit Schülern, bei denen der Verdacht auf sexuellen Missbrauch besteht, muss hier sehr sensibel umgegangen werden. Eventuell kann mit diesen Schülern eine Besprechung des Geschlechtverkehrs unter vier Augen erfolgen.

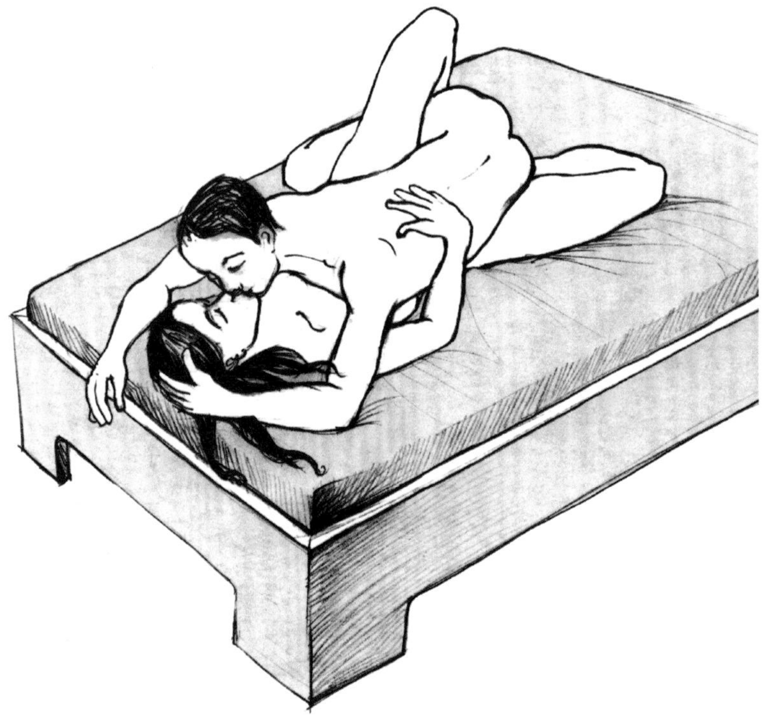

15. Unterrichtseinheit:

Anita ist schwanger

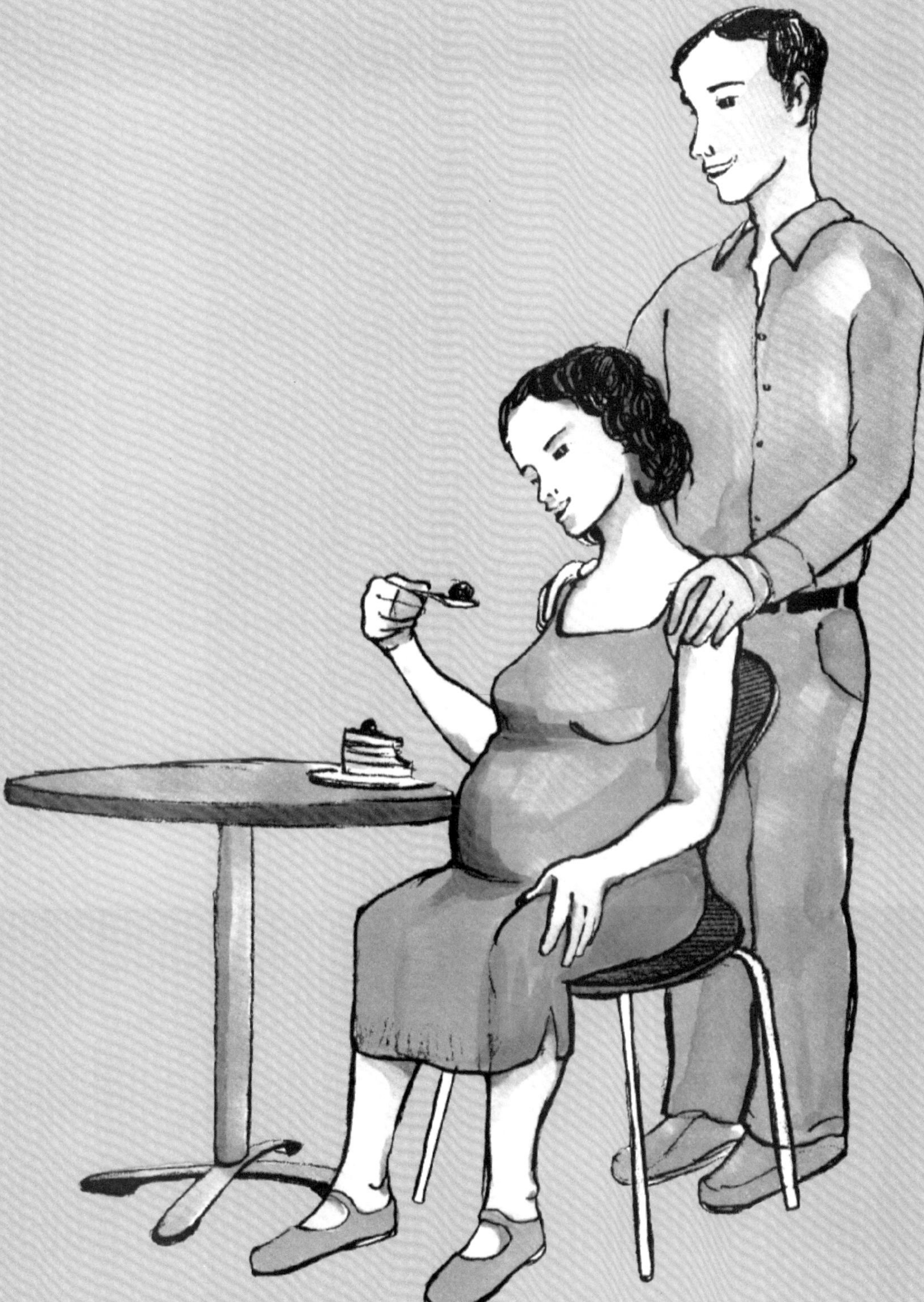

1. Thema: Befruchtung

2. Thema: Schwangerschaft und Geburt

3. Thema: Kinderwunsch

Übersicht über die Kopiervorlagen im Downloadmaterial:

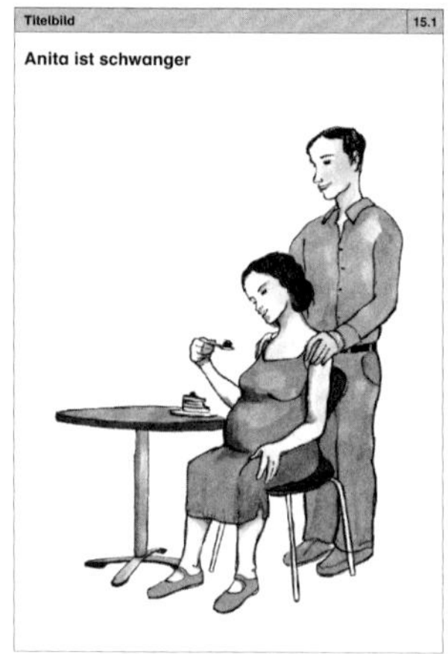

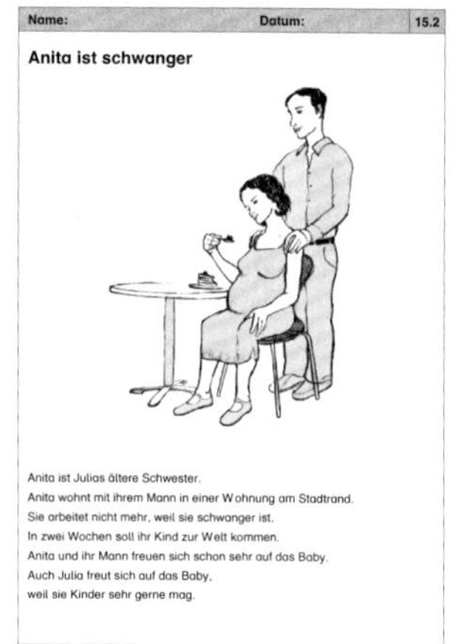

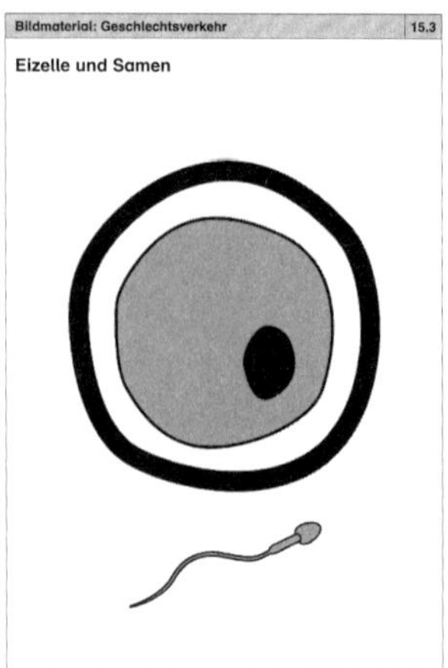

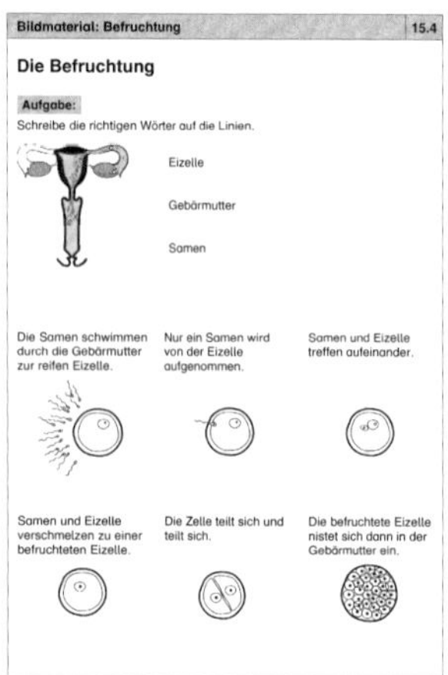

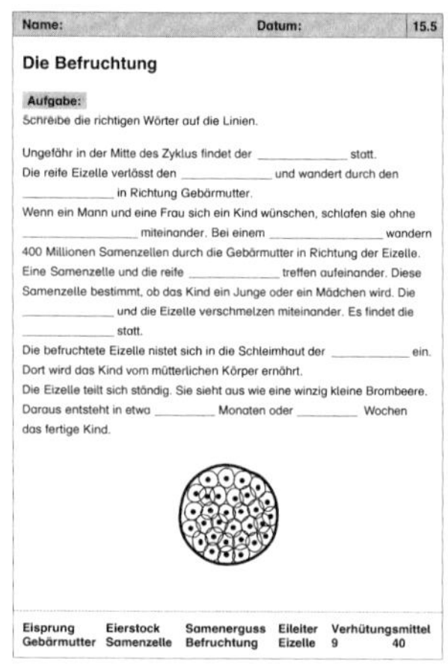

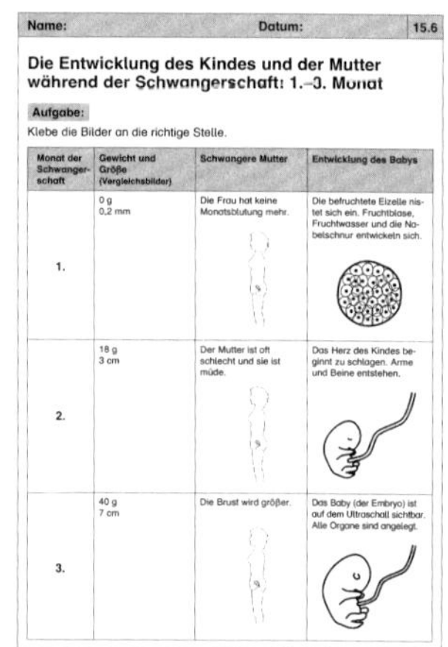

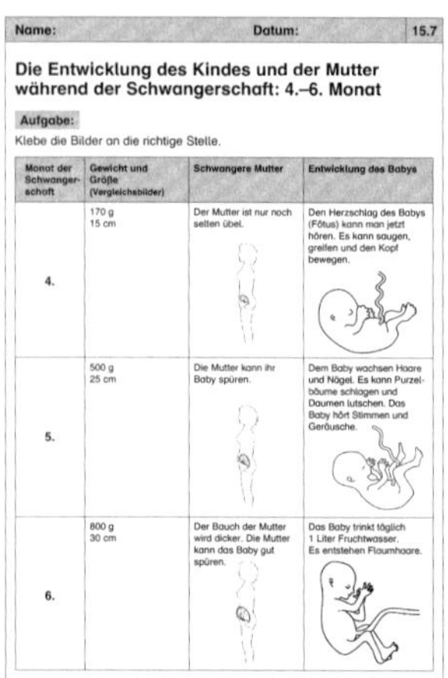

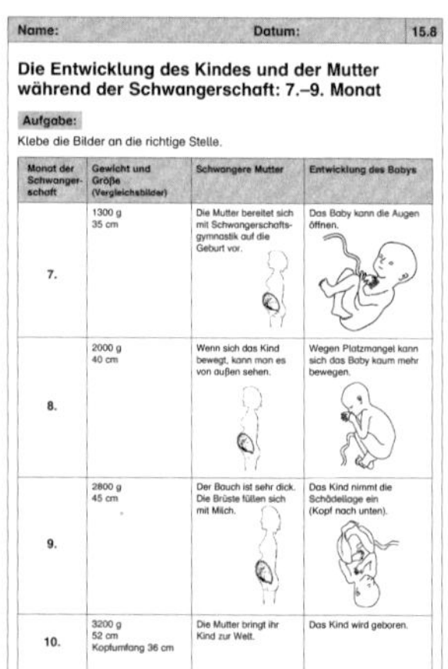

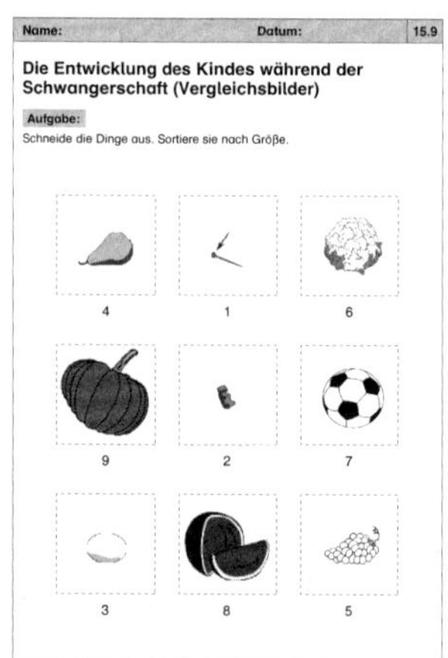

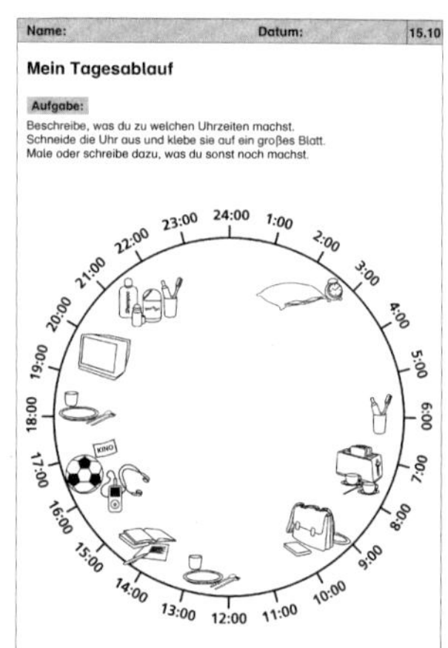

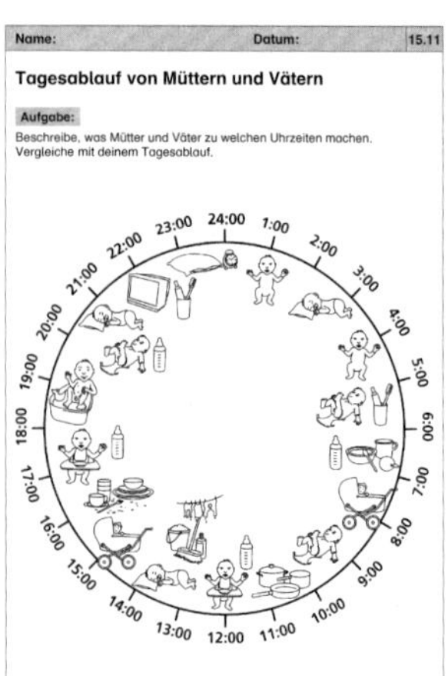

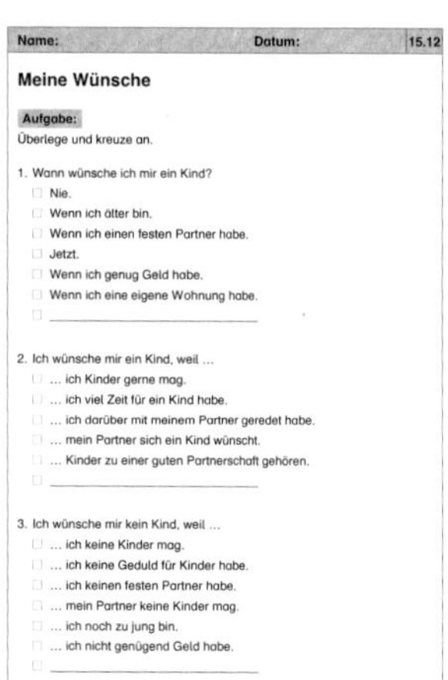

1. Thema: Befruchtung

Benötigte Kopiervorlagen: 15.1–15.8, 20.5, 20.7, 20.11

Phasen	Geplanter Unterrichtsverlauf	Medien
Einstieg	– Einstiegsritual (siehe Seite 22)	
Text-begegnung	– Bildinterpretation – Lesen des Textes	KV 15.1, 15.2
Theorieteil	– Schüler bringen ihr Vorwissen zum Thema „Wo die Kinder herkommen" ein; evtl. Besprechen von Aussagen wie: „Der Klapperstorch hat dich gebracht." „Bienchen und Blümchen." „Eine Fee hat dich aus dem Babysee gefischt." evtl. Betrachten der Bilder des Buches „Wo die kleinen Kinder herkommen." – Thematische Wiederholung des Geschlechtsverkehrs. – Lehrkraft erklärt die Befruchtung und Eiwanderung an der Tafel mithilfe der Bildvorlagen oder am Scheiden-Querschnittmodell.	KV 15.3, 15.4, 20.5, 20.7, 20.11
Praxisteil	– *Anmerkung:* Stärkeren Schülern kann das Arbeitsblatt 15.5 zur Differenzierung und Festigung angeboten werden.	KV 15.5
Spiel	– „Samenrennen" (siehe unten)	2 Reifen
Ausklang	– evtl. Film (siehe unten) – Ausklangritual (siehe Seite 23)	Film

Ergänzungen zum Unterrichtsverlauf

Erläuterung zum Wettkampfspiel „Samenrennen":
Ein Punkt im Klassenzimmer oder Gang symbolisiert die Eizelle. Die Schüler sind alle Samen und befinden sich an einer Startlinie. Die Schüler sollen auf ein Signal losrennen oder loskriechen. Wer als erstes die Eizelle erreicht hat, hat gewonnen.

Anmerkungen zur Unterrichtseinheit

Der Befruchtungsvorgang ist ein relativ nüchternes Thema. Häufig genügt es den Schülern, wenn sie erfahren, dass durch Geschlechtsverkehr ohne Verhütungsmittel eine Befruchtung stattfinden kann und dass dann im Bauch der Mutter das Kind heranwächst.

Um die Stunde etwas zu beleben, sind die Wettkampfspiele, ob Einzel- oder Gruppenwettkampf, recht passend. Der Lückentext ist als Differenzierungsmöglichkeit für kognitiv stärkere Schüler gedacht.

Literaturhinweise, Filmtipps, Bezugsquellen für weitere Medien

- Film: Nielsson, Lennart: Faszination Liebe – Das Wunder des Lebens (Dokumentarfilm, 2001, 43 Min.) (sehr zu empfehlen)
- Film: Schwanger mit 16 (1998, ab 12 J., 15 Min.)
- Film: Wo komm ich eigentlich her? (Offenbach, Jünger Verlag, 5.–9. J., 30 Min.)
- siehe Videos www.babycenter.de

2. Thema: Schwangerschaft und Geburt

15 *Benötigte Kopiervorlagen: 15.6–15.9*

Phasen	Geplanter Unterrichtsverlauf	Medien
Einstieg	– Einstiegsritual (siehe Seite 22)	
Aktualisierung	– Schüler wiederholen den Inhalt der letzten Stunde.	
Praxisteil	– Schüler stellen ein Gebärmuttermodell her (siehe unten); evtl. werden lediglich Luftballons aufgeblasen.	Luftballons, etc.
Theorieteil	– Lehrkraft zeigt unterschiedliche Gegenstände, die die Größe des Kindes im Mutterleib darstellen sollen. In die Luftballons wird, soweit möglich, immer ein Gegenstand geschoben oder der Luftballon wird aufgeblasen und der Gegenstand darauf gemalt. Die Luftballons werden mit dem Schwangerschaftsmonat beschriftet und aufgehängt. Zusätzlich kann auf einer Waage das Gewicht des Kindes im jeweiligen Monat ausgewogen werden. Es können auch Ultraschallbilder gezeigt werden. Die Lehrkraft weist auf mögliche Komplikationen u. a. der Frühschwangerschaft hin. **oder** – In ein Skelett wird eine Babypuppe geschoben. Die Lehrkraft erläutert den Vorgang der Geburt.	Gegenstände (Nadel, Gummibärchen, Ei, Birne, Weintraubenbündel, Blumenkohl, Fußball, Wassermelone, Kürbis) Waage, Ultraschallbilder, Skelett, Babypuppe
Sicherung	– Schüler bearbeiten die Arbeitsblätter 15.6–15.9 **oder** – Schüler lesen „Das kleine 9 x 2“ (siehe Seite 99)	KV 15.6–15.9
Spiel	– Die Tabelle auf dem Arbeitsblatt kann als Memoryspiel verwendet werden, indem alle Kästchen ausgeschnitten werden. Der Schwierigkeitsgrad der Zuordnung kann variiert werden.	Memoryspiel aus KV 15.6–15.9
Ausklang	– Ausklangritual (siehe Seite 23)	

Ergänzungen zum Unterrichtsverlauf

Arbeitsmaterial pro Schüler für die Herstellung des Gebärmuttermodells:
2 Strohhalme
1 großer Luftballon
2 Miniluftballons
1 Gummiband

Bastelanleitung: In die Enden der beiden Strohhalme werden die mit etwas Luft gefüllten Miniluftballons hineingesteckt. Die Strohhalme werden hinten an den großen Luftballon geklebt (= Eileiter mit Eierstöcken). Der große Luftballon (= Gebärmutter) wird unterschiedlich aufgeblasen und um den Hals kommt ein Gummiband (=Gebärmutterhals bzw. Scheide).

Anmerkungen zur Unterrichtseinheit

Die Schüler erhalten durch die gegenständliche Erläuterung der Entwicklung des Kindes in den unterschiedlichen Schwangerschaftsmonaten einen anschaulichen Einblick. Wenn die Arbeitsblätter 15.6–15.9 zu komplex sind, können auch nur einzelne Spalten oder Monate besprochen werden. Für lesende Schüler ist das Leporello „Das kleine 9 x 2“ (siehe Seite 99) sehr zu empfehlen.

Auf den Vorgang der Geburt wird bewusst nicht intensiver eingegangen, weil der genaue Vorgang für die Schüler meist noch nicht relevant ist. Bei Nachfragen kann die Geburt natürlich besprochen werden. Es lassen sich auch in den meisten Büchern Zeichnungen und Bilder dazu finden. Auch Filmmaterial kann hierzu verwendet werden.

Literaturhinweise, Bezugsquellen für weitere Medien

- Kostenlose Arbeitsmaterialien:
  BZgA: Dem Leben auf der Spur. Wissenswertes für Mädchen (und Jungen), inklusive „Das kleine 9 x 2. Ein Leporello für Kinder"
- Schwangerschaftstests und Aufklärungsfilme:
  Organon GmbH
  Mittenheimer Str. 62
  85764 Oberschleißheim
  www.organon.de

3. Thema: Kinderwunsch

Benötigte Kopiervorlagen: 15.10–15.12

Phasen	Geplanter Unterrichtsverlauf	Medien
Einstieg	– Einstiegsritual (siehe Seite 22)	
Praxisteil	– „Eckenabfrage" (siehe unten) **oder** – „Zielscheibe" (siehe Seite 100)	Smileys Flipchart, Klebepunkte
Theorieteil	– Wiederholung des Lesetextes von KV 15.2. Schüler überlegen sich in zwei Gruppen, weshalb Julia kein Kind möchte und Anita schon. – Schüler schreiben Ideen auf Plakat und vergleichen diese.	KV 15.2
Praxisteil	– Gespräch mit einer (schwangeren) Mutter. **oder** – Den eigenen Tagesablauf und den einer Mutter besprechen und vergleichen (Arbeitsblätter 15.10–15.11). **oder** – Schüler bearbeiten das Arbeitsblatt 15.12. **oder** – Wickeln einer Babypuppe.	Mutter KV 15.10–15.11 KV 15.12 Puppe, Windeln
Übung	– Eine CD mit Babygeschrei wird eingelegt. Jeweils ein Schüler soll sich für einen Tag um eine Babypuppe kümmern. Wenn das Baby schreit, muss der Schüler die Puppe füttern oder wickeln, bis das Baby wieder ruhig ist.	CD mit Babygeschrei, Puppe, Flasche, Windel, Kleidung
Ausklang	– Ausklangritual (siehe Seite 23)	

Ergänzungen zum Unterrichtsverlauf

Erläuterung zur „Eckenabfrage":
Vier Smileys werden in vier Ecken eines Raumes aufgehängt und ihre Bedeutung zusammen geklärt („stimmt ganz genau", „stimmt ein bisschen", „stimmt nicht" und „stimmt ganz und gar nicht"). Den Schülern werden Aussagen wie die folgenden vorgelesen und sie sollen sich je nach ihrer persönlichen Meinung in einer Ecke platzieren. (Behauptungen siehe nächstes Spiel „Zielscheibe".)

15

Erläuterung zur „Zielscheibe“:
Anstatt der Eckenabfrage kann auch eine Zielscheibe auf eine Flipchart gemalt werden. Die Schüler dürfen mit Klebepunkten ihre Meinung signalisieren. Es kann auch eine Zielscheibe auf den Boden gemalt werden und die Schüler sollen als „lebende Pfeile“ Position beziehen. Die Mitte der Zielscheibe bedeutet „stimmt“.

Behauptungen:

- Babys kosten viel Geld.
- Babys brauchen immer eine Betreuungsperson.
- Babys schlafen die Nacht durch.
- Babys kann man einige Stunden am Tag alleine lassen.
- Babys schreien viel.
- Babys brauchen viel Liebe und Zuneigung.
- Babys kriegen nichts mit, was um sie herum passiert.
- Babys kann man an alle Orte mitnehmen.
- Babys essen alles.
- Babys möchten gerne gestreichelt werden.

Anmerkungen zur Unterrichtseinheit

Laut einer Studie von Pixa-Kettner u. a. von 1993 bis 1995 wurden in Deutschland 969 Elternschaften mit insgesamt 1366 Kindern bei Menschen mit einer geistigen Behinderung erfasst, wobei diese Zahl als ein Minimum betrachtet werden muss und die Tendenz steigt (Pixa-Kettner u.a. 1996, 13). Schüler werden sich nur selten ernsthaft über ihren Kinderwunsch Gedanken gemacht haben. Auch wird von ihnen keine Entscheidung pro oder kontra Kinder erwartet werden. Bei Menschen mit einer leichten geistigen Behinderung und vor allem bei Menschen mit einer Lernbehinderung ist der Kinderwunsch meist stark ausgeprägt. Für sie kann die Erfüllung des Kinderwunsches die Bestätigung der eigenen Normalität bedeuten. Sie hoffen, somit ihre abgelehnte Behinderung kompensieren zu können. Daher muss die persönliche und ökonomische Situation unter Einbeziehung der Kompetenzen zur Versorgung und Erziehung eines Kindes und der Wohnsituation reflektiert werden. Bei Menschen mit einer körperlichen Behinderung sollte der Aspekt möglicher Hilfen und Begleitungen, die für die Unterstützung der Kindererziehung in Betracht kommen würden, mit berücksichtigt werden.

Aus den genannten Gründen sollte die Beratung und Aufklärung über eine Lebensperspektive im Zusammenhang mit einer Familiengründung schon im Jugendalter stattfinden (vgl. Bundesvereinigung Lebenshilfe 1999, 109 f.). Die Schüler sollen schon früh unterstützt werden, ein realistisches Bild von ihrem Leben mit und ohne Kind zu bekommen und ihre persönliche Lebenssituation zu reflektieren. Sie sollen somit die Frage des Kinderwunsches für sich beantworten können, ohne dass ihnen die Entscheidung von außen abgenommen wird.

Anhand des Vergleichs der beiden Tagesabläufe auf den Kopiervorlagen 15.10 und 15.11 sollen die unterschiedlichen Lebensumstände aufgezeigt werden und Gründe für einen verantwortungsvollen Kinderwunsch erarbeitet werden. Eventuell kann besonders bei älteren und handlungsfähigeren Schülern ihre persönliche Lebenssituation mit einbezogen und somit intensiver auf ihren Kinderwunsch eingegangen werden.
Der Praxisteil kann sehr umfangreich gestaltet und auf mehrere Einheiten ausgeweitet werden, je nach Entwicklung und Interesse der Schüler.
Eventuell können einzelne besonders interessierte Schüler in einer schulvorbereitenden Einrichtung, einem Kinderhort oder der Tagesstätte für Kleinkinder hospitieren.

Literaturhinweis

AWO: Liebe(r) selbstbestimmt. Praxisleitfaden für die psychosoziale Beratung und sexualpädagogische Arbeit für Menschen mit Behinderung. Schriftenreihe Theorie und Praxis. Berlin 2006.

16. Unterrichtseinheit:

Jan und Julia unterhalten sich über Aids

16

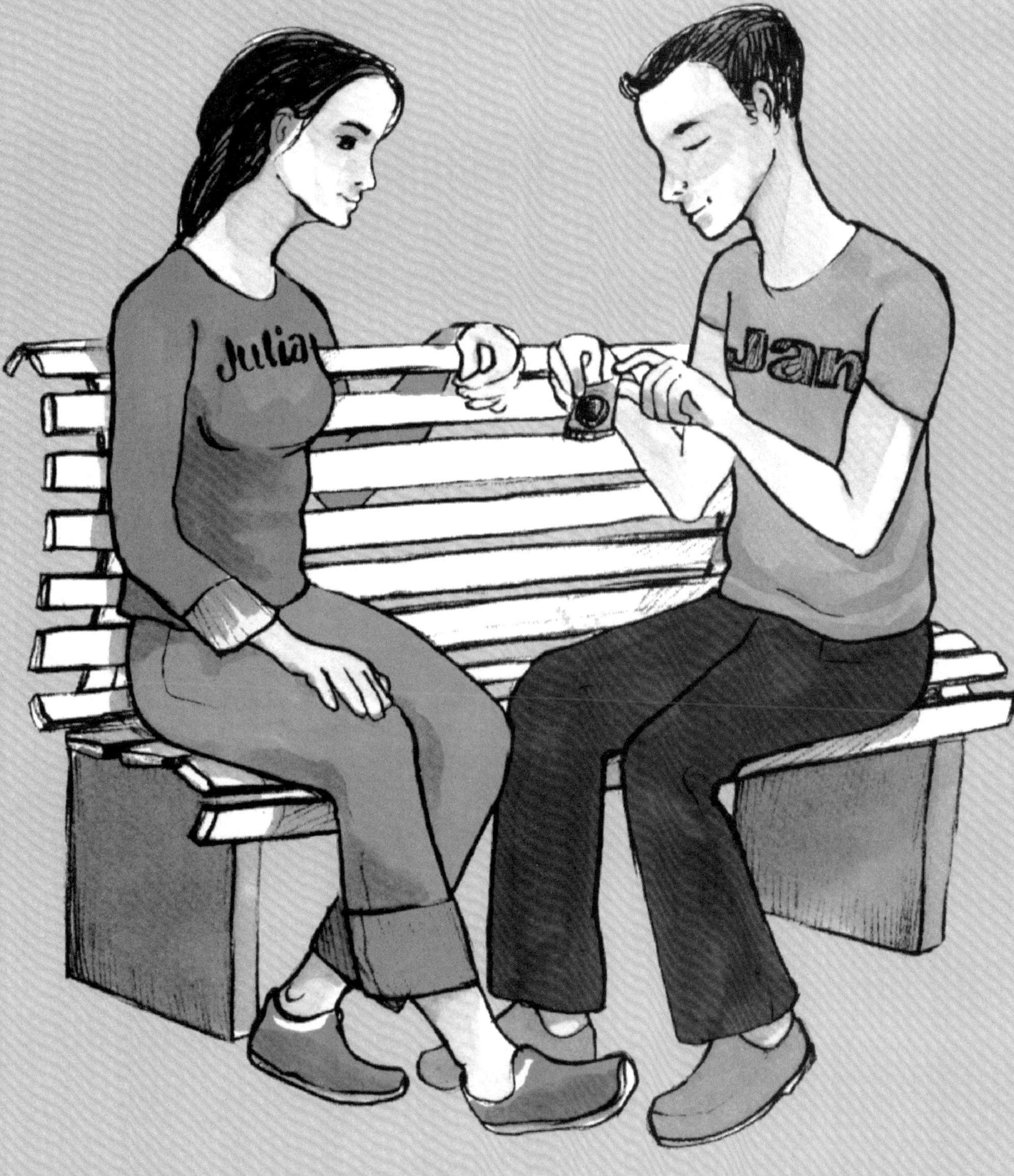

Thema: Sexuell übertragbare Krankheiten

Übersicht über die Kopiervorlagen im Downloadmaterial:

16.1 Titelbild
16.2 Lesetext
16.3 Arbeitsblatt: So bleibe ich gesund
16.4 Arbeitsblatt: So bleibe ich gesund (Begriffe)

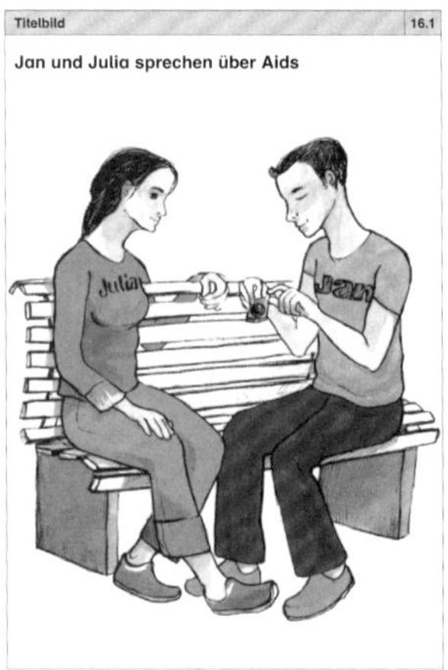

Titelbild 16.1

Jan und Julia sprechen über Aids

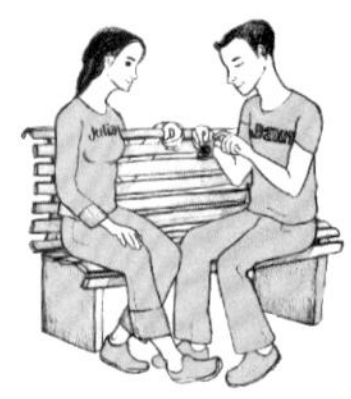

Name: Datum: 16.2

Jan und Julia sprechen über Aids

Jan und Julia treffen sich nach der Schule.
Sie unterhalten sich über den Film,
den sie heute in der Schule angeschaut haben.
Jan sagt: „Ich wusste gar nicht, dass man sich so gut
vor sexuell übertragbaren Krankheiten wie Aids schützen kann.
Man muss nur auf seine Hygiene achten und
beim Geschlechtsverkehr Kondome benutzen."
Julia ergänzt: „Ja schon, aber ich glaube trotzdem,
dass es am besten ist, wenn man treu ist
und dem Partner vertrauen kann."

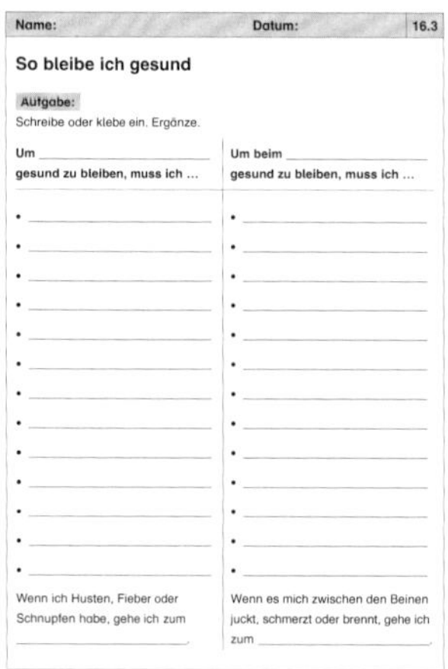

Name: Datum: 16.3

So bleibe ich gesund

Aufgabe:
Schreibe oder klebe ein. Ergänze.

Um ______ gesund zu bleiben, muss ich …	Um beim ______ gesund zu bleiben, muss ich …
• ______	• ______
Wenn ich Husten, Fieber oder Schnupfen habe, gehe ich zum ______.	Wenn es mich zwischen den Beinen juckt, schmerzt oder brennt, gehe ich zum ______.

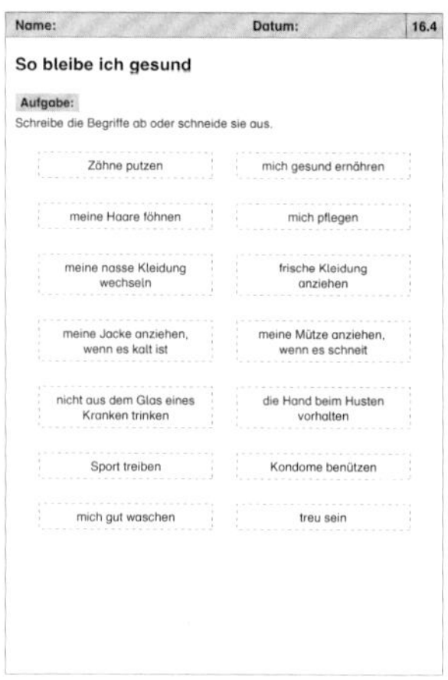

Name: Datum: 16.4

So bleibe ich gesund

Aufgabe:
Schreibe die Begriffe ab oder schneide sie aus.

Zähne putzen	mich gesund ernähren
meine Haare föhnen	mich pflegen
meine nasse Kleidung wechseln	frische Kleidung anziehen
meine Jacke anziehen, wenn es kalt ist	meine Mütze anziehen, wenn es schneit
nicht aus dem Glas eines Kranken trinken	die Hand beim Husten vorhalten
Sport treiben	Kondome benützen
mich gut waschen	treu sein

Thema: Sexuell übertragbare Krankheiten

Benötigte Kopiervorlagen: 16.1–16.4, 20.1

Phasen	Geplanter Unterrichtsverlauf	Medien
Einstieg	– Einstiegsritual (siehe Seite 22)	
Text-begegnung	– Bildinterpretation – Lesen des Textes – Rollenspiel	KV 16.1, 16.2, Schildkappe, Armband
Gesprächs-impuls	– Schüler zählen Krankheiten auf, die sie kennen und tragen sie in die Ideensammlung ein. – Schüler überlegen sich, warum sie im Alltag krank werden. – Lehrkraft verweist darauf, dass durch eine gute Vorbeugung weniger Krankheiten auftreten.	KV 20.1
Praxisteil	– Schüler bearbeiten linke Hälfte des Arbeitsblattes 16.3 (und nehmen ggf. das Arbeitsblatt 16.4 zu Hilfe). Begriff „im Alltag“ bei der Überschrift und „Hausarzt“ am Ende auf dem Arbeitsblatt ergänzen.	KV 16.3, 16.4
Theorieteil	– Lehrkraft erklärt, dass auch beim Geschlechtsverkehr Krankheiten übertragen werden können, z. B. über das Blut, über die Samenflüssigkeit und über die Scheidenabsonderung, wenn der Partner krank ist. Je nach Lernvoraussetzungen der Schüler geht die Lehrkraft auf das Thema Aids ein. – Schüler überlegen sich, wie sie sich vor Krankheiten beim Geschlechtsverkehr schützen können.	
Praxisteil	– Schüler bearbeiten rechte Hälfte des Arbeitsblattes 16.3. Begriff „Geschlechtsverkehr“ bei der Überschrift und „Frauenarzt“ am Ende auf dem Arbeitsblatt ergänzen.	KV 16.3, 16.4
Rollenspiel	– Schüler erarbeiten „Szenenspiel“ (siehe unten) in Partnerarbeit.	
Ausklang	– Lied anhören (siehe Seite 104) und besprechen – Ausklangritual (siehe Seite 23)	Lied

Ergänzungen zum Unterrichtsverlauf

Ideen für das „Szenenspiel“:

1. Du bist Claudia. Du möchtest mit deinem Freund schlafen. Er will aber kein Kondom benutzen. Wie reagierst du?
2. Du bist Petra. Du hast einen neuen Freund. Du weißt, dass er schon viele Freundinnen gehabt hat. Wie verhältst du dich, als er dir sagt, dass er mit dir schlafen möchte?

16

Lied: ‚98 Luftballons' als Parodie auf das Lied ‚99 Luftballons':

„Hast du etwas Zeit für mich,
ohne Gummi mach ich's nicht!
Nur mit 98 Luftballons
Blausygel und auch Fronques.
Ich geh sehr gern mit dir ins Bett,
aber bitte kein russisches Roulette.
Ich möchte so gern noch weiterleben
und darum sag ich dir eben ...

Allgemeine Anmerkungen zur Unterrichtseinheit

Um diesen Themenkomplex auf einem den Schülern angepassten Niveau zu vermitteln, wird auf das detaillierte Eingehen von sexuell übertragbaren Krankheiten wie Aids oder Hepatitis B verzichtet. Das generelle Wissen, dass Krankheiten durch Krankheitserreger übertragen werden können und dass Vorbeugen dagegen schützen kann, erscheint wichtiger als das Fachwissen. Außerdem sollen die Schüler keine Angst vor der Liebe und Sexualität haben, aber dennoch Vorsicht walten lassen. Unten befinden sich Literaturhinweise, um eine intensivere Auseinandersetzung mit dem Thema zu ermöglichen.

Literaturhinweise, Bezugsquellen für weitere Medien

- Kostenlose Arbeitsmaterialien der Bundeszentrale für gesellschaftliche Aufklärung (BzgA):
  - Aids. Materialien für die 7.–10. Klasse. Arbeitsheft.
  - „Safer Sex ... sicher"
  - „Ach, übrigens ..."
  - Postkarten zu „Gib Aids keine Chance"
- Pro Familia: Sexuell übertragbare Krankheiten. Broschüre.
- www.gib-aids-keine-chance.de
- www.aidsberatung.de

17. Unterrichtseinheit:

Peter ist schwul

17

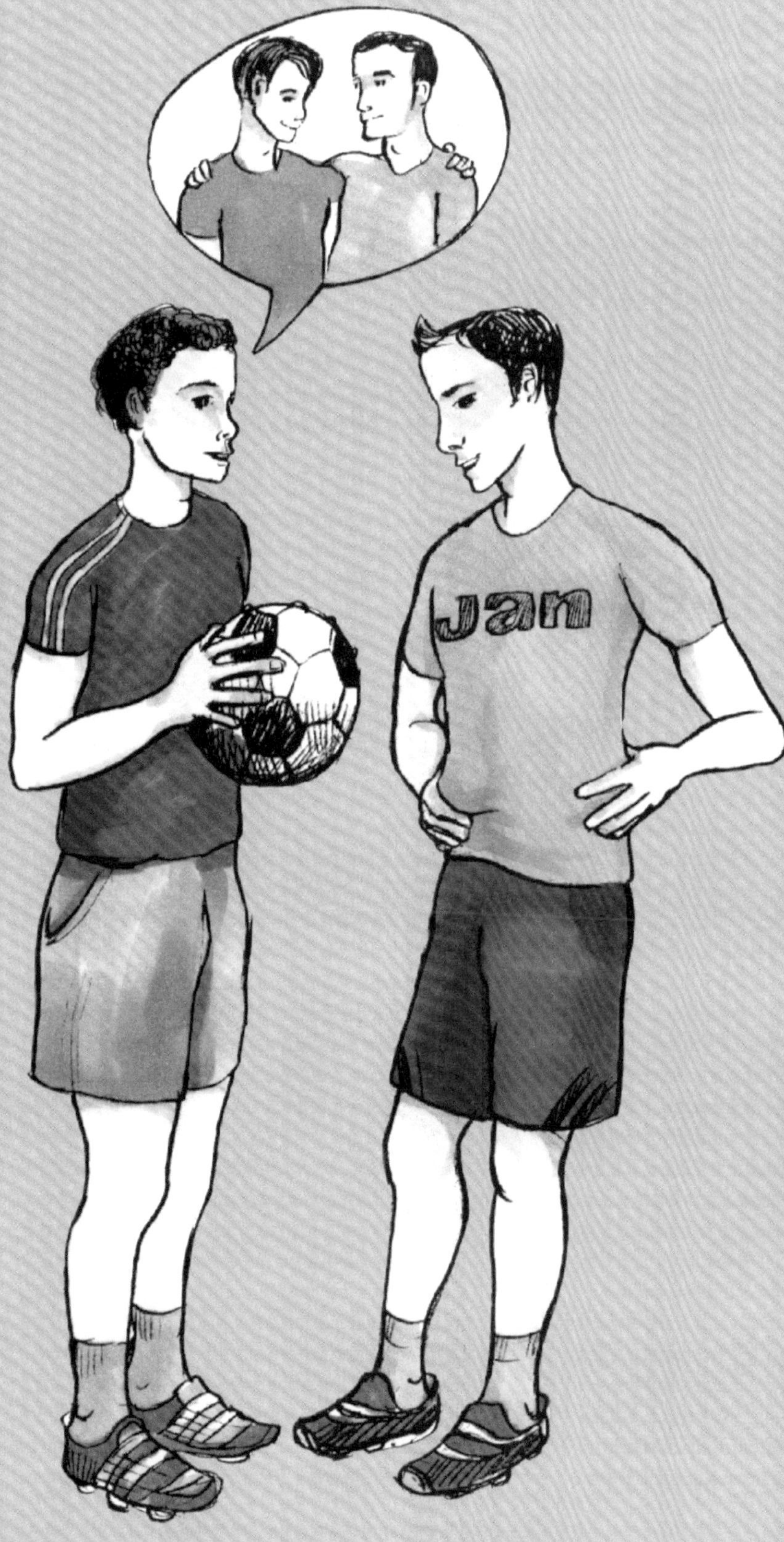

Thema: Sexuelle Orientierung

Übersicht über die Kopiervorlagen im Downloadmaterial:

17.1 Titelbild
17.2 Lesetext
17.3 Arbeitsblatt: Sexuelle Neigungen
17.4 Arbeitsblatt: Sexuelle Neigungen (Bilder)

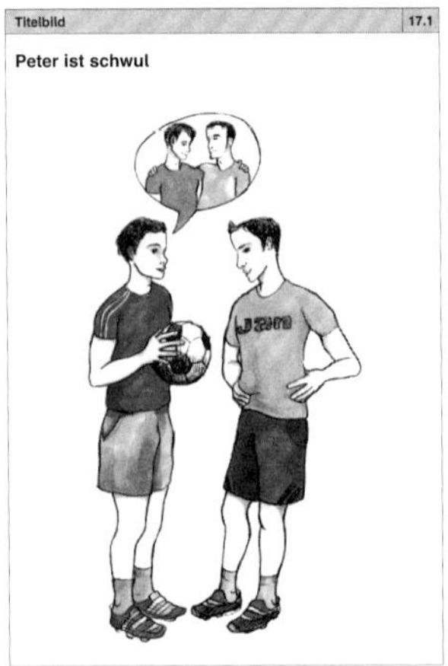
Titelbild 17.1

Peter ist schwul

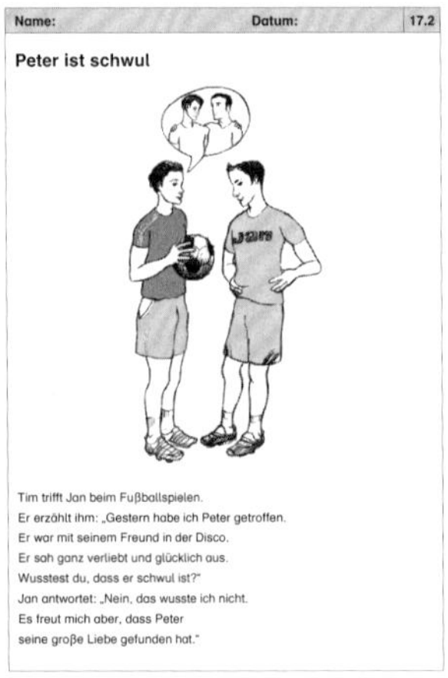
Name: Datum: 17.2

Peter ist schwul

Tim trifft Jan beim Fußballspielen.
Er erzählt ihm: „Gestern habe ich Peter getroffen.
Er war mit seinem Freund in der Disco.
Er sah ganz verliebt und glücklich aus.
Wusstest du, dass er schwul ist?"
Jan antwortet: „Nein, das wusste ich nicht.
Es freut mich aber, dass Peter
seine große Liebe gefunden hat."

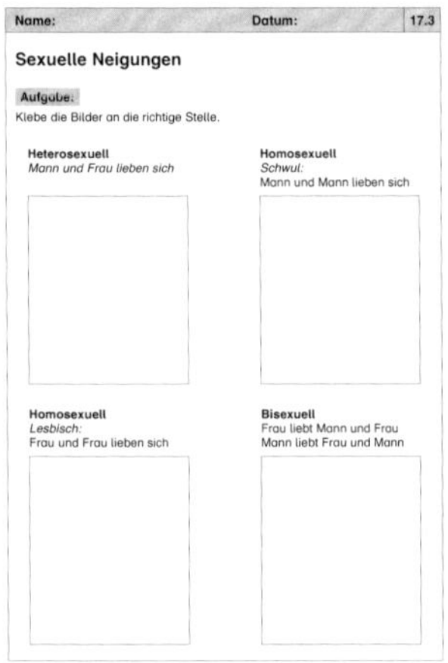
Name: Datum: 17.3

Sexuelle Neigungen

Aufgabe:
Klebe die Bilder an die richtige Stelle.

Heterosexuell
Mann und Frau lieben sich

Homosexuell
Schwul:
Mann und Mann lieben sich

Homosexuell
Lesbisch:
Frau und Frau lieben sich

Bisexuell
Frau liebt Mann und Frau
Mann liebt Frau und Mann

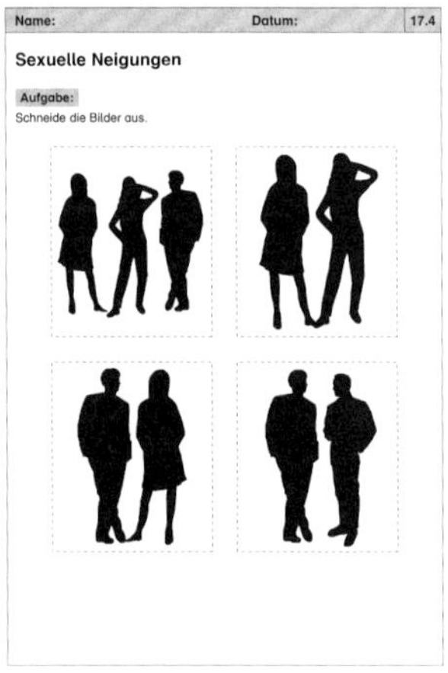
Name: Datum: 17.4

Sexuelle Neigungen

Aufgabe:
Schneide die Bilder aus.

Wissenswerte Anmerkung zur Homosexualität:
Die Auseinandersetzung mit dem Thema Homosexualität fordert nochmals intensiv die Klärung der eigenen Einstellung zu diesem Thema.
Man geht davon aus, dass homosexuelles und heterosexuelles Verhalten variabel ist und sich mehrfach im Laufe des Lebens ändern kann. Es ist keine psychopatische Störung (Zirkel 2007 S. 35).
Menschen mit Behinderung, die homosexuell sind, werden stärker diskriminiert als Menschen die lediglich homosexuell sind. Homosexualität bei Menschen mit geistiger Behinderung scheint laut Fegert besonders tabuisiert zu werden (Fegert u. a. 2006).

Literatur:
Zirkel, C.: Coming-out und Pubertät – zwei zeitgleiche Prozesse? In: BZgA FORUM 3, 2007, 34–36.
Fegert, J. M.; Jeschke, K.; Thomas, H.; Lehmkuhl, U.: Sexuelle Selbstbestimmung und sexuelle Gewalt. Ein Modellprojekt in Wohneinrichtungen für junge Menschen mit geistiger Behinderung. Weinheim, München: Juventa. 2006.

Thema: Sexuelle Orientierung

Benötigte Kopiervorlagen: 17.1–17.4

17

Phasen	Geplanter Unterrichtsverlauf	Medien
Einstieg	– Einstiegsritual (siehe Seite 22)	
Text-begegnung	– Bildinterpretation – Lesen des Textes – Rollenspiel	KV 17.1, 17.2, Schildkappe, Armband
Theorieteil	– Klärung von Begriffen: heterosexuell, homosexuell, bisexuell, lesbisch, schwul, Coming-out evtl. durch Fotos unterstützt	Bildmaterial
Praxisteil	– Schüler bearbeiten die Arbeitsblätter 17.3 und 17.4.	KV 17.3, 17.4
Gesprächs-impulse **Film**	– Können sich Mann und Mann wirklich lieben? Können sie auch miteinander schlafen und Kinder bekommen? (Hinweis: Kondom ist wegen HIV-Infektion wichtig) – Können sich Frau und Frau wirklich lieben? Können sie auch miteinander schlafen und Kinder bekommen? **oder** – Film anschauen (siehe unten)	Film
Rollenspiel	– Schüler sollen sich überlegen, wie sie ihren Eltern, Freunden, Geschwistern ihre sexuelle Neigung darlegen. Wie reagieren die anderen? „Szenenspiel“ (siehe unten)	
Ausklang	– Ausklangritual (siehe Seite 23)	

Ergänzungen zum Unterrichtsverlauf

Ideen für das „Szenenspiel“ zum Coming-out:

1. Du bist Anita. Deine Mutter spricht schon lange von einem Leben mit Heirat und Kinderkriegen. Du kannst dir das gar nicht vorstellen. Wie erklärst du ihr, dass du lesbisch bist?
2. Du bist Klaus. Du hast eine Freundin, stellst aber fest, dass du Männer viel lieber magst als Frauen. Wie erklärst du ihr, dass du schwul bist?
3. Du bist Markus. Als du mit deinen Freunden durch die Stadt gehst, seht ihr ein schwules Pärchen. Deine Freunde lästern über das Pärchen. Wie verhältst du dich, da du selber schwul bist und sie es aber noch nicht wissen?
4. Du bist Susi. Als du mit deinen Freundinnen im Schwimmbad bist, kommt ein lesbisches Paar auf euch zu. Was machst du?

Anmerkungen zur Unterrichtseinheit

Die Schüler haben teilweise keine Vorstellungen oder trauen sich nicht, sich dahingehend zu äußern, wie das Sexualleben von Homosexuellen aussehen könnte. Sie sollen aber dennoch sensibilisiert werden, dass dieses eine Lebensform ist, die respektiert werden soll.
Das Rollenspiel zielt auf mögliche gesellschaftliche Problematiken ab, je nachdem, wie die Freunde und Familienangehörigen reagieren. Mögliche Situationen können durchgespielt werden. Besonders schwächere Schüler brauchen evtl. mehr Hilfestellungen vonseiten der Lehrkraft.

Literaturhinweise, Filmtipps, Bezugsquellen für weitere Medien

- Kostenlose Arbeitsmaterialien der Bundeszentrale für Aufklärung (BzgA): Unser Kind fällt aus der Rolle. Über Geschlechtsrollen und sexuelle Orientierung.
- Filmvorschläge: Der bewegte Mann (Deutschland, 1994, 90 Min.)
  Philadelphia (USA, 1993, 125 Min.)
  A single man (USA, 2009/2010)

18. Unterrichtseinheit:

18 Stefan macht Schluss

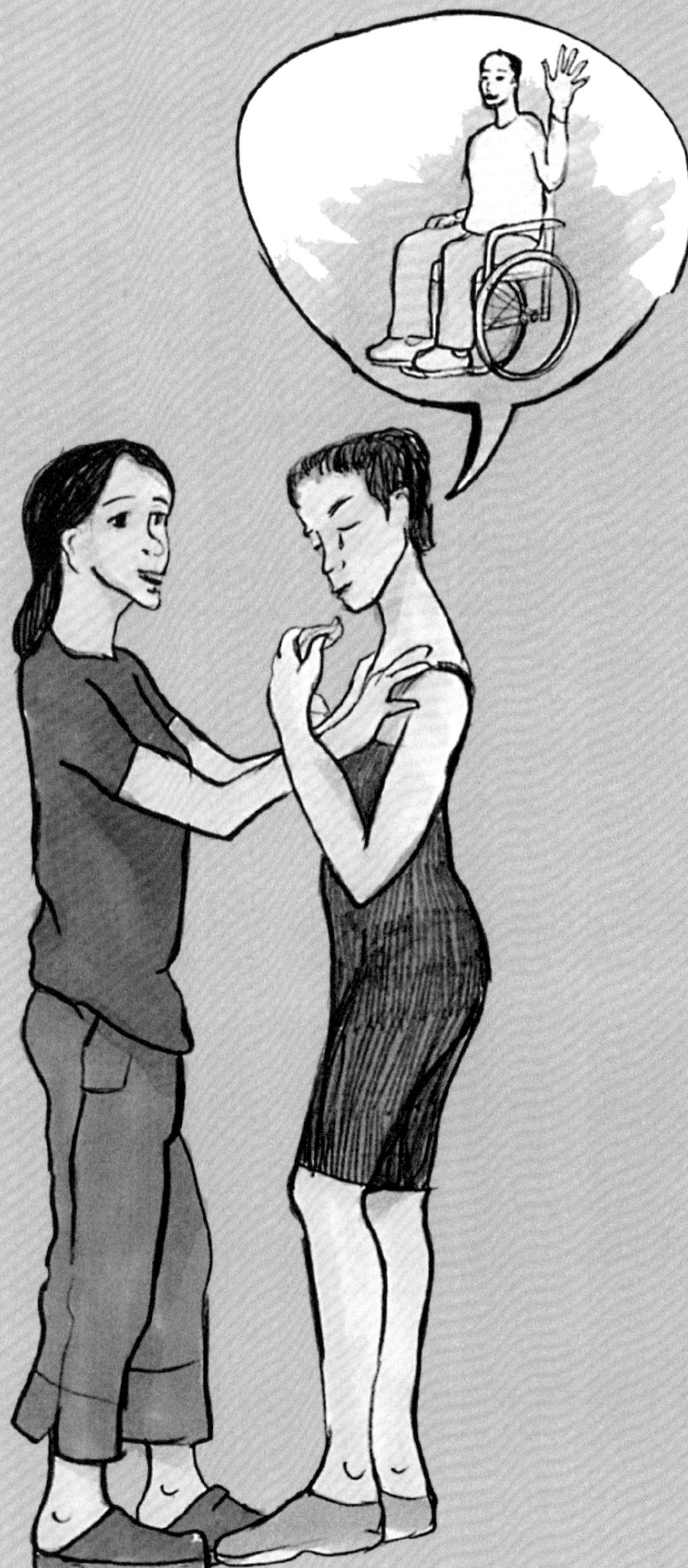

Thema: Streit, Versöhnung, Trennung, Scheidung

Übersicht über die Kopiervorlagen im Downloadmaterial:

18.1 Titelbild
18.2 Lesetext
18.3 Arbeitsblatt: Streitsituationen

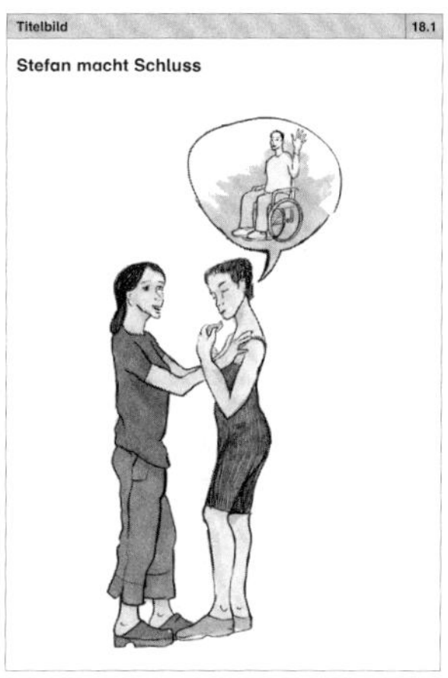

Titelbild 18.1

Stefan macht Schluss

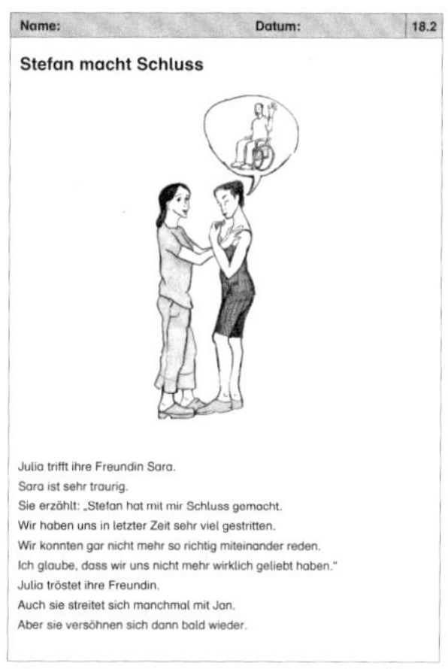

Name: Datum: 18.2

Stefan macht Schluss

Julia trifft ihre Freundin Sara.
Sara ist sehr traurig.
Sie erzählt: „Stefan hat mit mir Schluss gemacht.
Wir haben uns in letzter Zeit sehr viel gestritten.
Wir konnten gar nicht mehr so richtig miteinander reden.
Ich glaube, dass wir uns nicht mehr wirklich geliebt haben."
Julia tröstet ihre Freundin.
Auch sie streitet sich manchmal mit Jan.
Aber sie versöhnen sich dann bald wieder.

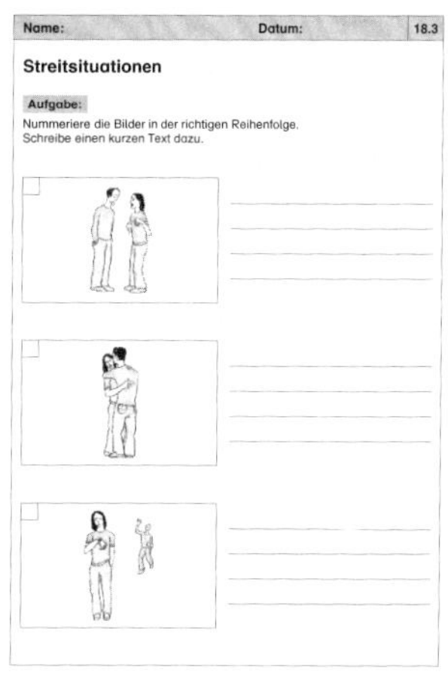

Name: Datum: 18.3

Streitsituationen

Aufgabe:
Nummeriere die Bilder in der richtigen Reihenfolge.
Schreibe einen kurzen Text dazu.

Thema: Streit, Versöhnung, Trennung, Scheidung

Benötigte Kopiervorlagen: 18.1–18.3

Phasen	Geplanter Unterrichtsverlauf	Medien
Einstieg	– Einstiegsritual (siehe Seite 22)	
Text-begegnung	– Bildinterpretation – Lesen des Textes – Rollenspiel	KV 18.1, 18.2, Schildkappe, Armband
Gesprächs-impulse	– Frage: „Hast du dich schon mal mit jemandem gestritten?" – Schüler erzählen von Streitsituationen und überlegen sich die Lösungswege.	
Rollenspiel	– Übung zum Streiten, Zuhören, Kompromisse suchen. Abschließend „Warme Dusche" (siehe unten) – Gesprächsimpuls: Streiten ist wichtig, aber man sollte versuchen, sich durch Gespräche wieder zu versöhnen.	
Praxisteil	– Schüler bearbeiten das Arbeitsblatt 18.3.	KV 18.3
Gesprächs-impuls	– Frage: „Kennst du jemanden, der getrennt lebt oder sich geschieden hat?" – Frage: „Was glaubst du, warum manche Paare sich voneinander trennen?"	
Spiel	– „Eidotterspiel" (siehe Seite 111) **oder** – „Gummizelle" (siehe Seite 119 ff.) **oder** – „Getragen werden" (siehe Seite 119 ff.)	
Ausklang	– ggf. Lied „Verdammt ich lieb dich" von M. Reim hören – Ausklangritual (siehe Seite 23)	Lied

Ergänzungen zum Unterrichtsverlauf

Übung zum Streiten, Zuhören, Kompromisse suchen:
Rollenspiel in Partnerarbeit (evtl. auf Video aufzeichnen und nachbesprechen)

Situationen:
- Markus möchte Fußball im Fernsehen anschauen, Miriam aber lieber einen Film.
- Maik möchte etwas mit Freunden unternehmen, Heidi möchte mit Maik ausgehen.
- Hermine möchte bummeln gehen, Günter lieber zum Sportplatz.
- Claudia hat keine Zeit für Bernd, obwohl sie versprochen hat, dass sie etwas mit ihm unternehmen wird. Sie sagt es ihm am Telefon.
- Harald möchte Maria necken. Er hat ihr ihre Mütze vom Kopf geklaut. Maria findet das gar nicht lustig.

Variationen:
1. Streitsituation in den Vordergrund stellen (unterschiedliche Positionen und Körperhaltungen, Mimik, Handlungen wie Türen zuschlagen, Schreien etc.).
2. Situation mit eigenen Worten wiedergeben.
3. Gemeinsame Kompromisssuche.

Kommentar: Jeder Schüler hat in seinem Leben schon einmal Auseinandersetzungen gehabt und kann seine Erfahrungen hierzu einbringen. Manchen Schülern fällt es schwer, die Ursache des Streits zu ergründen oder auch ihr Verhalten kritisch zu reflektieren. Sie sollten dabei unterstützt werden.

Um die aufgeheizte Stimmung wieder zu normalisieren, empfiehlt sich eine *„Warme Dusche"*.

Erläuterung zum Spiel „Warme Dusche“:
Jeweils ein Schüler, der eine Streitsituation nachgestellt hat, darf sich in die Kreismitte setzen und bekommt von jedem seiner Mitschüler eine positive Eigenschaft gesagt.

Erläuterung zum „Eidotterspiel“:
Ein Schüler ist der Eidotter. Er wird von einem Kreis, bestehend aus den anderen Mitschülern, die sich an der Hand halten, umgeben (Eiweiß). Der Eidotter läuft langsam durch den Raum, das Eiweiß versucht zu verhindern, dass der Eidotter anstößt. Auch in Gruppen mit jeweils drei Schülern möglich.
Kommentar: Beim Eidotterspiel müssen die Schüler sensibel auf den jeweiligen Mitschüler reagieren.

Anmerkungen zur Unterrichtseinheit

Im Vordergrund steht, dass Streit zur Beziehung von Menschen gehört und dass die meisten Streitsituationen wieder geschlichtet werden können, indem man dem anderen zuhört und ihn zu verstehen versucht oder Kompromisse findet. Die Schüler sollen aber auch erfahren, dass manchmal Paare wirklich nicht mehr miteinander auskommen und sich dann voneinander trennen oder scheiden lassen.

Literaturhinweise, Bezugsquellen für weitere Medien

Lied: Dietrich/Reim: Verdammt ich lieb dich

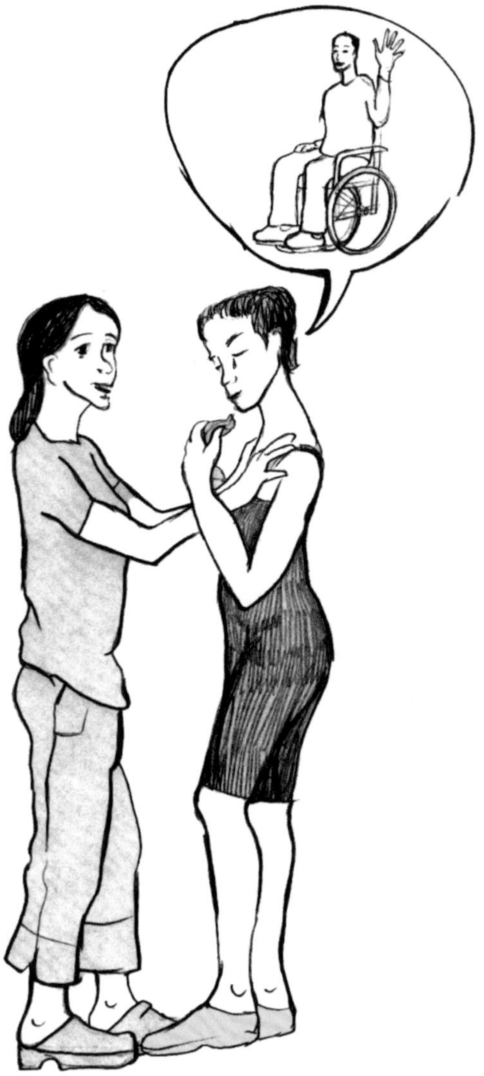

19. Unterrichtseinheit:

19

Jan und Julia verabschieden sich

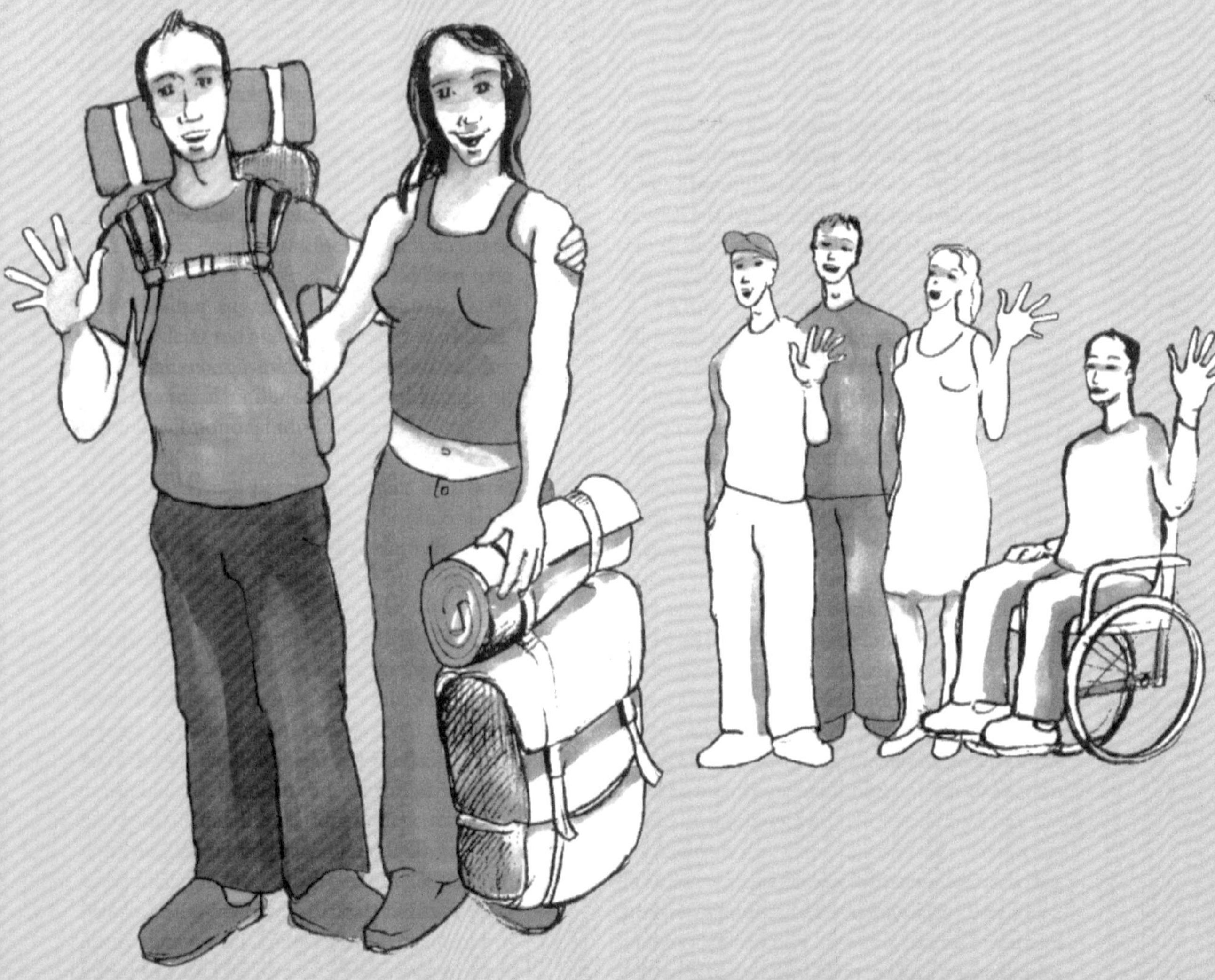

Thema: Zukunftspläne und Zukunftsträume

Übersicht über die Kopiervorlagen im Downloadmaterial:

19.1 Titelbild
19.2 Lesetext
19.3 Arbeitsblatt: Zukunftsträume

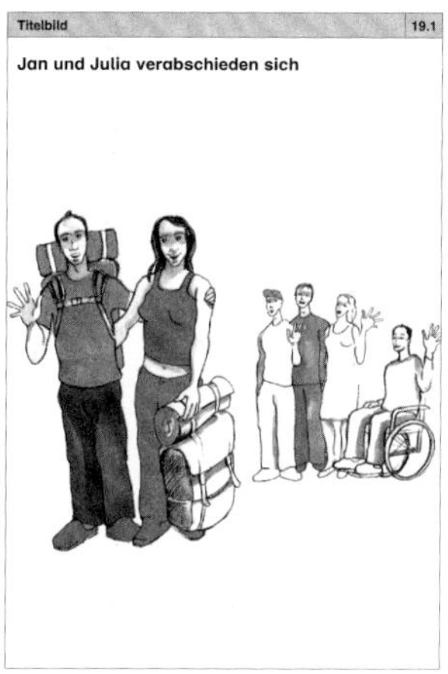
Titelbild 19.1

Jan und Julia verabschieden sich

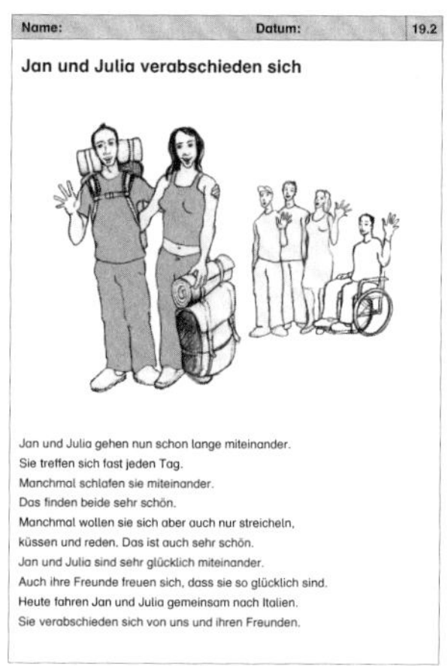
Name: Datum: 19.2

Jan und Julia verabschieden sich

Jan und Julia gehen nun schon lange miteinander.
Sie treffen sich fast jeden Tag.
Manchmal schlafen sie miteinander.
Das finden beide sehr schön.
Manchmal wollen sie sich aber auch nur streicheln,
küssen und reden. Das ist auch sehr schön.
Jan und Julia sind sehr glücklich miteinander.
Auch ihre Freunde freuen sich, dass sie so glücklich sind.
Heute fahren Jan und Julia gemeinsam nach Italien.
Sie verabschieden sich von uns und ihren Freunden.

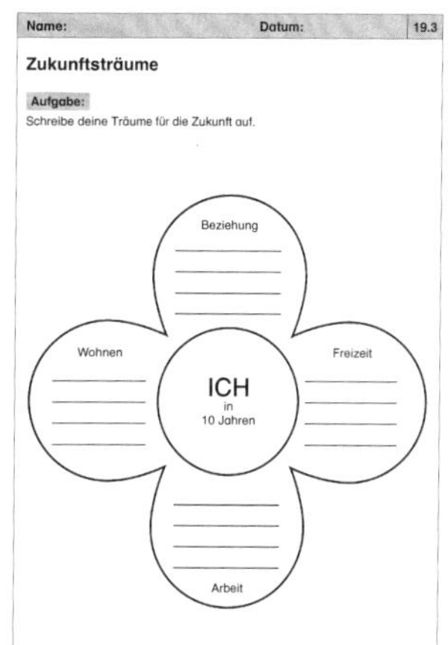
Name: Datum: 19.3

Zukunftsträume

Aufgabe:
Schreibe deine Träume für die Zukunft auf.

Thema: Zukunftspläne und Zukunftsträume

19

Benötigte Kopiervorlagen: 19.1–19.3

Phasen	Geplanter Unterrichtsverlauf	Medien
Einstieg	– Einstiegsritual (siehe Seite 22) – Abschließende Zusammenfassung (siehe unten) der Geschichte vorlesen. Schüler hängen parallel die Bilder an die Tafel.	alle Titelbilder der 19 Unterrichtseinheiten
Textbegegnung	– Lesen des Textes – Bildinterpretation – Lehrkraft weist darauf hin, dass es wichtig ist, Freunde zu haben.	KV 19.1, 19.2
Einstimmung	– „Reise in die Zukunft“ (siehe Seite 115)	ruhige Musik
Praxisteil	– Schüler suchen sich aus Zeitschriften Bilder zu ihren Zukunftswünschen aus und kleben sie auf ein Blatt. **oder** – Schüler bearbeiten das Arbeitsblatt 19.3.	Prospekte, Zeitschriften KV 19.3
Gesprächskreis	– Schüler erzählen von ihren Zukunftswünschen.	
Ausklang	– Ausklangritual (siehe Seite 23)	

Ergänzungen zum Unterrichtsverlauf

Abschließende Zusammenfassung der Geschichte:

Weißt du noch, wie es war, als Jan und Julia sich in der Schule kennengelernt haben? Sie mussten ständig aneinander denken und hatten die ganze Zeit ein Kribbeln im Bauch. Sie waren so richtig ineinander verliebt.

Und als sie dann gemeinsam ins Kino gegangen sind und das erste Mal Händchen gehalten haben, wollten sie sich gar nicht mehr loslassen. So schön war das.

Beim Eisessen haben sie sich dann das erste Mal geküsst und wurden dabei beide etwas rot im Gesicht, obwohl es so schön war.

Sie waren auch ganz oft gemeinsam beim Baden, haben bestimmt im Wasser getobt und sich auf der Wiese gestreichelt.

Der erste Besuch bei den Eltern war auch sehr spannend. Ob die Eltern wohl den Freund mögen? Und ob der Freund wohl die Eltern mag?

Daheim bei Julia haben sie dann das erste Mal so richtig miteinander gekuschelt und bald auch Petting gemacht. Am ganzen Körper hat es gekribbelt. Das Streicheln und Küssen war wunderschön, aber auch gemeinsam etwas zu unternehmen, miteinander zu reden und mit Freunden zusammen wegzugehen war schön. Das Wichtigste ist für Jan und Julia, dass sie sich ganz viel sehen.

Jan hat dann gelernt, mit einem Kondom umzugehen, seine Eltern haben es ihm erklärt, und Julia war mit ihrer Mutter bei der Frauenärztin und nimmt seitdem die Pille.

Sie sind so richtig ineinander verliebt und kennen sich jetzt schon sehr lange und auch sehr gut. Sie genießen es sehr, zusammen zu sein. Julia und Jan gehen aber auch mit ihren Freunden weg. Mit Peter und seinem Freund und mit Sara. Manchmal besuchen sie auch Anita und ihren Mann. Julia passt an manchen Tagen auf das Baby von Anita auf. Das macht ihr viel Spaß.

Es gibt aber auch Tage, da wollen Jan und Julia einfach allein sein und miteinander reden und kuscheln und auch miteinander schlafen. Sie freuen sich jetzt schon riesig auf die gemeinsamen Ferien.

„Reise in die Zukunft“:
Mach es dir bequem. Du sollst genügend Platz haben, ohne einen anderen zu stören. Ich möchte jetzt mit dir eine Reise in die Zukunft machen. Schließe deine Augen und höre gut zu.
Nach zehn Jahren trifft Julia zufällig Peter. Peter erzählt Julia, wie es ihm geht:
„Mir geht es sehr gut. Ich arbeite als Schreiner in einer Werkstatt. Es macht mir viel Spaß. Zusammen mit meinem Meister baue ich einen Schrank für mein Zimmer. Ich wohne nämlich seit kurzem in einer kleinen Wohnung in der Stadtmitte. Jeden Montag und Donnerstag bekomme ich Besuch von Susanne, meiner Sozialarbeiterin, die mich beim alleine Wohnen unterstützt. Ich habe viele Freunde im Sportverein und bei der Arbeit. Fast täglich besucht mich Nina, meine Freundin. Manchmal bleibt sie sogar über Nacht. Wir sind sehr glücklich miteinander und immer noch sehr verliebt. Sie ist eine wunderbare Frau. Wir wollen bald zusammenziehen. Kinder wollen wir keine, da wir nicht genügend Geld haben und auch ohne Kinder sehr glücklich sind. Im Sommer fahren wir zusammen in die Berge zum Wandern.“
Du darfst noch liegen bleiben und träumen. Vielleicht hast du Wünsche, wie deine Zukunft in zehn Jahren aussehen könnte.

Kommentar: Es ist sinnvoll, die „Reise in die Zukunft“ individuell auf die Schülerschaft abzustimmen, damit die Schüler ein für sie realistisches Bild erfahren.

Anmerkungen zur Unterrichtseinheit

Oftmals haben die Schüler keine klaren Vorstellungen, wie ihre Zukunft aussehen soll. Diese Einheit soll die Schüler zum Nachdenken und Träumen anregen, denn wer Träume hat, kann Ziele entwickeln, die es wert sind, erreicht zu werden.

Um konkrete Beispiele für die Zukunftsträume und deren Verwirklichung zu bekommen, können auch ehemalige Schüler eingeladen werden, die von ihrem Leben erzählen.

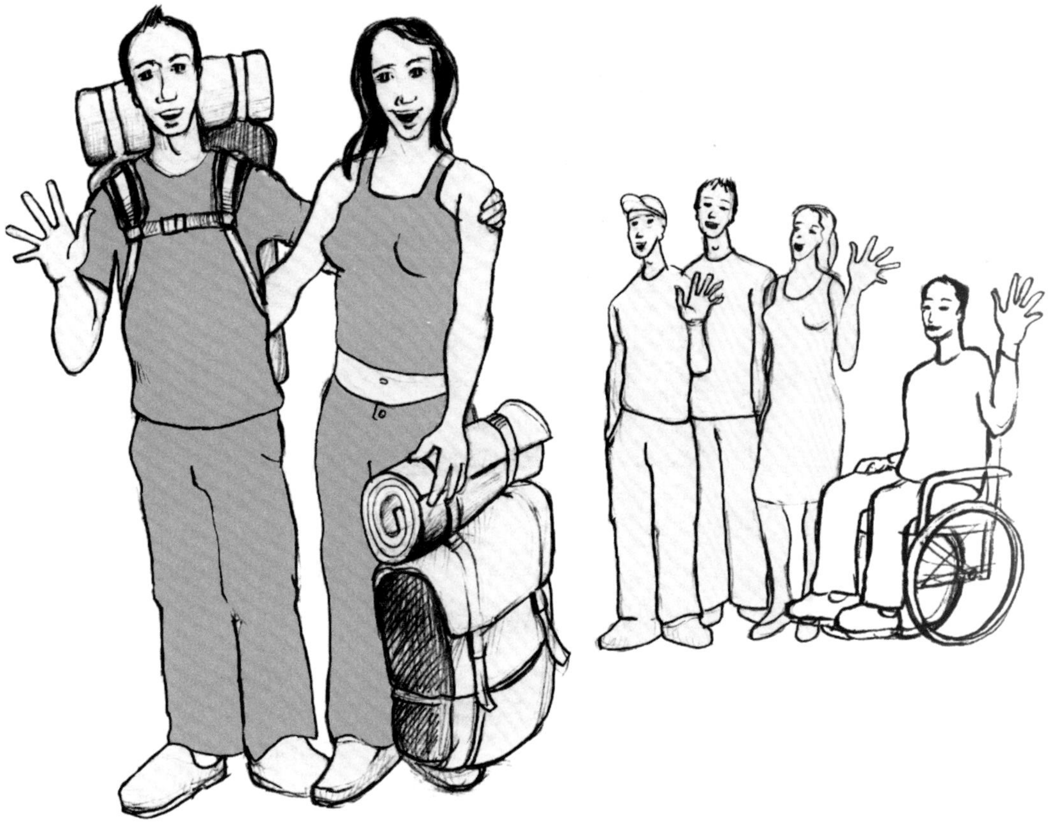

20. Anhang

Überblick über die Bildvorlagen im Anhang:

20.1: Ideensammlung
20.2: Frau und Mann – angezogen
20.3: Frau und Mann – nackt
20.4: Frau und Mann – Querschnitt
20.5: Penis
20.6: Penis (Querschnitt)
20.7: Scheide
20.8: Scheide (Querschnitt)
20.9: Brüste
20.10: Brust (Querschnitt)
20.11: Geschlechtsverkehr
20.12: Die Monatsblutung

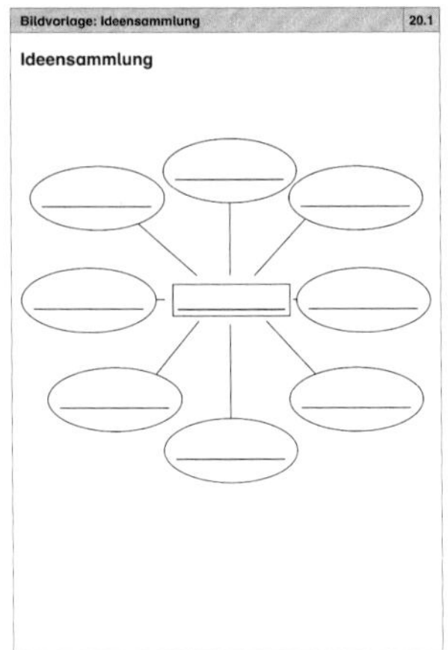

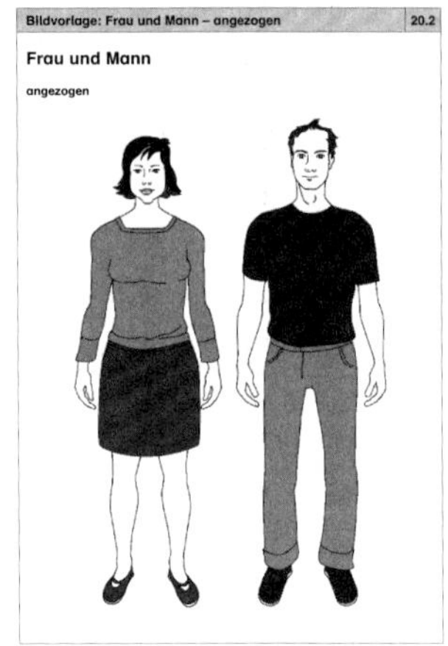

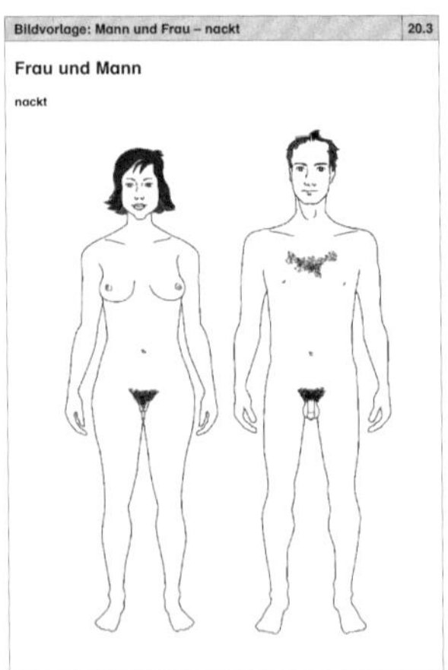

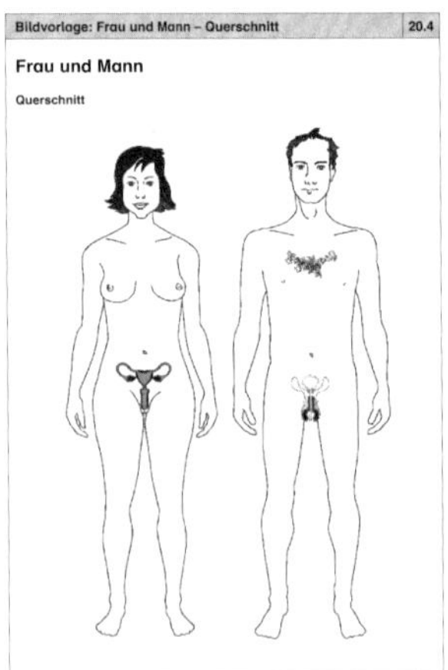

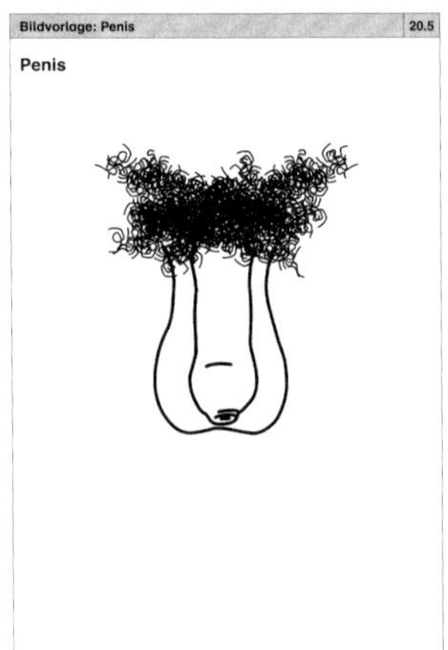

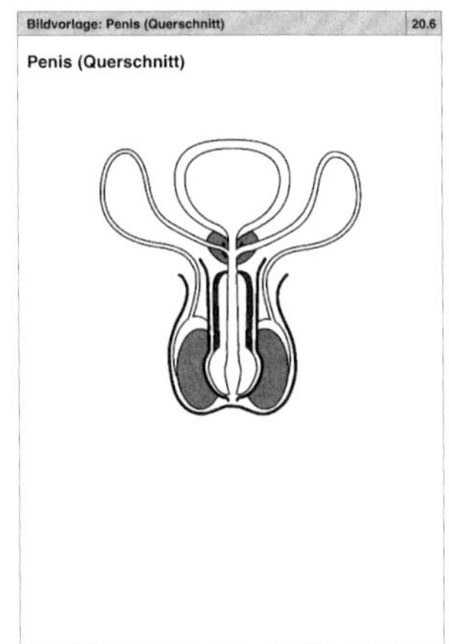

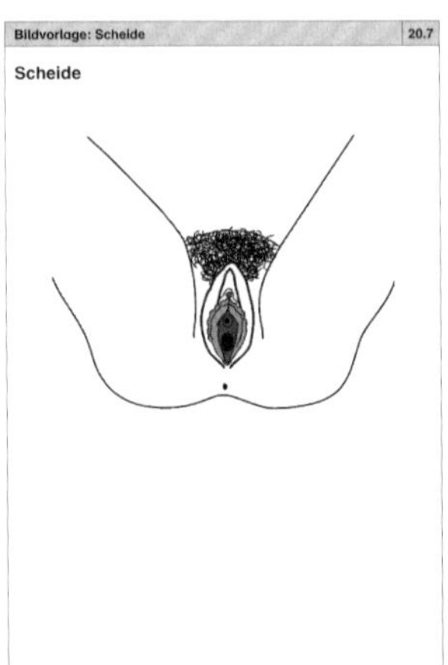

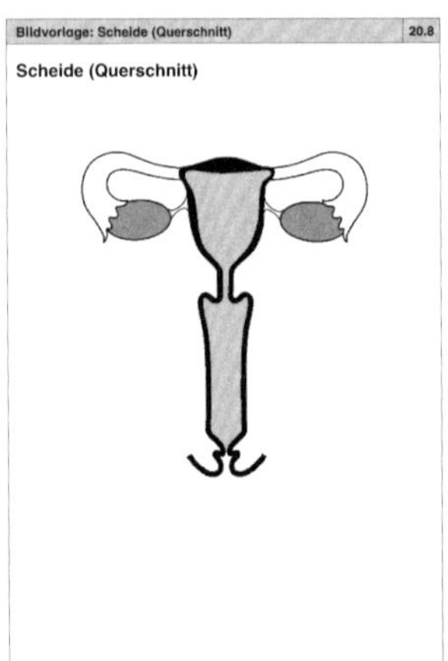

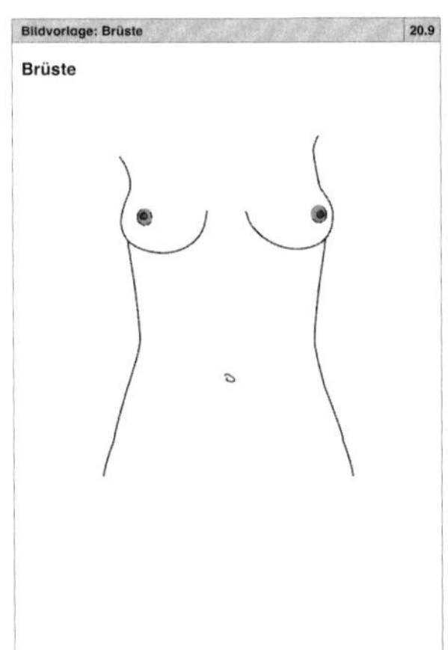

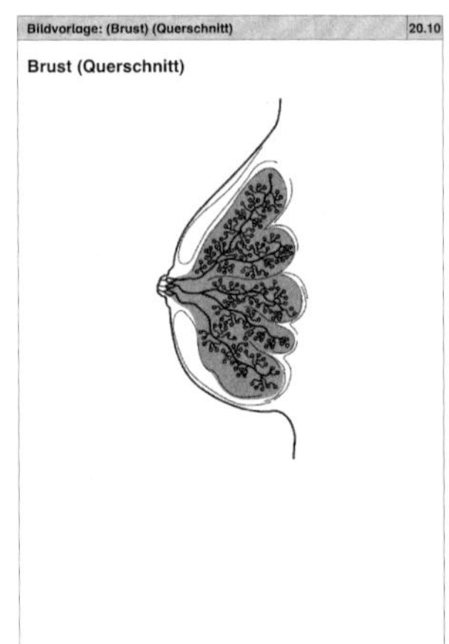

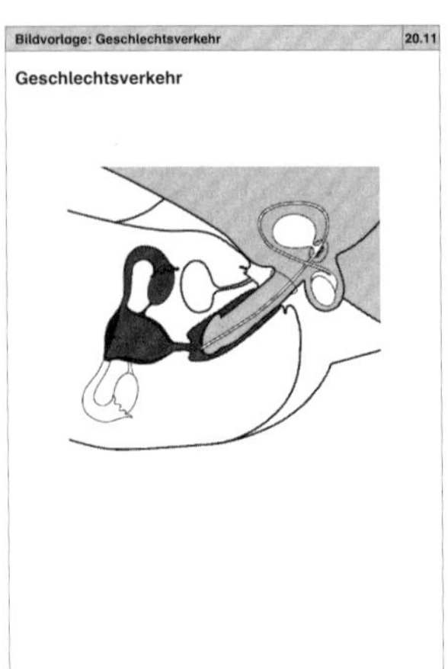

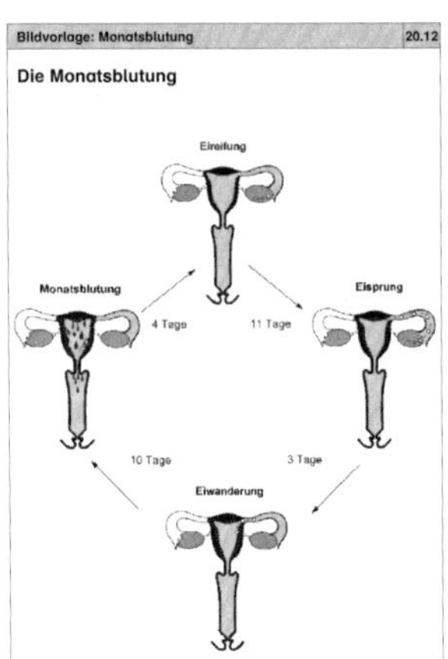

Kommentar

Der Anhang enthält zum einen Bildmaterial, welches in den Unterrichtseinheiten immer wieder benötigt wird bzw. zur Veranschaulichung immer griffbereit sein sollte, wenn Fragen der Schüler auftauchen. Zum anderen enthält dieser Anhang den Verlaufsplan für eine Unterrichtsstunde zum Thema „Menstruation“. Je nach Lernvoraussetzungen und Interesse der Schüler kann diese Unterrichtsstunde gegebenenfalls in die Unterrichtseinheiten integriert werden.

Thema: Körperliche Vorgänge bei der Menstruation

Phasen	Geplanter Unterrichtsverlauf	Medien
Einstieg	– Einstiegsritual (siehe Seite 22)	
Theorieteil 1	– Besprechung des Vorwissens der Schüler. Klärung unterschiedlicher Begrifflichkeiten: Menstruation, Blutung, Periode, Tage, Rote Welle, Regel etc. Dazu kann vorab eine Ideensammlung durchgeführt werden. – Filmausschnitt zur Menstruation (siehe Seite 118), Nachbesprechung und Klärung von Fragen. **oder** – Erläuterung der Eiwanderung mithilfe der Bildvorlage 20.8, 20.12 und einem Tafelmagnet als wanderndem Ei.	KV 20.1 Film Begriffskarten KV 20.8, 20.12 Magnet
Theorieteil 2	– Schülerinnen erhalten einen Menstruationskalender. Besprechung der Vorgehensweise. – Schülerinnen überlegen sich, was sie tun können, wenn die Monatsschmerzen sehr stark sind: Wärmflasche auf den Unterbauch legen (Erwärmen des Wassers, Einfüllen in die Flasche und auf den Bauch legen sollte mit schwächeren Schülern geübt werden) oder Gymnastik.	Menstruationskalender (gibt es z. B. beim Frauenarzt), evtl. Wärmflasche
Praxisteil	– Lehrkraft führt Beckenlockerungsübungen (siehe unten) vor. – Schüler machen sie nach. Korrektur durch Lehrkraft.	
Ausklang	– Ausklangritual (siehe Seite 23)	

Ergänzungen zum Unterrichtsverlauf

Beckenlockerungsübungen:

- *Käferübung*: In Rückenlage mit Armen und Beinen strampeln und anschließend die Tönnchenstellung einnehmen: In den Kniestand drehen, wobei der Po angehoben wird und der Kopf auf die Fäuste ablegt wird. Spannung halten. Drei bis vier Wiederholungen.
- *Kreispendel*: Das Kreispendel kann in verschiedenen Stellungen durchgeführt werden:
  - sitzend: auf die Sitzbeinhöcker setzen (diese evtl. mit Händen erst erspüren), das Becken nach links und rechts bewegen, dann vor und zurück. Übergang zur kreisenden Bewegung.
  - im Vierfüßlerstand: ausgehend von einem Katzenbuckel das Becken im Hohlkreuz nach vorne schieben, dann das Becken nach links und rechts bewegen. Es sollte mit etwas Übung eine fließende Bewegung entstehen.
  - auf dem Rücken liegend: Die Knie werden in Richtung Bauch angezogen und das Becken wird kreisförmig bewegt. Die Hände können die Kreisbewegung leicht unterstützen, indem sie auf die Knie gelegt werden.
- *Tiefe Bauchatmung:* Hüftbreiter Stand. In den Unterbauch atmen. Durch Atemlocken, das heißt, dass zuerst in die obere Brust, dann in den oberen Bauchraum und dann in den Unterbauch geatmet wird, kann das Atmen in den Unterbauch angebahnt werden. Am besten wird eine Hand auf die jeweiligen

Körperpartien gelegt, um die korrekte Atmung zu kontrollieren. In Partnerarbeit wird die Hand des Partners durch die Atmung weggedrückt.

- *Bauchtanzübung:* Hüftbreiter Stand, leicht in die Knie gehen. Das Becken und den Unterbauch ausgehend vom Po durchschütteln wie eine Bauchtänzerin.

Allgemeine Anmerkungen zur Unterrichtseinheit

Die Einordnung des nachfolgenden Themenschwerpunkts, der Menstruation, in die Unterrichtsreihe ist schwierig. Inhaltlich passt sie zur Monatshygiene, zur Vorbereitung auf den Besuch beim Frauenarzt und der Verhütung sowie zum Thema Schwangerschaft. Alle Zuordnungen haben ihre Vor- und Nachteile und daher sollte dieses Thema flexibel zu dem Zeitpunkt besprochen werden, an dem es der Interessenslage der Schüler entspricht.

Die Menstruation ist ein Bereich, der meist nicht nur die Mädchen, sondern auch die Jungen interessiert. Daher kann dieses Thema auch mit allen Schülern durchgenommen werden.

Auch Jungen können ihre Beckenbodenmuskulatur lockern, daher können sie auch bei der Lockerungsübung mitmachen, besonders wenn diese Phase als Entspannung gesehen wird.

Informationen zur Menstruation:
Die erste Regelblutung heißt Menarche (ca. 11. Lebensjahr).
Ein weiblicher Zyklus dauert ungefähr 28 Tage und wird in zwei Phasen unterteilt. Die erste Phase reicht von Beginn der Menstruation bis hin zum Eisprung. Ihre Dauer kann unterschiedlich lang sein. Die zweite Phase geht vom Eisprung bis zum Tag vor der nächsten Blutung. Die Dauer ist hier konstanter und beträgt ca. 12–16 Tage.
Gesteuert wird der Zyklus durch Hormone, ausgehend vom Zwischenhirn (Hypothalamus), der Hirnanhangsdrüse (Hypophyse) und der Eierstöcke. Das weibliche Geschlechtshormon Östrogen wird von den heranreifenden Eibläschen (Follikel) in den Eierstöcken produziert. Es bewirkt den Aufbau der Schleimhaut in der Gebärmutter. Wenn die Eizelle im Eibläschen genügend herangereift ist, wird der Eisprung ausgelöst. Der Eileiter legt sein trichterförmiges Ende über die Eizelle. Die Eizelle wird in den Eileiter hineingespült. Nun verwandelt sich das Eibläschen in einen Gelbkörper, der das Gelbkörperhormon (Progesteron) produziert, welches die Einlagerung von Nährstoffen in die Schleimhaut der Gebärmutter bewirkt und einen Abbruch der Schleimhaut verhindert. Die Eizelle wandert in 3–4 Tagen bis in die Gebärmutter. Im Eileiter kann die Eizelle befruchtet werden. Wenn keine Befruchtung stattfindet, bildet sich der Gelbkörper zurück und schüttet kein Progesteron mehr aus. Die oberste Schleimhautschicht in der Gebärmutter wird abgestoßen und es kommt zur Blutung. Die Blutung dauert ca. 4–5 Tage. Die Frau verliert ungefähr 0,1 l Blut. Dies entspricht der Menge einer halben Kaffeetasse. Die Menstruation ist zugleich der Anfang eines neuen Zyklus. Mit den Wechseljahren (ca. 45.–55. Lebensjahr) endet die Menstruation.

Aufgaben der Gebärmutter:
1. Einnisten der befruchteten Eizelle in die Gebärmutterschleimhaut ermöglichen,
2. Ernährung des entstehenden Kindes,
3. bewirkt die Austreibung des Kindes bei der Geburt.

Die Gebärmutter ist ca. birnengroß und die Wände bestehen aus starken Muskeln.
Gegen Menstruationsprobleme helfen bei manchen Frauen sportliche Betätigung, Ruhe, eine Wärmflasche auf den Unterleib, ein Bad in der Badewanne, Entspannungsübungen, Beckenlockerungsübungen, Punktmassage in den beiden Grübchen über den Pomuskeln oder Heilkräutertees.

Literaturhinweise, Filmtipps, Bezugsquellen für weitere Medien

- BzgA: „Ein kleines Wunder“: Die Fortpflanzung. Köln 1999.
- Pro Familia: Menstruation. Frankfurt 1997; Pubertät (Arbeitsvideo), 1995.
- Kostenlose Monatshygieneprodukte und Beckenprofimodelle: Johnson & Johnson GmbH
  Informationsdienst
  Kaiserwerther Str. 270
  40474 Düsseldorf.
  Tel.: 0211/43050

Überblick über die Spielideen und Übungen

Auf dem Dorfplatz
Die Schüler bewegen sich im Raum (Dorfplatz). Dort begegnen sie vielen Leuten (Mitschüler), die ihnen sympathisch sind und die sie durch Nicken, Zwinkern, Küsschen oder Handschlag begrüßen. Wenn sie die Leute auf dem Dorfplatz dann schon besser kennen, begrüßen sie sich mit einzelnen Fingern, dem Fuß, dem Knie, dem Ohr, der Schulter oder auch den Fortbewegungshilfen bei körperlich behinderten Menschen.
Manche Schüler brauchen Anleitung, andere haben eigene Ideen, die sie dann in das Spiel mit einbringen können.

Blind führen
Die Schüler dürfen sich einen Partner suchen. Einer der beiden bekommt eine Augenbinde. Der andere soll seinen blinden Partner vorsichtig führen, der „Blinde" soll versuchen, seinem führenden Partner zu vertrauen.

Blinzeln
Schüler stehen in Kreisaufstellung paarweise hintereinander. Die hinteren Schüler haben die Hände auf ihrem Rücken verschränkt. Ein Schüler ist allein. Er versucht jeweils einen Vordermann anzublinzeln. Dieser muss dann so schnell wie möglich zu dem freistehenden Schüler laufen. Der Hintermann versucht ihn jedoch aufzuhalten, indem er ihn schnell festhält. Wenn ihm das nicht gelingt, ist er der neue freistehende Schüler, der per Blinzeln einen Partner sucht.

Die Burg
Alle Schüler bis auf einen bilden einen Kreis in der Raummitte (Burg). Der einzelne Schüler muss sich von außen einen „Zaubertürgriff" – eine Handlung (streicheln, zwicken, schlagen, küssen, stupsen, u. Ä.) – überlegen und so bei einem „Tor" der Burg Einlass erbitten. Der Schüler, der einen Torpfosten bildet, sagt, wenn die Berührung angenehm ist: „Das war fein, du darfst rein!" Die beiden Schüler tauschen die Plätze. Wenn die Berührung unangenehm ist, sagt der Schüler: „Nein, nein, nein, lass das sein, du darfst nicht rein!" und schickt den Schüler von außen weiter um die Burg herum zu einem neuen Tor.

Dalli-Klick
Ein Bild wird durch neutrale Puzzleteile verdeckt. Diese werden nacheinander abgenommen. Die Schüler versuchen, möglichst schnell das Bild darunter zu erraten, bevor es ganz aufgedeckt ist.

Eckenabfrage
Drei Ecken werden mit den Wortkarten „stimmt", „stimmt nicht" und „weiß nicht so genau" beschriftet. Es ist sinnvoll, die Wortkarten auf grünes, gelbes und rotes Papier zu kopieren. Den Schülern werden Aussagen vorgelesen und sie sollen sich je nach ihrer persönlichen Meinung in der jeweiligen Ecke positionieren.

Eidotterspiel
Ein Schüler ist der Eidotter. Er wird von einem Kreis, bestehend aus den anderen Mitschülern, die sich an der Hand halten, umgeben (Eiweiß). Der Eidotter läuft langsam durch den Raum, das Eiweiß versucht zu verhindern, dass der Eidotter anstößt.

Eingefroren im Schnee
Aufteilung der Klasse in zwei Gruppen. Gruppe A verlässt den Raum. Die Schüler von Gruppe B hüllen sich in Decken. Sie sind im Schnee eingefroren. Gruppe A betritt den Raum. Ihre Aufgabe ist es, ihre Mitschüler vorsichtig vom Schnee zu befreien und sie durch Körperberührung aufzuwärmen. Danach Rollentausch.

Gefühlememory
Jede Wort-Bildkarte zu einem Gefühl ist doppelt vorhanden. Die Schüler bekommen eine Wort-Bildkarte. Sie bewegen sich im Raum und sollen nur durch mimisches Darstellen ihren Partner, der die gleiche Gefühlskarte besitzt, wiederfinden.

Gemeinsam zählen
Die Gruppe versucht ohne feste Absprache bis 20 zu zählen. Die Mitspieler zählen einzeln, wobei sie sich nicht ansehen dürfen, dieselbe Person nicht mehrere Zahlen hintereinander sagen darf, Mitspieler nicht gleichzeitig sprechen dürfen, dieselben Personen nicht direkt aufeinander folgend zweimal hintereinander die Zahl sagen dürfen (erst Person A, dann Person B, dann wieder Person A wäre somit ein Regelverstoß). Bei Regelverstoß muss mit dem Zählen neu begonnen werden.

Getragen werden
Ein Schüler legt sich auf eine Decke, schließt die Augen und wird dann von seinen Mitschülern durch den Raum getragen. Es sollte dabei auf Ruhe und eine angenehme Stimmung geachtet werden. Der getragene Schüler darf anschließend sein Befinden artikulieren.

Gordischer Knoten
Die Schüler sollen im Kreis stehen, mit geschlossenen Augen erst eine Hand, dann die andere in die Kreismitte strecken und jeweils eine Hand eines Mitschülers ergreifen und festhalten. Jetzt dürfen alle Schüler ihre Augen aufmachen und sehen ein Wirrwarr von Händen. Nun gilt es, dieses Wirrwarr ohne das Lösen der Hände zu entflechten, sodass entweder wieder ein großer oder mehrere kleine Kreise entstehen.

Gummizelle
Das Spiel soll vor allem das Durchsetzungsvermögen schulen. Es kann mit 3–4 Matten in der Turnhalle, wobei diese von den Schülern in geschlossener Form gehalten werden, oder im Klassenzimmer, wobei die Schüler sich ganz eng, Schulter an Schulter, stellen müssen, gespielt werden. Ein Schüler versucht von innen nach außen zu kommen, die Mitschüler versuchen, ihn durch ihren engen Zusammenschluss daran zu hindern. Im Klassenzimmer, wenn die Schüler den Wall darstellen, kann auch von außen nach innen vorgegangen werden, wobei die Schüler, soweit es ihnen gelingt in den Kreis zu kommen, das Gefühl der Enge und Beklemmtheit intensiver erfahren.

Halt!
Die Schüler stehen sich in zwei Reihen gegenüber. Jeder hat seinen fest zugeordneten Partner. Die Schüler der einen Reihe laufen los. Jeder Schüler der anderen Reihe ruft „Halt!“, wenn er meint, dass sein Partner nahe genug bei ihm ist und er eine geringere Distanz nicht mehr als angenehm empfindet. Danach Rollentausch.

Händedrücken
Die Schüler sitzen im Stuhlkreis und sollen jeweils ihren Nachbarn die Hände geben. Der Lehrer fängt an, mit einer Hand die Hand eines Nachbarn zu drücken. Dieser soll mit seiner anderen Hand die Hand seines anderen Nachbarn drücken, sodass der Händedruck einmal den ganzen Kreis durchläuft. Als Steigerung kann bei Doppeldrücken derselben Hand ein Richtungswechsel durchgeführt werden.
Das Spiel kann auch als Tischklopfspiel ohne Händefassen durchgeführt werden.

Heimliche Handpost
Ein Schüler verlässt den Raum. Die anderen Schüler stehen im Kreis und bestimmen einen Mitschüler, der die Post (Händedruck) abschickt. Der Schüler, der vor der Tür stand, betritt den Raum und stellt sich in die Mitte des Kreises. Der ausgewählte Schüler schickt die Post (den Händedruck) ab und sagt dies dem Schüler in der Mitte. Dieser muss die Post abfangen, bevor sie beim Absender wieder ankommt.

Herzblatt
In Anlehnung an die Fernsehserie darf sich ein Schüler, ausgehend von Fragen an drei Mitschüler, die hinter einer Wand versteckt sind (Tafelflügel) und die ihm antworten, einen Partner aussuchen. Der einzelne Schüler muss sich genau überlegen, was ihm wichtig ist und welches Verhalten er von seinem Partner wünscht. Sinnvoll wäre es, wenn die Schüler nicht direkt antworten, sondern einem Sprecher die Antwort ins Ohr flüstern und dieser sie vorträgt.

Hey Babe
Alle Schüler stehen im Kreis, ein Schüler steht in der Mitte. Der Schüler in der Mitte versucht mithilfe von Sprache und Mimik, einen oder mehrere Schüler im Kreis anzumachen. Er beginnt seine Sätze dabei immer mit „Hey Babe“. Die Schüler im Kreis versuchen ernst zu bleiben. Fängt ein Schüler trotzdem an zu lachen, wechselt er mit dem Schüler in der Mitte den Platz.

Kartenabfrage
Jede Person erhält mehrere Karten oder Papierstreifen und schreibt wie bei einem Brainstorming alle Ideen zur Themenstellung auf. Die Streifen werden dann an eine Pinnwand oder die Tafel geheftet, sortiert, ausgesondert etc.

KIM-Spiel
Verschiedene Gegenstände befinden sich auf einem kleinen Tisch unter einem Tuch und werden abgedeckt. Der Lehrer hebt für 20 Sekunden das Tuch hoch und die Schüler sollen sich die Gegenstände merken. Danach dürfen die Schüler alle Gegenstände aufschreiben oder aufzählen, die sie sich gemerkt haben.

Montagsmaler
Ein Schüler überlegt sich einen Gegenstand und malt diesen an die Tafel. Die anderen Schüler müssen erraten, was er gezeichnet hat.

Nein-Schreien
Die Hälfte der Schüler steht in einer Linie, die andere gegenüber. Der Lehrer kann das Spiel folgendermaßen einführen: „Stell dir vor, dein Partner auf der Wandseite will dich küssen, obwohl du das gar nicht magst. Wie sagst du es dem anderen? Ihr dürft es sagen oder den anderen auch anschreien, der Partner auf der Wandseite gibt erst dann auf, wenn ich pfeife.“ Später Seitenwechsel beziehungsweise Rollentausch mit anderer Themenstellung, z. B. grabschen, streicheln, auf den Po hauen, …
Eine abgeschwächte Variante wäre, dass die Schüler sich Gedanken über Situationen machen, in denen sie sich nicht wohl gefühlt haben. Die Schüler sollen sich dann im Raum bewegen und z. B. „Nein“, „Lass das“ oder „Hau ab“ schreien und stampfen oder gegen die Wand treten.
Nach dem Spiel sollten sich die Schüler in Kreisaufstellung die Hand geben und sich vergewissern, dass alles nur ein Spiel war.

Pantomime
Jeweils ein Schüler bekommt ein Gefühl auf einer Wortkarte oder ins Ohr geflüstert und soll dieses vorspielen. Die Mitschüler sollen erraten, welches Gefühl gerade vorgemacht wird.

Samenrennen
Ein Punkt im Klassenzimmer oder Gang symbolisiert die Eizelle. Die Schüler sind alle Samen und befinden sich an einer Startlinie. Die Schüler sollen auf ein Signal losrennen oder loskriechen. Wer als erstes die Eizelle erreicht hat, hat gewonnen.

Schatzwächter
Die Schüler stehen in einem Kreis. Ein Schüler mit Augenbinde ist der Schatzwächter und steht in der Mitte des Kreises. Zu seinen Füßen liegt ein Schatz, den er bewachen muss. Er darf seine Hände aber nicht auf den Schatz legen. Seine Mitschüler versuchen, den Schatz zu stehlen. Sobald der Schatzwächter den „Dieb“ berührt, muss dieser wieder an den Kreisrand.

Sich fallen lassen
Die Schüler stehen in einem engen Kreis. Ein Schüler stellt sich in die Kreismitte und macht sich ganz steif. Er lässt sich nach hinten oder vorne fallen. Seine Mitschüler fangen ihn sanft auf und schubsen ihn weiter. Wichtig ist, dass der Schüler in der Mitte tatsächlich seinen Mitschülern vertraut und sich ganz steif macht.
Steigerung: Ein Schüler lässt sich vorwärts mit geschlossenen Augen von einem Tisch auf die Arme seiner Mitschüler fallen, die unter ihm in Gassenaufstellung stehen.

Versteinerung
In Partner- oder Kleingruppenarbeit sollen die Schüler sich gegenseitig in einen Szenenausschnitt setzen (z. B. einer betet den anderen an, zwei streiten miteinander, ein Liebespaar, ...) und diese Position beibehalten, sodass lebende Statuenbilder entstehen. Auch körperlich behinderte Menschen können bei entsprechender Themenstellung bei der Versteinerung mitmachen.

Waschstraße
Alle Schüler bilden auf Stühlen sitzend eine Gasse (Waschstraße), jeweils ein Schüler (Auto) darf sich an den Eingang der Waschstraße stellen und sagen, welche Automarke und wie dreckig er ist und wo er gerne gewaschen werden möchte. Die Waschstraße massiert das Auto dann nach seinen Wünschen, während das Auto auf allen Vieren durch die Waschstraße krabbelt oder im Rollstuhl durchfährt.

Wettermassage
(in ähnlicher Weise als Jahreszeiten- bzw. Windmassage möglich)
Die Schüler suchen sich paarweise im Raum einen Platz (auch im Stuhlkreis möglich oder als Sitzreihe). Einer der Schüler beugt seinen Oberkörper nach vorn, der andere massiert seinen Vordermann auf mündliche und praktische Anweisung des Lehrers, die in etwa folgendermaßen lauten kann:
In der Früh geht die Sonne langsam auf (die Hände streifen ausgehend vom Becken über den ganzen Rücken). Es wird richtig warm (schnelles Streifen über den Rücken, sodass dieser schön warm wird). Plötzlich ziehen Wolken auf (die Hände werden am Rand aufgesetzt und fahren quer darüber). Da beginnt es zu tröpfeln (die Finger einzeln nacheinander auf den Rücken trommeln lassen), es regnet und hagelt (fester klopfen, mit Fäusten leicht trommeln). Doch der Hagel hört bald wieder auf, es regnet, es tröpfelt. Nach und nach ziehen die Wolken weg und die Sonne kommt zum Vorschein, sodass es wieder richtig warm wird.

Würfelspiel
Ein Würfel, auf dem sich auf einer Seite statt der Zahl ein Bild mit einem Geschenk und auf der anderen Seite das einer sprechenden Person befindet, wird von den Schülern geworfen. Wenn die Schüler das Bild „Geschenk" würfeln, sollen sie sich ein Geschenk überlegen, das sie ihrem Freund/ihrer Freundin schenken würden. Bei der Person mit der Sprechblase sollen die Schüler sich überlegen, was sie Nettes zu ihrem Freund/ihrer Freundin sagen würden. Wenn die Schüler eine Zahl würfeln, geben sie den Würfel im Kreis weiter.

Zielscheibe
Eine Zielscheibe wird auf eine Flipchart gemalt. Die Teilnehmer dürfen mit Klebepunkten ihre Meinung signalisieren. Es kann auch eine Zielscheibe auf den Boden gemalt werden und die Teilnehmer sollen als „lebende Pfeile" Position beziehen. Die Mitte der Zielscheibe bedeutet „stimmt" bzw. signalisiert die größte Zufriedenheit.

Nützliche Adressen und Internetadressen

- **Übersicht über Firmen, die kostengünstige bzw. kostenlose Arbeitsmaterialien zur Verfügung stellen**

– Pro Familia Vertriebsgesellschaft (Broschüren und viele weitere Medien)
  www.profamilia.de
– Johnson & Johnson Informationsdienst (Tampons)
  www.jnjgermany.de
– Deutsche Latex Forschung (Kondome)
  www.deutsche-latex.de
– Bundeszentrale für gesundheitliche Aufklärung (Broschüren und viele weitere Materialien)
  www.bzga.de
– Schering (Boschüren)
  www.pille.com.
– Organon GmbH (Schwangerschaftstests und Aufklärungsfilme)
  www.organon.de
– Aktion Jugendschutz (diverse Medien)
  www.ajs-bw.de

- **Weitere nützliche Internetadressen:**

– www.matthias-film.de
– www.herzensdinge.de
– www.loveline.de
– www.kidhit.de
– www.schwanger-in-bayern.de

Literaturverzeichnis

Adelfinger, T.: *Zur Identitätsfindung von körperbehinderten Mädchen und Frauen.* In: Kontakt- und Informationsstelle der Initiative der Münchener Mädchenarbeit e. V. (Hrsg): Arbeit mit jungen Mädchen und Frauen. Ergebnisse einer Fachtagung von November 1991. München 4/1992.

AG Sexualität und Behinderung: Bitte nicht stören! In: Zeitschrift Zusammen. Heft 2/3 1996.

Amtsblatt des Bayerischen Staatsinstitut für Unterricht und Kultus: *Lehrplan und Materialien für den Unterricht in der Schule für geistig Behinderte.* So.-Nr. 24. München 1982.

AWO: Liebe(r) selbstbestimmt. Praxisleitfaden für die psychosoziale Beratung und sexualpädagogische Arbeit für Menschen mit Behinderung. Schriftenreihe Theorie und Praxis. Berlin 2006.

Bach, H. (Hrsg.): *Handbuch der Sonderpädagogik. Bd. 5: Pädagogik der Geistigbehinderten.* Berlin 1979.

Bach, H.: *Sexuelle Erziehung als Eingliederungshilfe bei geistiger Behinderung.* Berlin 1981.

Bader, I.: *Körperlichkeit und Sexualität geistig schwerbehinderter Menschen.* In: Walter 1996.

Bravo. Dr. Sommer Studie 2009. Liebe, Körper, Sexualität. http://www.bauermedia.de/uploads/media/Bravo_DrSommerStudie2009_Sperrfrist_2009-05-12_gr.pdf

Bundesvereinigung Lebenshilfe (Hrsg.): *Sexualpädagogische Materialien für die Arbeit mit geistig behinderten Menschen.* Weinheim 1999.

Bundeszentrale für gesundheitliche Aufklärung (BZgA) (Hrsg.): *Richtlinien und Lehrpläne zur Sexualerziehung. Band 4.* Köln 1995.

Bundeszentrale für gesundheitliche Aufklärung (BZgA) (Hrsg.): *Sexualpädagogik zwischen Persönlichkeitslernen und Arbeitsfeldorientierung. Band 16.* Köln 1999.

Burchard, E.: *Sexualpädagogik und Persönlichkeitslernen.* In: BZgA 1999.

Dawid-Hapkemeyer, H.: *Grundlagen und Entwurf für ein personal-interaktives Konzept zur geschlechtlichen Erziehung in der Schule für Geistigbehinderte.* Frankfurt a. M. 1995.

Der Große Duden. Mannheim ^{2}1966.

Der Kleine Duden: Fremdwörterbuch. Mannheim/Wien/Zürich ^{2}1983.

Deutsches Wörterbuch. Chur 1996.

Diehl, U.: *Einstellungen der Eltern zur Sexualität ihres körper- und mehrfachbehinderten Kindes.* In: BZgA (Hrsg.): Forum Sexualaufklärung. Heft 2/3. Köln 2001.

Durex. The Face of global Sex. 2010. http://www.durex.com/de-AT/DurexDownloads/The%20Face%20of%20Global%20Sex%202010.pdf

Freud, Schüler.: *Vorlesung zur Einführung in die Psychoanalyse und neue Folge.* Frankfurt a. M. 1969.

Gossel, E.: *Mitarbeiterfortbildung. Notwendigkeit, Ziele, Konzeption.* In: Hoyler-Hermann/Walter 1994.

Höppner J./Hübner, M./Nieland, K.: *Alles Sex oder was?* Ulm 1998.

Hoyler-Herrmann, A./Walter J. (Hrsg.): *Sexualpädagogische Arbeitshilfe für geistigbehinderte Erwachsene und ihre Bezugspersonen.* Heidelberg ^{3}1994.

Huber, N.: *Partner – Liebe – Sexualität. Gedanken zum Thema.* In: Walter 1996.

Kentler, H.: *Taschenlexikon Sexualität.* Düsseldorf 1982.

Kluge, K. J.: *Körperbehindert – und deswegen soll ich „anders“ sein als du?* München 1987.

Kluge, N. (Hrsg.): *Handbuch der Sexualpädagogik.* Düsseldorf 1982.

Knapp, F.: *Überlegungen zur Sexualerziehung bei körperbehinderten Kindern und Jugendlichen.* In: Paeslack, V. (Hrsg.): Sexualität und körperliche Behinderung. Heidelberg 1983.

Krebs, H.: *Medizinischer Aspekt zur Sexualität geistig-behinderter Menschen. Aufgaben – Möglichkeiten – Grenzen.* In: Walter 1996.

KWMBl I: *Lehrplan für die Werkstufe der Schule für Geistigbehinderte.* So.-Nr. 5/1989.

KWMBl I. *Richtlinien für die Familien- und Sexualerziehung in den bayerischen Schulen.* Nr. 8/1996.

Lemnitzer, K./Wiater, W. (Hrsg.): *Kompendium Schulrecht und Schulkunde in Bayern.* Seelze-Velber ^{2}1999.

Martial, I. v.: *Sexualerziehung in der Schule und Elternrecht.* Frankfurt a. M. 1990.

Milhoffer, P.: *Selbstwahrnehmung, Sexualwissen und Körpergefühl 8–14jähriger Mädchen und Jungen.* In: BZgA (Hrsg.): Forum Sexualaufklärung. Kinder. Heft 2. Köln 1998.

Milhoffer, P.: *Sexualerziehung ist Sozialerziehung.* In: BZgA 1999.

Miller, T.: *Sexualerziehung in der Schule zur individuellen Lebensbewältigung – eine Aufgabe für alle Stufen.* In: Akademie für Lehrerfortbildung und Personalführung (Hrsg.): 30 Jahre Schule für geistig behinderte Schülerinnen und Schüler. Rückblick – Bestandsaufnahme – Ausblick. Dillingen 2001.

Mühl, H.: *Einführung in die Geistigbehindertenpädagogik.* Stuttgart 1994.

Ortland, B.: *Sex – (k)ein Thema für Schwerbehinderte?* In: Lernen konkret. Heft 2. Troisdorf 2004.

Ortland, B: Behinderung und Sexualität. Grundlagen einer behinderungsspezifischen Sexualpädagogik. 2008.

Pixa-Kettner, U./Bargfrede, Schüler./Blanken, I.: *Dann waren sie sauer auf mich, dass ich das Kind haben wollte … Eine Untersuchung zur Lebenssituation geistig behinderter Menschen mit Kindern in der BRD.* Baden-Baden 1996.

Richter, R.: *Querschnittslähmungen und Sexualität. Psychosoziale und somatische Aspekte.* In: Müller, A. (Hrsg): Sonderpädagogik provokant. Luzern 2001.

Rüggeber, A.: *Autonom leben – Gemeindenahe Formen von Beratung, Hilfe und Pflege zum selbständigen Leben von und für Menschen mit Behinderungen.* Stuttgart/Berlin/Köln/Mainz 1985.

Schmetz, D.: *Sonderpädagogik. Sexualerziehung bei Menschen mit geistiger Behinderung.* Hagen 1998.

Schröder, S.: Behinderte Sexualität. Sexualmedizin Heft 12 (1981). Zitiert nach: Walter, J.: Sexualität und geistige Behinderung. Heidelberg 1996. S. 35.

Schröder, Schüler.: *Sonderpädagogische Aspekte zur Sexualität geistig behinderter Kinder und Jugendlicher.* Heidelberg 1996.

Speck, O.: *Menschen mit geistiger Behinderung und ihre Erziehung.* München/Basel 1990.

Speck, O.: *Menschen mit geistiger Behinderung und ihre Erziehung.* München [7]1993.

Sporken, P.: *Sexualität geistig-behinderter Menschen.* In: Sporken, P./Jakobi, V./Arend, A. v.: Die Sexualität im Leben geistig Behinderter. Düsseldorf 1980.

Springborn, J.: *Sexualerziehung bei Schülerinnen und Schülern, die als schwer geistig behindert gelten.* 2000. http://www.foepaed.net/springborn/sexualerziehung.pdf, 15.08.2006

Stöppler, R.: *Let's talk about sex … – Zur Theorie und Praxis bei Menschen mit geistiger Behinderung.* In: Lernen konkret Heft 2. Troisdorf 2004a.

Stöppler, R.: *Von blöden Zicken und coolen Typen.* In: Lernen konkret. Heft 2. Troisdorf 2004b.

Valtl, K.: *Essentials einer emanzipatorischen Sexualpädagogik.* In: BZgA 1999.

Verband Bildung und Erziehung (VBE): *Lernfeld Sexualität.* Bonn 1996.

Volbert, R.: *Sexualwissen von 2–6jährigen.* In: BZgA (Hrsg.): Forum Sexualaufklärung. Kinder. Heft 2. Köln 1998.

Walter, J./Hoyler-Hermann, A.: *Erwachsensein und Sexualität in der Lebenswirklichkeit geistigbehinderter Menschen.* 1987.

Walter, J.: *AIDS – Ein Thema für Menschen mit geistiger Behinderung.* In: Zeitschrift „Geistige Behinderung". Heft 3. Marburg 1989.

Walter, J.: *Sexualität und geistige Behinderung.* Heidelberg [4]1996.

Weber, E.: *Das Schulleben und seine erzieherische Bedeutung.* Donauwörth 1979.

Weinwurm-Krause, E. M.: *Soziale Integration und sexuelle Entwicklung Körperbehinderter.* Heidelberg 1990.

Wittenberg, R.: *Forschungsprojekt „Aufgeklärt, doch ahnungslos?!".* 2004. http://www.soziologie.wiso.uni-erlangen.de/ws0304/sozmeth/aufgeklaert.pdf, 15.08.2006

Zitelmann A./Carl T.: *Didaktik der Sexualerziehung.* Berlin 1971.